Cuidados naturales para la edad de oro

TXUMARI ALFARO

Cuidados naturales para la edad de oro

EDICIONES **B**
GRUPO ZETA

Barcelona • Bogotá • Buenos Aires • Caracas • Madrid • México D. F. • Montevideo • Quito • Santiago de Chile

Fotografías: Jupiterimages

Diseño y Realización: Servicios Editoriales Lozano Faisano

1.ª edición: noviembre, 2007

© 2007, Txumari Alfaro, por el texto
© 2007, Ediciones B, S. A., en español para todo el mundo
          Bailén, 84 - 08009 Barcelona (España)
          www.edicionesb.com

Impreso en España - Printed in Spain
ISBN: 978-84-666-3214-0
Depósito legal: B-42284-2007

Impreso por Egedsa

Txumari Alfaro, viajero incansable, ha recorrido todo el mundo, siempre con el fin de recopilar la sabiduría popular referida a remedios naturales para la salud. Suele decir que se considera un notario del pasado que no desea que se pierda una riqueza y una parte más de la cultura tan importante como es la antropología de la medicina popular y los remedios naturales. Podemos asegurar que en esta obra se recogen remedios de todas partes del mundo y de multitud de culturas diferentes. Remedios que consideramos nuestros por ser cotidianos y que en gran parte fueron traídos por los conquistadores. Asiduo conferenciante en España y América, escribe en periódicos y revistas siempre acerca de temas relacionados con los remedios populares. Su pasión por ellos lo llevó a doctorarse en Iridología, Naturopatía y Acupuntura, cursando estudios en Francia, Estados Unidos, Canadá y España.

Sumario

Prólogo

El día de mi primera comunión mi abuelo no se sentó a la mesa como el resto de los días, así que yo pregunté por él otra vez. Ante tanta insistencia mis hermanas, Merche y Sagrario, me respondieron: «Jesús Mari, ¿no sabes que el anciano que madre sienta a la mesa no es tu abuelo, sino un mendigo que La Villar —pues así llamábamos a mi madre— recoge cada día de la calle?»

Aquel descubrimiento fatal, aquel aterrizaje repentino en el mundo de los pudientes y los no pudientes, de los hombres con familia y de la soledad del hombre, me hizo crecer con una obsesión y una debilidad: los mayores. Desde entonces mi contacto con ellos ha sido continuo. Primero en Arguedas (Navarra) donde tuve la suerte de nacer y crecer hasta los 12 años, y digo suerte porque un pueblo brinda la posibilidad de convivir e intimar desde niño con mayores y pequeños. Después en Pamplona, donde vivo y dirijo el Centro Médico Naturista Alfiba. Desde aquí he tratado a los mayores, he conocido no sólo sus dolencias sino también sus inquietudes, miedos y aspiraciones. Y de todo ello he obtenido una conclusión: ellos son quienes de verdad emanan vida. Arrastran recuerdos, dolores y alegrías en las miradas, en los gestos y también en sus achaques. Se engañan quienes afirman que el día a día pertenece a los jóvenes, éstos constituyen sólo un proyecto, es el viejo quien contiene la vida. Por eso llamo a esta edad la edad de oro.

Y por eso no entiendo por qué en la actualidad se relega a nuestros mayores a la inactividad social y se les encierra en asilos. Siento pena, rabia e impotencia por el poco valor que les damos. Vivimos en una época de exaltación de la juventud y olvidamos que lo que tenemos no es nuestro, sino fruto del trabajo de nuestros antecesores.

Somos la sociedad de los desagradecidos porque por muy bien que se les atienda en los asilos, éstos no dejan de ser «jaulas de oro» donde con la excusa de los buenos cuidados, los hijos lavamos nuestra conciencia. Quiero reivindicar en estas líneas la necesidad que tiene el mayor de vivir con los suyos, de estar con los jóvenes para que le contagien la vitalidad y la alegría de vivir.

Mi madre vio morir a siete hijos y pasó mucho en la vida, pero en su mesa siempre hubo un hueco para el mendigo que llegaba al pueblo. Recuerdo que uno de ellos siempre le decía que cuando tuviera dinero le pagaría todo lo adeudado, esto nunca pudo ser, pero a mi madre le bastaba saber que con lo poco que tenía podía hacer feliz a los demás. Por eso este libro es mi contribución a la vida, mi tributo a los mayores. Ese granito de arena que a mí me da felicidad.

Txumari Alfaro
Doctor en Naturopatía e Iridología

Presentación

Nuestro principal objetivo como profesionales de la salud es dar CALIDAD A LOS AÑOS y, en definitiva, a la vida. Qué duda cabe de que con el paso del tiempo nuestro organismo se deteriora lentamente y puede ser objetivo de numerosas enfermedades. También es cierto que los avances de la medicina, de los medios técnicos, del conocimiento del cuerpo humano y, en general, de la mayor parte de las enfermedades, han hecho posible que la esperanza de vida de todos nosotros se haya prolongado de forma considerable. Eso sí, con algún que otro «achaque» como consecuencia de las enfermedades crónicas que suelen afectarnos. Algunas de ellas son muy conocidas: osteoporosis, falta de riego, problemas de corazón, dolores de cabeza, artrosis, ciática, varices, etcétera.

Los signos y síntomas de estas y otras muchas enfermedades reducen de forma considerable nuestra calidad de vida, tanto como los pequeños «accidentes» que podemos sufrir en el hogar, en la calle, etc. EN LAS PÁGINAS DE ESTE LIBRO encontrará numerosos REMEDIOS NATURALES para tratar con eficacia la mayor parte de los problemas que pueden afectar su salud. Estos remedios no pretenden sustituir nunca las indicaciones que en cada momento le pueda proporcionar su médico, sino completar sus efectos, prevenir males mayores e incluso hacer frente a situaciones de urgencia que se le puedan presentar. Los consejos que aquí le facilitamos pueden ayudarle a PREVENIR LA ENFERMEDAD modificando algunos de sus hábitos, y en particular facilitándole, según sus necesidades, la práctica de una actividad física, consejos en la alimentación, etcétera.

Cada uno de los remedios que le proponemos es acompañado de comentarios e imágenes que le ayudarán a COMPRENDER LAS ENFERMEDADES, sus causas, sus síntomas, la manera más natural de tratarlas y de prevenirlas. Asimismo, nuestros remedios le resultarán muy útiles para ALIVIAR LA ENFERMEDAD, caracterizándose por ser NATURALES, SENCILLOS, ANTIGUOS, EFICACES y SIN CONTRAINDICACIONES. Por ser naturales, empleamos sustancias que siempre tendrá a su alcance (alimentos, plantas), las que deberá modificar de forma muy simple para conseguir sus mejores efectos. Por lo demás, y debido a que en muchos casos se trata de remedios antiguos, han dejado demostrada una gran eficacia que les ha permitido superar los años y los siglos. Muchos de estos remedios tienen más de dos mil años...

Txumari Alfaro

ENVEJECIMIENTO

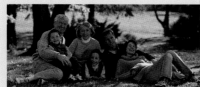 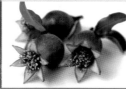 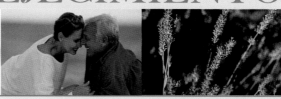

Un proceso natural que debemos endulzar

Todos los seres vivos (plantas, animales, seres humanos) tenemos una existencia limitada, tal como sucede con una máquina, un motor o una bicicleta. La materia orgánica que forma nuestro cuerpo se encuentra sometida a un continuo proceso de desgaste y rehabilitación, con la particularidad de que la rehabilitación prevalece durante las primeras décadas de la vida, período en el que crecemos hasta la época adulta, mientras que a partir de ese momento el desgaste es mayor que la rehabilitación y, en consecuencia, nuestros órganos y aparatos se debilitan poco a poco y pierden sus funciones. Este último período sería el que caracteriza al envejecimiento como un proceso natural en el que lentamente se deteriora el organismo y, con él, sus funciones. Algunas de estas funciones son vitales, tal como sucede con el corazón, el cerebro o el hígado. La falta de su actividad trae consigo la pérdida de la vida.

En condiciones normales, siempre y cuando no tratemos de forma inadecuada a nuestro cuerpo, la vida se podría prolongar hasta los 120 años, situación ésta muy distinta a la realidad (la vida media de los hombres es de 82 años, y de 86 para las mujeres), ya que a lo largo de nuestra existencia tratamos de forma inadecuada al organismo. Aquellas personas que tratan su cuerpo de forma incorrecta (como podrían hacerlo con su coche, un frigorífico o una bicicleta), adelantan y aceleran el proceso natural del envejecimiento.

¿Por qué envejecemos?

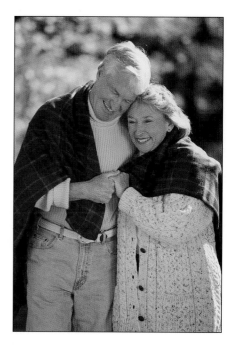

¿Cómo envejecen nuestros órganos?

Los diferentes órganos y aparatos que forman parte del cuerpo humano envejecen de distinta forma en función de su actividad y características específicas. Las modificaciones más notables tienen lugar en huesos, articulaciones, múscu-los, corazón, vasos sanguíneos, sistema nervioso y pulmones.

Huesos

A partir de los 40 años, y en particular después de la menopausia en el caso de las mujeres, los huesos comienzan a perder calcio, bicarbonatos, sulfatos y otros minerales que les dan consistencia y dureza. Poco a poco se vuelven frágiles, especialmente cuando prevalece el sedentarismo y la falta de actividad. El envejecimiento de los huesos no sólo se traduce en una mayor fragilidad, sino también en un acortamiento de los mismos, situación que colabora en la pérdida de altura que tiene lugar a partir de los 50-60 años. Es importante considerar que una buena alimentación, la práctica de ejercicio y el debido trato de los pequeños achaques que podamos padecer, contribuyen a envejecer con salud.

Articulaciones

Los huesos que forman parte de las articulaciones resultan aplastados y deformados poco a poco por efecto de la presión, sobre todo si hay sobrepeso y obesidad, dando lugar a la artrosis y a otras alteraciones articulares. El hueso deformado genera pequeños picos que «pinchan» los nervios próximos a la articulación y producen dolor (como la ciática) o bien comprimen y estrangulan vasos sanguíneos, disminuyendo la llegada de sangre a determinadas zonas (artrosis cervical que disminuye el riego cerebral y provoca jaquecas).

Otros elementos de las articulaciones también se deterioran lentamente, como el cartílago articular, una almohadilla que cubre los huesos para que no se rocen entre sí con el movimiento. Su deterioro es mucho más lento en las personas que realizan una actividad física con cierta frecuencia. Por último, los ligamentos que refuerzan las articulaciones por fuera, uniendo un hueso con otro, pierden flexibilidad y se convierten en una especie de cuerdas que limitan mucho el movimiento. Por eso nuestras articulaciones pierden movilidad con el tiempo, y ya no podemos mover las piernas o los brazos con la rapidez y amplitud con que lo hacíamos años atrás.

Al igual que sucede con los huesos, aquellas personas que no cuidan su cuerpo aceleran el deterioro de las articulaciones.

Músculos

Los músculos están constituidos por unas células alargadas, como hilos de lana, que van de un hueso a otro. Cada músculo tiene centenares de estas células, también llamadas fibras musculares, que, cuando se contraen y acortan su tamaño, acercan un hueso al otro y producen el movimiento. En un principio estas fibras musculares son anchas y muy flexibles, pero con el paso del tiempo pierden flexibilidad y tamaño, lo que les reporta aspecto de cuerda. Estas cuerdas, además de tener poca capacidad para aguantar el esfuerzo (largas caminatas, cargar pesos, etc.), tiran de los huesos y producen encorvamientos o curvaturas en piernas, columna vertebral y cuello. Por eso el aspecto

años —	90
años —	70
años —	40
años —	20
años —	0

■■■ CRECIMIENTO
■■■ MANTENIMIENTO
■■■ ENVEJECIMIENTO SIN CUIDADOS
■■■ ENVEJECIMIENTO CON SALUD

de las personas es cada vez más «encogido» con la edad. Igualmente, a medida que pasan los años, y sobre todo en aquellas personas de escasa movilidad y con sobrepeso, las fibras musculares son sustituidas por grasa. Por esta razón, por ejemplo, parece que el muslo tiene el mismo tamaño o más a los 60 que a los 40 años, cuando en el fondo hay menos músculo y más grasa.

Corazón

Con el corazón la situación es muy similar a la que acontece en el caso de los músculos, ya que el corazón es un músculo más del cuerpo, aunque con ligeras diferencias. Las fibras musculares del corazón se alargan y estrechan con el paso del tiempo, perdiendo con ello fuerza y capacidad de contracción. Esto se traduce en menor capacidad para enviar la sangre al resto del organismo (sobre todo en situaciones de esfuerzo o trabajo, que es cuando más sangre se necesita para alimentar los músculos) y hay fatiga precoz, así como alteraciones del ritmo cardíaco.

Vasos sanguíneos

En nuestros días, y sobre todo como consecuencia de una mala alimentación, falta de actividad física, obesidad, etc., las arterias sufren con celeridad el proceso de la arteriosclerosis. En este proceso, las paredes de las arterias, ya a partir de los 20 años, muestran depósitos de grasa, especialmente de colesterol que se pega a ellas como una «lapa». Estos depósitos atraen el calcio circulante en la sangre, constituyéndose con ello pequeñas «piedras» que obstruyen el paso de la sangre, lo que dificulta su llegada al cerebro, los pulmones o al propio corazón (de esta forma surgen el infarto de miocardio o la angina de pecho). En estas «piedras» se forman, asimismo, coágulos de sangre o trombos que de vez en cuando se sueltan a la sangre formando embolias. Está demostrado que una buena alimentación y otros cuidados frenan el desarrollo de la arteriosclerosis y de los problemas que de ella derivan (embolias, infarto de miocardio, angina de pecho, infarto cerebral, falta de riego en las piernas, etc.).

Sistema nervioso

Las células del tejido nervioso, las neuronas, son de las pocas que tienen una capacidad limitada para reproducirse, con lo cual las neuronas del cerebro o de los nervios tienen prácticamente nuestra misma edad. Esto es, una persona de 20 años tiene neuronas de 20 años, y otra de

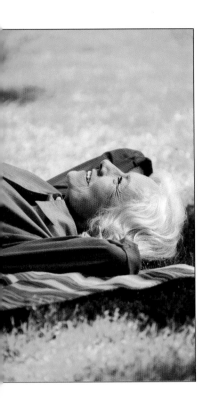

80 años, neuronas de 80 años. Además, hay que tener en cuenta que muchas de ellas fallecen a lo largo de la vida y su puesto no suele ser sustituido por otras. Esto hace que en las personas mayores sean más frecuentes las alteraciones de tipo nervioso, como la pérdida de memoria, de reflejos, de coordinación de movimientos, de aprendizaje, o aparición del Parkinson, etc. Se calcula que a partir de los 30 años perdemos cada día en torno a mil neuronas... Menos mal que nuestro cerebro cuenta con miles de millones de neuronas. También es cierto que el cerebro se comporta como un músculo, y que cuanto más se lo utilice, mejor será su estado de conservación.

Pulmones

Los pulmones están formados por millones de pequeñas dilataciones llenas de aire que llamamos alvéolos, que muestran un aspecto muy similar al de una red. Hacia los 20-25 años, los pulmones tienen su máximo desarrollo; por entonces, si fuésemos capaces de extender todos los alvéolos podríamos casi cubrir una pista de tenis. Lo malo es que con los años, y sobre todo por efecto de la contaminación ambiental, el tabaco, las infecciones de las vías respiratorias, etc., muchos de estos alvéolos se rompen. En este caso aparecen agujeros en la red, es decir en el pulmón, atrapándose menos aire. En definitiva, un mal cuidado de los pulmones resulta en que si a los 25 años podemos retener en ellos 5 litros de aire, a los 50 apenas llegamos a los 3 litros.

Éstas son algunas de las características del proceso de envejecimiento, que, como hemos comprobado, se puede ver acelerado por una serie de factores «agresores».

Factores nocivos que aceleran el envejecimiento

Si el proceso de envejecimiento es algo natural, ¿por qué no llegamos a los 100 o 120 años con cierta facilidad? La respuesta es sencilla: porque no nos cuidamos de forma adecuada. Son muchos los hábitos que ponemos en práctica y que, lentamente, resultan como «cartuchos de dinamita» que se acumulan en nuestro interior hasta que algún día estallan en forma de infarto, embolia, bronquitis crónica, etc. De entre los muchos agresores que existen a nuestro alrededor destacamos los siguientes:

— **ALIMENTACIÓN INADECUADA:** nuestras costumbres actuales favorecen un buen número de enfermedades porque comemos más de lo que necesitamos, lo que significa que lo que no utilizamos en nuestra actividad diaria se almacena en forma de grasa. Abusamos de productos con demasiada grasa de origen animal y frituras (embutidos, carne, etc.), lo cual facilita las alteraciones y estrechamientos en las arterias, sobre todo en las coronarias que llevan la sangre al corazón. También distribuimos mal la comida a lo largo del día, de tal forma que el aparato digestivo debe trabajar al máximo durante las 6 u 8 horas que hay entre la comida y la cena (por eso no es raro que los problemas digestivos sean frecuentes).

— **SEDENTARISMO:** el abuso del coche, de los ascensores, del transporte público, etc., hacen que nuestro organismo cada día se mueva menos, se ejercite con menos intensidad. Pero aún es más grave que no utilicemos unas horas a la semana para hacer un poco de ejercicio (pasear, nadar, hacer gimnasia, bailar, jugar a la petanca, a los bolos, etc.). El sedentarismo favorece y acelera el deterioro de huesos, articulaciones y músculos. Caminar es el ejercicio más completo que existe. No tenemos alas para volar ni aletas para nadar, tenemos cuádrices para caminar o subir escaleras. Cada escalón que subimos es un segundo y medio más de vida, y es como si camináramos 10 metros en llano.

— **OBESIDAD:** comemos más de lo necesario y apenas realizamos ejercicio; luego, no es raro que surjan problemas como el sobrepeso y la obesidad. Se calcula que en España casi el 40% de las personas adultas tienen problemas con el peso. Esa carga «de más» resulta nociva para articulaciones, corazón, hígado... amén de favorecer el desarrollo de algunos tumores como el caso de los cánceres de colon, próstata, útero, etcétera.

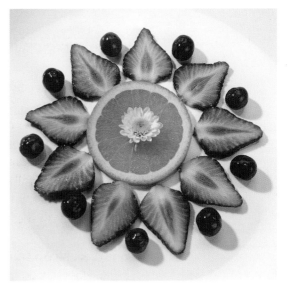

— **TABACO:** este hábito no sólo es perjudicial para las vías aéreas del que fuma y de los que están a su lado, sino que también altera el estómago facilitando la gastritis y la úlcera, tiende a incrementar la tensión arterial, acelera el endurecimiento de las arterias y con ello el infarto de miocardio y la angina de pecho, y facilita el desarrollo de tumores como el cáncer de pulmón y de vejiga urinaria, etcétera.

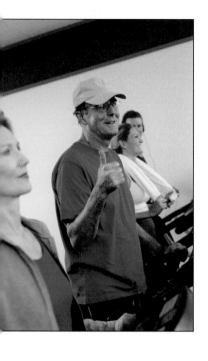

— **ALCOHOL**: al igual que el tabaco, la acción nociva del abuso de las bebidas alcohólicas se extiende desde el estómago al pulmón pasando por el hígado y el corazón. Además, colabora en el aumento de peso y en el deterioro progresivo del sistema nervioso.

— **ESTRÉS**: vivir bajo condiciones de ansiedad permanente, con prisas, durmiendo lo justo, tener siempre encima la «presión» (como les sucede a muchos ejecutivos, periodistas, taxistas, amas de casa, etc.), hacen que nuestro organismo trabaje de forma «acelerada», con lo que el desgaste es más veloz. En las situaciones de estrés el corazón late más rápido, la tensión arterial aumenta, la llegada de sangre al riñón y al aparato digestivo disminuye, se producen más jugos gástricos que pueden lesionar el estómago, etcétera.

Medidas para endulzar el envejecimiento: dar vida a los años

Tenemos a nuestro alcance una serie de medidas para que, aunque quizá no demos «más años a la vida», sí proporcionemos «más vida a los años», con menos «achaques» y más alegría. De acuerdo con lo que hemos comentado hasta ahora le aconsejamos:

— **MEJORAR SU ALIMENTACIÓN**: una alimentación más sana resulta, además, más barata.

— **PRACTICAR UNA ACTIVIDAD FÍSICA**: para «desintoxicar» el organismo y vivir con alegría.

— **TRATAR DE FORMA NATURAL** cualquier problema de salud en primera instancia.

— **EVITAR O REDUCIR** las situaciones de estrés y, en particular, el «vivir con prisas».

— **PONER ALEGRÍA EN SU VIDA**: no en vano el optimismo y el buen humor potencian el sistema defensivo de nuestro organismo, reducen el estrés y fomentan un mejor estado anímico y mental.

Para poder conocer en profundidad las características de dolencias consideradas muy comunes, así como su adecuada solución, le invitamos a leer los siguientes capítulos de este libro.

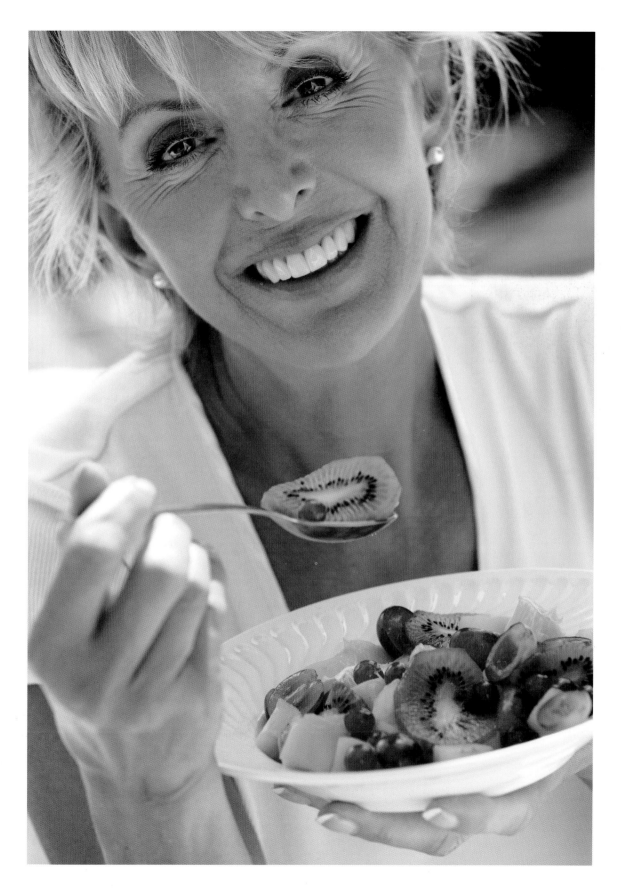

ALIMENTACIÓN

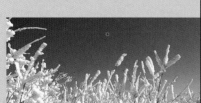

Alimentación y salud para nuestros mayores

La alimentación representa uno de los pilares fundamentales de nuestra vida, ya que gracias a los alimentos que diariamente consumimos nuestro cuerpo puede realizar sus funciones, rehabilitar las estructuras y los elementos que se deterioran y obtener energía para desempeñar las actividades cotidianas.

Básicamente distinguimos cinco tipos de alimentos o nutrientes:

- azúcares o hidratos de carbono
- grasas o lípidos
- proteínas
- vitaminas
- minerales y agua

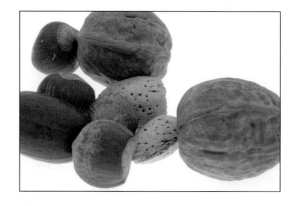

Importancia de una buena alimentación: tipos de alimentos

Azúcares

Los azúcares, además de formar parte de las membranas de nuestras células y otras estructuras del organismo, representan la mejor «gasolina» para el trabajo muscular y para la realización de movimientos. En los alimentos se forman grandes moléculas, como el almidón o el glicógeno, y gracias a la digestión se descomponen en el intestino en azúcares más sencillos como la glucosa. Los azúcares se almacenan en los músculos para proporcionar energía (gasolina). Reuniendo todos los azúcares que hay en el hígado y en los músculos, tendríamos casi medio kilo en total. El resto de los azúcares que tomamos se transforman en grasa y se acumulan debajo de la piel, en el tejido adiposo (por eso, si se toman muchos dulces aumentan el peso y la grasa).

Los alimentos ricos en azúcares son los cereales y sus derivados; y arroz, patata, legumbres, azúcar, miel, confitura de frutas, chocolate. Hay que recordar que el chocolate incluye también grandes cantidades de oxalato cálcico, que perjudica el movimiento articular.

Grasas o lípidos

Son los alimentos de mayor contenido energético, pero su utilización es más difícil para el músculo que la de los hidratos de carbono, razón por la cual sólo se los utiliza cuando se agota el medio kilo de azúcar que hay en los músculos (para ello debemos realizar un ejercicio prolongado de casi 45 minutos de duración). Por otra parte, las grasas son más difíciles de digerir, sobre todo cuando están en forma de fritura. Éstas son las razones por las que apenas son usadas como fuente energética.

Sin embargo, una función muy importante de las grasas es la de formar parte de las células (hasta el 10% del peso total del cuerpo), constituyendo el tejido adiposo situado debajo de la piel que ayuda a la regulación de la temperatura (hasta el 12% del peso total; en una persona no obesa entre 5 y 6 kilos), formando parte de la sangre (colesterol, triglicéridos, fosfolípidos), y facilitando la síntesis de hormonas, de vitaminas liposolubles (A, D, E y K) y de anticuerpos que participan del sistema inmunitario.

Los alimentos que incluyen grasa en su composición son los de origen animal y algunos vegetales. La grasa animal es sólida a temperatura ambiente (tocino) e incluye muchos ácidos grasos saturados y colesterol («grasas malas», las que más perjudican las arterias). Las fuentes principales son las carnes, la leche y sus derivados, y el pescado. Las grasas de tipo vegetal son líquidas a temperatura ambiente (aceite) e incluyen abundantes ácidos grasos mono o poliinsaturados (más saludables que los de origen animal). Las fuentes principales de grasa son los aceites, las margarinas, los frutos secos, etc. Es aconsejable que las grasas vegetales supongan las $^3/_5$ partes de la grasa total.

Proteínas

Gracias a ellas se forma la mayor parte de las estructuras del cuerpo humano; son algo así como los ladrillos de una casa. De ellas dependen el crecimiento, la reproducción de las células o la rehabilitación de tejidos lesionados. Las proteínas pueden ser de origen animal o vegetal, destacando entre sus fuentes principales los productos ricos en calcio como el cacao puro, el sésamo, el perejil, las hojas verdes oscuras de las verduras (acelgas, berro, col, brócoli, algas combu), las almendras, las legumbres, el arroz integral y la cebada, pescados, carnes (contienen un 15-20% de proteínas), huevos (tienen un 14% de proteínas), frutas y hortalizas.

La cantidad total de proteínas en nuestra dieta no debe superar el 15%, ya que su digestión es complicada con el riesgo de originar un residuo peligroso para el organismo, el ácido úrico. Se aconseja utilizar en igual cantidad proteínas de origen animal y vegetal.

Para conocer las propiedades de los alimentos utilizados con mayor frecuencia véase la siguiente tabla, que muestra el contenido en grasas, proteínas y azúcares de varios productos.

	% GRASA	% PROTEÍNAS	% AZÚCARES
Pan	0,7	9,3	64
Patatas	0,1	1,8	18
Judías secas	1,6	22	60
Almendras	54	19	20
Lechuga	0,2	1,3	2,9
Naranjas	0,2	0,8	11
Azúcar	0	0	100
Huevos	9,8	11	2,7
Sardinas	6,7	19	0
Carne	2,4	21	0
Leche	3	3,3	5,2
Aceite de oliva	100	0	0

Vitaminas

Son sustancias orgánicas esenciales para la vida, ya que, aunque no generan energía, regulan muchas funciones del cuerpo humano; y nuestro organismo no las fabrica o lo hace en cantidad insuficiente. Hay dos tipos de vitaminas, las hidrosolubles (C y el grupo B) y las liposolubles o derivadas de las grasas (A, D, E y K). La mayoría de ellas se encuentran en frutas, hortalizas, legumbres, cereales y, en menor cantidad, en carnes y pescados.

VITAMINAS	FUNCIÓN	ALIMENTO
A	Visión, resistencia a la infección, salud de la piel y de las mucosas de boca, estómago, etcétera	Hígado, yema de huevo, leche, verduras
D	Formación y mantenimiento de huesos y dientes	Hígado, huevo, leche y sus derivados, sol
E	Antioxidante (protege células y tejidos)	Aceite vegetal, nuez, verduras verdes, cereales, manteca
K	Coagulación de la sangre	Verduras verdes, frutas y carnes
Grupo B	Obtención de energía, síntesis de proteínas Crecimiento, producción de células de la sangre	Cereales, verduras Hígado, carne, pescado, leche
C	Formación y mantenimiento de huesos y dientes, cicatrización, formación de otras vitaminas	Frutas cítricas, patata, tomates, pimientos

Minerales y agua

Suponen elementos imprescindibles para el organismo; no en vano el 60% del cuerpo de un adulto está constituido por agua. La necesidad de agua es permanente, ya que se producen las pérdidas a través de la piel, el intestino, la orina y los pulmones, por donde se eliminan diariamente 2,5 litros de agua y minerales. En el caso de practicar una actividad física intensa, esta pérdida se puede generar en una sola hora. Se calcula que la ingesta diaria de agua debe oscilar entre 1,5 y 2 litros en forma de agua, fruta (que incluye muchos minerales), hortalizas, sopas, etcétera.

Una dieta equilibrada debería tener en cuenta la siguiente distribución de alimentos todos los días:

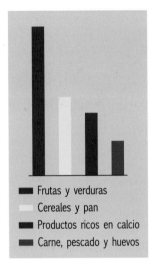

■ Frutas y verduras
☐ Cereales y pan
■ Productos ricos en calcio
■ Carne, pescado y huevos

MINERALES	FUNCIÓN	ALIMENTO
Calcio	Formación de huesos y dientes, contracción muscular, actividad de los nervios, coagulación	Leche y sus derivados, huevo, soja, verduras
Fósforo	Dientes y huesos, contracción muscular	Carne, pescado, huevos, cereales
Hierro	Transporte de oxígeno en la sangre	Vísceras, huevo, nuez, verduras, carne
Magnesio	Contracción muscular, actividad celular	Nuez, trigo, verduras
Yodo	Formación de hormona tiroidea	Sal yodada, algas
Sodio	Equilibrio ácido-base en el organismo	Casi todo alimento
Potasio	Contracción del músculo, actividad del sistema nervioso	Verduras amarillas y verdes, fruta, carne
Flúor	Huesos y dientes	Agua potable, té

Envejecimiento del aparato digestivo

Las modificaciones en la forma y la función de los diferentes órganos que componen el aparato digestivo en edades avanzadas son notables. Así, por ejemplo, y en lo que a la boca se refiere, hay disminución de la fuerza de trituración, artrosis o artritis frecuente de la articulación témporomandibular (delante del oído), adelgazamiento y disminución de las encías, atrofia de las glándulas salivares con merma de la cantidad y calidad de la saliva, sequedad de boca, reducción del número de papilas gustativas y frecuentes pérdidas de piezas dentarias (más de la mitad de los ancianos españoles son desdentados totales, y el 100% tienen caries en las piezas que les quedan). Estas circunstancias obligan a ingerir alimentos preferentemente blandos, líquidos y de fácil reducción.

En el tercio inferior del esófago son frecuentes los reflujos gastroesofágicos, la hernia de hiato, la pirosis (ardores) y las disfagias (dolor al tragar). En lo que se refiere al estómago, es notable la disminución del tono muscular y de la actividad peristáltica (movimiento), así como del vaciamiento gástrico. También hay hipoclorhidria (menos ácidos en el estómago), lo que facilita una mayor lentitud en la «digestión» gástrica y genera menor capacidad para degradar el alimento.

En el intestino se observa una notable disminución de la producción de enzimas, disminuyendo la superficie de absorción intestinal y la función defensiva de sus paredes. Estas circunstancias provocan desequilibrios hidroelectrolíticos, pesadez por exceso de fermentación de los alimentos, tendencia a las diarreas, etc. El tamaño del hígado disminuye, así como la cantidad de sangre que recibe y su capacidad para sintetizar proteínas o para depurar los alimentos y los fármacos. El páncreas también reduce su tamaño, observándose una cierta atrofia de sus glándulas con menor producción de jugos que ayuden a la digestión.

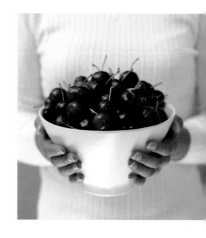

Recomendaciones dietéticas para las personas mayores

Considerando las modificaciones que sufren el aparato digestivo y el organismo en general con el paso del tiempo, así como las necesidades del cuerpo humano en personas adultas, le aconsejamos que tenga en cuenta los siguientes aspectos:

— **Aumentar** el consumo de verduras (frescas o cocidas) hasta alcanzar casi el 50% de la dieta.
— **Incrementar** el consumo de pescado reduciendo el de carnes (entre ambos, no más de 4-5 veces a la semana).
— **Reducir** al mínimo el consumo de dulces, golosinas y embutidos.
— **Aumentar** el consumo de todo tipo de frutas.
— **Practicar** diariamente un desayuno «generoso» (en lugar de lácteos, ingerir productos ricos en calcio como cacao puro, sésamo, perejil, hojas verdes oscuras de las verduras, almendras, legumbres, arroz integral y cebada, un poco de cereales, fruta, galletas o tostadas). El resto de las comidas, y sobre todo la cantidad diaria de alimento, deben ser algo inferiores a lo habitual.
— **Beber** agua en abundancia, y en especial fuera de las comidas y después de una actividad física.
— **Los hidratos** de carbono o azúcares no deben superar el 55% de la dieta; de lo contrario podemos tener problemas de meteorismo, flatulencias, cólicos y disminución del apetito.

— **Procure** ajustarse a su peso ideal. Para ello aplique la fórmula índice de masa corporal = peso actual /altura al cuadrado. La cifra resultante debe situarse entre 20 y 26 para considerarse ideal.
— **Evite** las comidas abundantes.
— **Consuma** con frecuencia derivados lácteos y productos ricos en calcio o magnesio, como hacen los animales, para asegurar el aporte de calcio a los huesos (incluso conviene utilizar con carácter preventivo vitamina D y muchos baños de sol).

Errores en la alimentación de las personas mayores

— **CONSUMO EXCESIVO DE FRITURAS**: las altas temperaturas a las que se preparan los alimentos fritos destruyen gran parte de las proteínas y vitaminas que hay en ellos, además de incrementar las calorías totales por el aceite que «chupan». Se los puede utilizar de vez en cuando, pero no con frecuencia.

— **DESAYUNOS MUY REDUCIDOS**: lo habitual en el desayuno suele ser un vaso de leche y poco más, cantidad de alimento insuficiente para hacer frente con garantías y eficacia a la actividad de la mañana, que por otra parte suele ser la más intensa del día.

— **TOMAR SUPLEMENTOS DE VITAMINAS Y MINERALES**: estos productos, cuando se toman en forma de píldoras, aportan pocos beneficios al organismo. Si tenemos una alimentación equilibrada no es necesario ningún complemento de pastillas, ni siquiera de calcio.

— **LA CARNE AUMENTA LA FUERZA MUSCULAR**: es falso, ya que la fuerza la proporcionan la actividad física y el movimiento. Además, recuerde que la carne tiene también grasa saturada que favorece el colesterol LDL, el «malo», proporcionando su degradación en el cuerpo abundante ácido úrico.

— **EL ALCOHOL PROPORCIONA CALORÍAS**: no es correcto, ya que las calorías procedentes de las bebidas alcohólicas no pueden ser utilizadas en el trabajo muscular y sí para ser transformadas en grasa que se almacena en el tejido adiposo (grasa) y en el propio hígado.

— **MASTICAR POCO EL ALIMENTO**: es éste uno de los grandes errores, que se ve favorecido por el hecho de que la dentadura no suele estar en buenas condiciones. Si no masticamos bien el alimento (mínimo, diez veces), el trabajo del aparato digestivo será mayor, además de aumentar la producción de gases.

— **CONSUMO EXCESIVO DE GRASAS**: los cocidos con tocino y chorizo, las salsas abundantes, demasiados condimentos en las comidas, abundantes frituras, excesiva carne en la dieta, etc., hacen que las grasas saturadas (las malas) y el colesterol inunden las arterias y alteren fácilmente los vasos sanguíneos y el corazón.

— **ESCASO CONSUMO DE FRUTAS Y VERDURAS**: en una dieta equilibrada estos alimentos deberían ser la mitad de la dieta, o incluso más, y elemento fundamental de desayuno, comida, merienda y cena.

— **HACER 2-3 COMIDAS AL DÍA**: eliminando la merienda y, con frecuencia, también el desayuno por ser éste muy reducido. Hay que repartir la comida en cuatro ingestas casi iguales en cantidad. De esta forma equilibramos mejor el aporte de calorías a lo largo del día y colaboramos en que el aparato digestivo trabaje mejor y con menor esfuerzo.

Distribución en porcentajes del alimento total del día en las diferentes comidas:

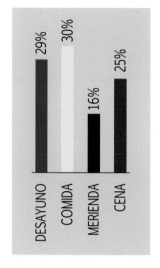

DESAYUNO 29%
COMIDA 30%
MERIENDA 16%
CENA 25%

Una buena alimentación contra el cáncer

Recientes estudios certifican que una alimentación equilibrada, como la que hemos descrito en párrafos anteriores, colabora en la prevención del 80% de los tumores, ya sean de carácter benigno o maligno (cánceres). Estos efectos anticancerígenos se encuentran fundamentalmente ligados a las frutas, verduras y hortalizas, razón por la cual éstos son los alimentos que deben configurar la mayor parte de la dieta. Una investigación reciente concluye que una alimentación equilibrada en frutas y verduras disminuye el riesgo de padecer cáncer de colon en un 75%, cáncer de mama en un 30% y cáncer de pulmón en un 35%. Estos resultados se deben a que las frutas y verduras contienen una serie de sustancias capaces de neutralizar elementos tóxicos que producen algunas de nuestras células y que son cancerígenos. También estimulan el sistema inmunitario o defensivo, siendo de esta forma más fácil destruir una célula cancerosa cuando aparece. Ahora bien, las propiedades anticancerígenas de algunos alimentos pueden perderse según cómo los manipulemos. Por ejemplo, el calor excesivo, como el aplicable a la fritura, destruye los alimentos y la mayor parte de sus propiedades; por ello es me-

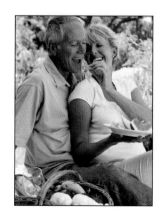

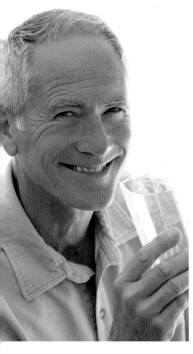

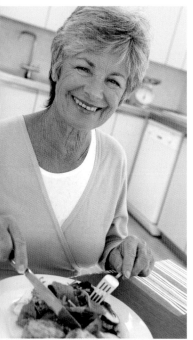

jor prepararlos al vapor, cocidos o crudos cuando sea posible. Un alimento integral tiene más propiedades intactas que los refinados (caso del pan integral frente al pan blanco). A medida que pierde frescura, también se reducen las propiedades del alimento, tanto en frutas como en carnes o pescados. Asimismo, las radiaciones ultravioletas de la luz solar destruyen muchas vitaminas y otros productos anticancerígenos (por eso la fruta, las patatas, las verduras, etc., deben ser resguardadas en lugares frescos y oscuros).

Efectos protectores o favorecedores de algunos alimentos frente a diversos tipos de cáncer.

	PROTEGEN		FAVORECEN	
	VERDURAS	FRUTAS	ALCOHOL	GRASAS
Boca y garganta	■■■	■■■	■■■	
Colon y recto	■■■		■■	■
Esófago	■■■		■■■	
Estómago	■■■	■■■		
Hígado	■		■■■	
Mama	■■	■■	■■	
Ovarios	■	■		
Páncreas	■■	■■		
Próstata	■			■
Pulmones	■■■	■■■	■	
Riñones	■			
Útero	■	■		■
Vesícula	■■	■■		

■ **PROTEGEN DEL CÁNCER**   ■ **FAVORECEN EL CÁNCER**

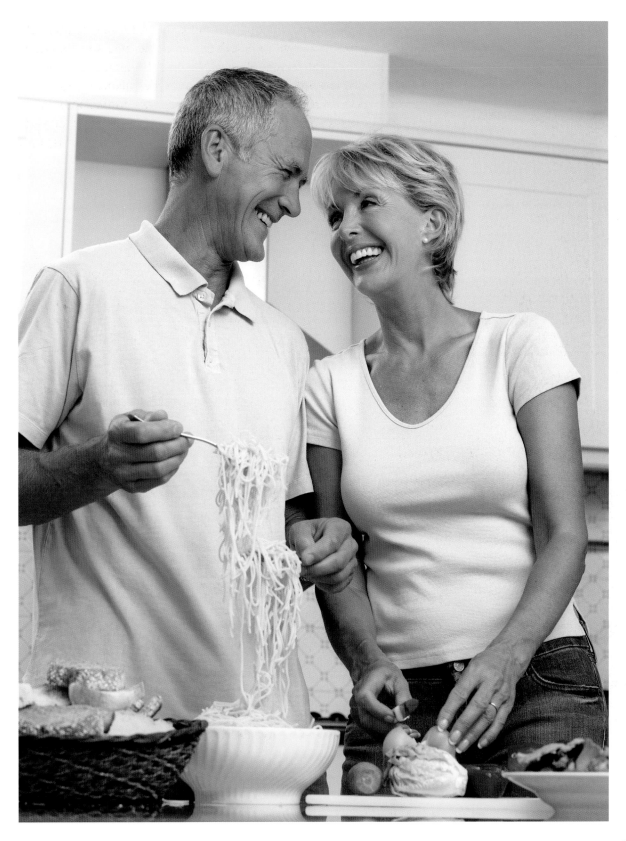

ACTIVIDAD FÍSICA

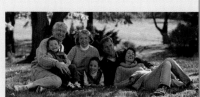

Importancia de la actividad física en las personas mayores

Para el año 2020, en España habrá más de 9 millones de personas con edad superior a los 65 años. Como consecuencia del proceso de envejecimiento, y especialmente por efecto de diversos factores «agresivos» que durante la vida «minan» nuestro organismo (alimentación inadecuada, sedentarismo, alcohol, tabaco, etc.), cuando llegamos a esa edad todos y cada uno de nuestros órganos se encuentran más o menos afectados. Un reciente estudio de salud destaca que las personas mayores, en España, se ven acosadas por una o varias de las siguientes enfermedades:

— **55%**, tiene enfermedades articulares
— **34%**, alteraciones dentales graves
— **33%**, alteraciones de la circulación de la sangre y vasos sanguíneos
— **27%**, hipertensión arterial
— **18%**, enfermedades de corazón
— **18%**, cataratas
— **15%**, enfermedades de la próstata
— **14%**, enfermedades pulmonares obstructivas (asma, bronquitis crónica, etc.)
— **10%**, diabetes
— **9%**, enfermedades del riñón y de las vías urinarias.

Esta situación trae consigo un gasto económico importante, tanto para el enfermo como para la sociedad en general, sin olvidar las múltiples molestias que acarrea la enfermedad.

Para mejorar esta situación se han puesto en marcha diversos programas, que van desde la ayuda económica hasta la asistencia domiciliaria, pasando por las campañas de diagnóstico precoz de enfermedades. En este sentido, la actividad física —el movimiento, el deporte— representa uno de los elementos más eficaces y baratos a la hora de tratar y prevenir las patologías que afectan a nuestro cuerpo. Partiendo de la base de que NUNCA ES TARDE SI LA DICHA ES BUENA, o, lo que es lo mismo,

Utilidad del deporte para combatir la enfermedad

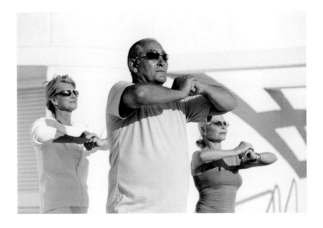

que todo el mundo puede realizar algún tipo de actividad física, los beneficios que ésta nos puede proporcionar son numerosos:

— rehabilitación y prevención de la enfermedad
— obtención de placer, bienestar corporal y mental
— más autonomía individual
— mejorar el conocimiento de nuestro cuerpo (incluidas las limitaciones)
— dominio de nuestras capacidades y cualidades

Características de la actividad física en nuestros mayores

Cualquier persona, con independencia de su edad y estado, puede realizar un tipo u otro de actividad física. Ahora bien, para que ésta resulte útil a nuestro organismo debemos tener en cuenta algunos aspectos básicos:

- *tipo de ejercicio*
- *intensidad del ejercicio*
- *frecuencia y duración del ejercicio*
- *otras consideraciones*
- *actividades físicas de elección para nuestros mayores*

Tipo de ejercicio

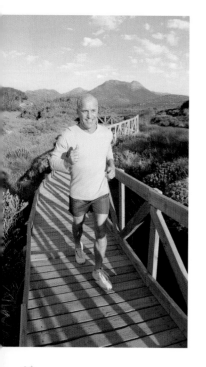

Las actividades físicas de carácter «lento», no muy intensas, son las que más nos pueden ayudar, como gimnasia de mantenimiento, paseo, golf, cicloturismo, esquí de fondo, natación, tiro con arco, remo, estiramientos, carreras de media y larga distancia, petanca, bolos, esgrima, bailar, etcétera.

En función de gustos, instalaciones a disposición y estado físico, debemos elegir una o varias de estas actividades. Eso sí, siempre hay que adaptar la actividad física al practicante y no a la inversa. Son pocas las situaciones que imposibilitan la práctica de una actividad física, entre las que podemos destacar, a título de ejemplo, insuficiencia circulatoria manifiesta, infarto agudo de miocardio reciente, miocarditis activa, angina de pecho en sus fases iniciales, embolia pulmonar reciente, aneurismas, enfermedad infecciosa aguda, tromboflebitis, taquicardia ventricular.

Intensidad del ejercicio

Como hemos indicado, hay que adaptar la intensidad, el esfuerzo con que debemos realizar la actividad física, a la situación de cada cual.

Para saber la intensidad basta con aplicar unas sencillas fórmulas relacionadas con la edad. En personas que han realizado deporte con cierta frecuencia, el ritmo de trabajo del corazón (los latidos por minuto) no debe superar 200 menos la edad (para una persona de 70 años, 200 menos 70 son 130 pulsaciones por minuto; a las que, como máximo, debe ir su corazón). Para conocer la frecuencia cardíaca basta con poner la mano sobre la zona izquierda del pecho, a los lados de la «nuez» en el cuello o en la muñeca por debajo del dedo gordo, y contar el número de contracciones o pulsaciones en un minuto.

En aquellas personas que han realizado alguna actividad física de vez en cuando, la operación será 180 menos la edad; y, finalmente, las que apenas han practicado deporte deben calcular su intensidad de esfuerzo aplicando la fórmula 160 menos la edad. En cualquier caso, las limitaciones más claras y de todo momento serán siempre las molestias que puedan aparecer durante la actividad (dolor, etc.).

Frecuencia y duración del ejercicio

De forma general, se considera que las actividades físicas elegidas deben practicarse, en conjunto, 3 o 4 veces por semana y, de ser posible, en días alternos, con una duración de 30-45 minutos por cada sesión. A la hora de realizar cualquiera de las sesiones hay que comenzar con un buen calentamiento (pequeños ejercicios de brazos, piernas, respiraciones profundas y algunos estiramientos como los descritos al final de este capítulo) para preparar los músculos, el corazón, los pulmones, etc. A lo largo del año debemos extender la actividad durante 9-10 meses; de esta forma aseguramos aún más sus beneficios.

Otras consideraciones

Para que resulte eficaz, la actividad física debe ir acompañada por una serie de hábitos que incrementarán notablemente sus efectos, como una alimentación saludable; realizar la última comida 1-2 horas antes de la práctica física, evitar el consumo de alcohol y tabaco, eliminar las duchas y baños muy fríos o calientes. Cada individuo debe realizar las actividades físicas que mejor se adapten a su estado de salud y sus gustos, evitando en todo momento «imitar» a compañeros, amigos, etc. Cada uno de nosotros es un mundo, y lo que para unos puede ser beneficioso para otros puede tener resultados nocivos. Por último, es importante un reconocimiento médico cada seis meses (o, cuando menos, visitar a nuestro médico y comentar nuestras experiencias), ya que de esta manera podremos conseguir resultados más fiables y beneficiosos.

Actividades físicas de elección para nuestros mayores

Son muchos los deportes que podemos practicar, siempre que lo hagamos de forma adaptada a nuestra situación personal (con sus limitaciones y ventajas). Las actividades que recomendamos, por sus numerosos beneficios y facilidad de realización, son las siguientes:

Gimnasia de mantenimiento

Es una de las actividades más practicadas y con mejores beneficios, ya que, en primer lugar, puede realizarse en cualquier sitio, presenta variantes muy distintas en su realización que le permiten adaptarse a las necesidades de cada uno, tiene notables efectos preventivos, terapéuticos y rehabilitadores (especialmente en las enfermedades de huesos, músculos y articulaciones), es sencilla de realizar y apenas necesitamos la dirección constante de otra persona.

La gimnasia de mantenimiento no tiene nada que ver con la deportiva o artística. La gimnasia de mantenimiento se fundamenta en la flexibilidad y trata de devolver el equilibrio al organismo. Este tipo de gimnasia favorece al músculo (aumentando la potencia muscular y la coordinación en los movimientos), estimula la respiración (los músculos respiratorios trabajan mejor), mejora la circulación sanguínea (disminuye en la sangre la LDL o «colesterol malo» y se incrementa el HDL o «colesterol bueno»; el músculo del corazón adquiere más fuerza y resistencia), beneficia el sistema nervioso (reduce la congestión vascular nerviosa, «limpia» los conductos nerviosos, mejora la unión de los nervios a los músculos) y revitaliza las articulaciones (mayor flexibilidad, movilidad y fuerza).

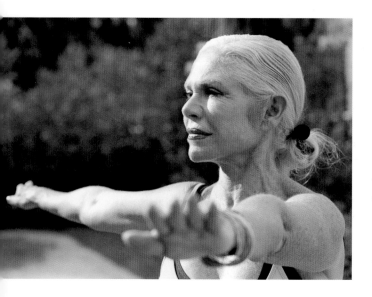

Debido a sus beneficios, muchos ejercicios de este tipo de gimnasia forman parte de la rehabilitación dirigida en nuestros hospitales por traumatólogos, reumatólogos, etc. Usted mismo puede realizarlos en su casa, la playa o el campo, para lo que le recomendamos 2 o 3 sesiones a la semana durante todo el año. Cada sesión constará de 5-10 minutos de calentamiento (mover las articulaciones, agitar los músculos de las extremidades, saltar y trotar un poco), 20-40 minutos de ejercicios (los que mejor se adapten a su estado, repitiendo, con calma, 10 veces cada ejercicio) y 5-10 minutos finales de relajación practicando una respiración profunda. Conviene que durante la realización de los ejercicios cuente, de vez en cuando, las pulsaciones de su corazón para comprobar que se encuentra dentro de su nivel de exigencia, «sin pasarse» o «quedándose corto».

En el texto que sigue le presentamos algunos ejercicios destinados a mejorar algunas de las enfermedades más frecuentes en nuestros mayores.

Estiramientos

Con la edad y por la falta de ejercicio, la presencia de estrés o los kilos «de más», etc., nuestros músculos se van transformando en «cuerdas» y tiran de los huesos, razón por la cual nuestro cuerpo, poco a poco, se dobla y arquea, «nos encogemos». Este encogimiento altera las articulaciones impulsando la aparición de artrosis y otras enfermedades. Los estiramientos, como su propio nombre sugiere, estiran los músculos mejorando la llegada de sangre hasta ellos y asegurándoles una buena alimentación, con lo que se hacen más resistentes al esfuerzo, trabajan durante más tiempo y con mayor eficacia, evitando los doblamientos del cuerpo. En cada ejercicio adoptaremos lentamente una posición, con la cual estiramos el músculo. Hay que estirar justo hasta notar tensión o presión en la zona del músculo estirado (sin llegar a la producción de dolor) y quedarnos en esa posición durante 15-20 segundos. Al estirar el músculo cada persona tiene su límite, unas antes y otras después.

Es conveniente que cada persona, de acuerdo con su estado, realice 2-3 ejercicios de estiramiento casi a diario en una sesión de 5-10 minutos (¡tampoco es mucho tiempo!). Puede realizarlos por la mañana y por la noche, antes y después de otra actividad física, en momentos de «tensión nerviosa». A continuación se muestran diversos ejemplos de estiramientos eficaces para tratar y estimular los músculos de las distintas zonas del cuerpo.

Paseo

Caminar es uno de los ejercicios más completos que existen; no tenemos alas para volar ni aletas para nadar, pero sí tenemos piernas para caminar o subir escaleras. Cada escalón que subimos supone un segundo y medio más de vida y es como si camináramos 10 metros en llano.

Sus ventajas son numerosas en base a la revitalización del sistema músculo-esquelético y cardiovascular, además de necesitar escasa infraestructura para su desarrollo y provocar menores alteraciones osteoarticulares que el *footing* o la carrera continua. Sirva como ejemplo el que durante una carrera la carga o peso que se ejerce sobre el pie es igual a 3 veces nuestro peso, mientras que en el caso del paseo esa presión es de 1,25 veces (menor riesgo de artrosis de tobillo, etc.). El paseo, para que sea eficaz, debe realizarse sobre un terreno llano y blando y a una velocidad de 5-6 kilómetros por hora. En el caso de existir cuestas conviene ascenderlas en zigzag para evitar o disminuir la pendiente. Es necesario utilizar una ropa cómoda, zapatillas en lugar de zapatos y calcetines para evitar rozaduras. La duración mínima del paseo debe ser de 30-45 minutos, acompañándolo de una adecuada respiración y oscilando los brazos. No es recomendable llevar cargas o pesos, y lo mejor es practicarlo a diario o en días alternos.

Natación

Cuando nos sumergimos en el agua, el desplazamiento del cuerpo es mucho más fácil. Ésta es la principal característica de la natación. Con ella, los movimientos articulares son mucho más fáciles y rápidos a la hora de realizarlos, motivo por el cual la movilidad articular se ve aumentada y el anquilosamiento o encogimiento del cuerpo se reduce. La práctica de la natación revitaliza los músculos, al mismo tiempo que procura una mejor coordinación.

En función del estado físico de cada persona, la natación puede realizarse con mayor o menor intensidad: unos ejercicios en el borde de la piscina, la realización de varios largos en cada una de las sesiones, practicar pequeños ejercicios de buceo, así como el desarrollo de sesiones de gimnasia en el interior de la piscina pueden ser actividades que propician un buen número de beneficios, no sólo a nivel articular y muscular, sino también dentro del aparato cardiorrespiratorio, así como en lo relativo a la coordinación y la flexibilidad de todo el cuerpo.

Bolos, petanca y golf

Durante el proceso fisiológico normal del envejecimiento es notable la pérdida de resistencia para hacer movimientos prolongados, y la de la capacidad de coordinación y de flexibilidad. Esta pérdida influye mucho a la hora de limitar nuestras actividades cotidianas. Tanto los bolos como la petanca y el golf resultan muy interesantes a la hora de recuperar cualidades, puesto que requieren concentración, flexibilidad, precisión y gran coordinación de movimientos. En el caso del golf debemos añadir, asimismo, un paseo de 4-6 kilómetros que estimula de forma notable la resistencia muscular, la capacidad respiratoria y cardiocirculatoria, etc. Hay que procurar, en la medida de lo posible, que la práctica de estas actividades no tenga fines competitivos, con el fin de evitar una «mayor exigencia» de la necesaria para nuestro organismo.

Juegos

A lo largo de nuestra vida aprendemos numerosos juegos que quizá son practicados casi en exclusiva durante el período infantil. Sin embargo, además del componente recreativo o psicológico, los juegos proporcionan notables beneficios a la forma y función de nuestros órganos, razón por la cual debemos tenerlos en cuenta a la hora de volver a practicarlos en la vida adulta. Los juegos propician una notable mejoría en cuanto a flexibilidad, coordinación, reacción muscular, movilidad articular o del sistema cardiorrespiratorio, además de ser un importante componente de relación y sociabilidad con los demás.

Hay muchos y variados juegos, si bien podemos realizar una sencilla distribución en juegos individuales y de grupo, y a su vez, cada uno de ellos, con o sin elementos (balones medicinales, pelotas, aros, mazas, etc.). Cualquiera de ellos es muy útil a la hora de completar una sesión de natación, paseo, etcétera.

Bailar

El baile en cualquiera de sus vertientes (tango, «suelto», pasodoble, sevillanas, boleros, etc.) implica, asimismo, una cierta actividad física que ayuda a mejorar la situación de nuestro organismo. Ya sea en las fiestas locales, en romerías, en salones de baile o en su casa, le animamos a bailar para aumentar la fuerza, la flexibilidad, la coordinación y la capacidad de sus músculos, además de vivir con mayor alegría.

Consideraciones finales

Durante los últimos años, nuestro equipo de trabajo ha estudiado el estado de salud de personas mayores con edades comprendidas entre los 55 y los 90 años que habitualmente realizaban algún tipo de actividad física 2-3 días por semana (paseo, gimnasia de mantenimiento, natación, etc.). El 80% de estas personas, en pocos meses, presentaban una notable mejoría en su estado de salud, resultándoles más fácil la realización de las actividades cotidianas y disponiendo de buen humor y mayor relación con los demás; e incluso, en algunos casos, hacían referencia a un cierto ahorro económico por menor presencia o manifestaciones de diversas enfermedades (hipertensión arterial, cefaleas, obesidad, molestias de artrosis, varices, agudizaciones de bronquitis crónica, etc.). Por esta y otras muchas razones, si desea mantener su salud en buen estado ponga un poco de actividad física en su vida.

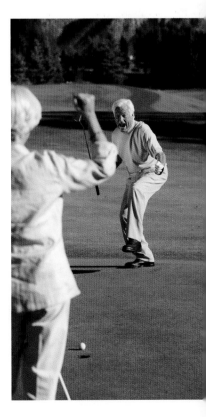

EJERCICIOS

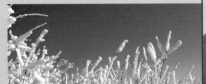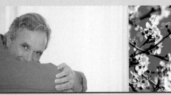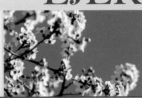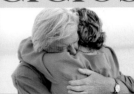

Gimnasia para la artrosis de la cadera

1.er ejercicio

1- Posición inicial del paciente: echado sobre la espalda con las piernas extendidas y paralelas.

2- Partiendo de la posición anterior, flexionar la rodilla y el muslo intentando tocar con éste el abdomen. Volver a la posición inicial.

2.º ejercicio

1- Posición inicial del paciente: echado sobre la espalda, con el pie del lado afectado apoyado en el suelo, con lo que la rodilla queda casi flexionada.

2- Llevar la rodilla hacia la pierna opuesta, sin mover el pie de su posición. En un segundo movimiento, alejar lo más posible la rodilla de la pierna opuesta sin mover el pie de la posición inicial.

3.er ejercicio

1- Posición inicial del paciente: echado sobre la espalda, las piernas extendidas con los pies separados unos 40 cm.

2- Girar piernas y muslos hacia dentro hasta poner en contacto los dedos gordos de ambos pies.

3- Desde la posición 2, rotar piernas y muslos hacia fuera hasta alejar al máximo posible los dedos gordos de ambos pies.

Gimnasia para la artrosis de la rodilla

1.er ejercicio

1- Posición inicial del paciente: echado sobre la espalda. Elevar la pierna extendida y mantenerla así durante unos segundos.

2- Bajar la pierna al suelo.

2.º ejercicio

1- Posición inicial del paciente: echado sobre la espalda. Flexionar la rodilla al máximo intentando tocar con el muslo el abdomen.

2- Partiendo de la posición anterior, extender la pierna al máximo posible.

3- Con la rodilla totalmente extendida, descender lentamente la pierna hasta apoyarla en el suelo.

3.er ejercicio

1- Posición inicial del paciente: echado sobre el vientre.

2- Partiendo de la posición anterior, flexionar la rodilla intentando tocar la nalga con el talón del pie.

4.º ejercicio

Este ejercicio puede hacerse más enérgico atando al tobillo un saquito de arena u otra cosa de 1-3 kg de peso.

1- Posición inicial del paciente: sentado, con las piernas colgando al borde de la cama o de una mesa.

2- Partiendo de la posición anterior, elevar la pierna hasta extenderla al máximo posible, pero sin mover el muslo.

3- Descender la pierna que estaba extendida, flexionando al máximo.

Gimnasia para la artrosis de la columna dorsal

1.er ejercicio

1- Posición inicial: decúbito prono (mirando al suelo) y manos en la cintura.

2- Elevación del tronco y de la cabeza lo más posible. Volver a la posición inicial y repetir el ejercicio.

2.º ejercicio

1- Posición inicial: decúbito supino (mirando al cielo). Manos en la nuca con los dedos entrelazados. Codos lo más pegados al suelo que sea posible.

2- Elevar los codos hasta aproximarlos lo más posible sin desentrecruzar los dedos de las manos, y, al mismo tiempo, espirar profundamente por la boca. Volver a la posición inicial y repetir el ejercicio.

Gimnasia para la artrosis de la columna cervical

1.er ejercicio

1- Posición inicial: brazos caídos a lo largo del cuerpo.

2- Elevar los hombros sin mover la cabeza. Volver a la posición inicial y repetir el ejercicio.

2.º ejercicio

1- Posición inicial: antebrazos elevados a la altura del pecho y colocados paralelos uno sobre el otro formando un ángulo recto con los brazos.

2- Manteniendo el ángulo brazo-antebrazo, separar los antebrazos llevándolos hacia atrás lo más posible intentando unir en la espalda los omóplatos. Volver a la posición inicial y repetir el ejercicio.

3.er ejercicio

1- Posición inicial: situarse de pie frente a un rincón de la habitación apoyando las manos en cada una de las paredes que lo forman, de tal manera que brazo y antebrazo queden en extensión y horizontales.

2- Inclinar el cuerpo hacia delante sin mover los pies y doblando los codos intentando tocar con la cara el rincón, sin flexionar el cuello. Volver a la posición inicial.

Gimnasia para la artrosis de la columna lumbar

1.er ejercicio

1- Posición inicial: paciente echado sobre la espalda, con las rodillas flexionadas apoyando las plantas de los pies sobre el plano del suelo. Brazos cruzados sobre el pecho.

2- Elevar cabeza, hombros y tronco.

3- Volver a la posición inicial.

2.º ejercicio

1- Posición inicial: igual que en el ejercicio anterior pero con las manos en el suelo.

2- Flexionar al máximo las piernas sobre los muslos y los muslos sobre el abdomen.

3- Volver a la posición inicial.

3.er ejercicio

1- Posición inicial, igual que en el ejercicio anterior.

2- Separar del suelo exclusivamente las nalgas.

3- Volver a la posición inicial.

4.º ejercicio

1- Posición inicial: de pie, con los pies paralelos y los brazos estirados.

2- Flexionar las rodillas hasta quedar en cuclillas con el tronco inclinado hacia delante y tocando el suelo con las manos.

3- Volver a la posición anterior.

Estiramientos

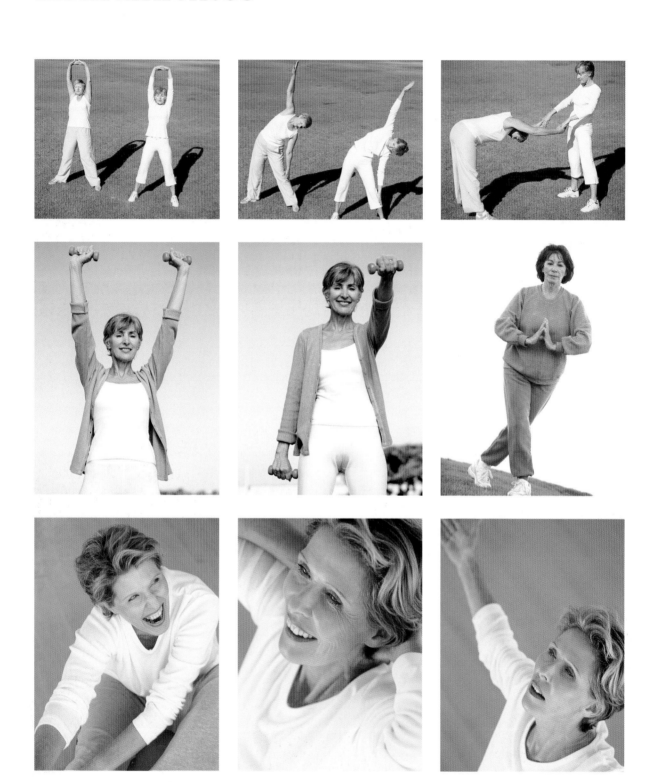

Estiramientos

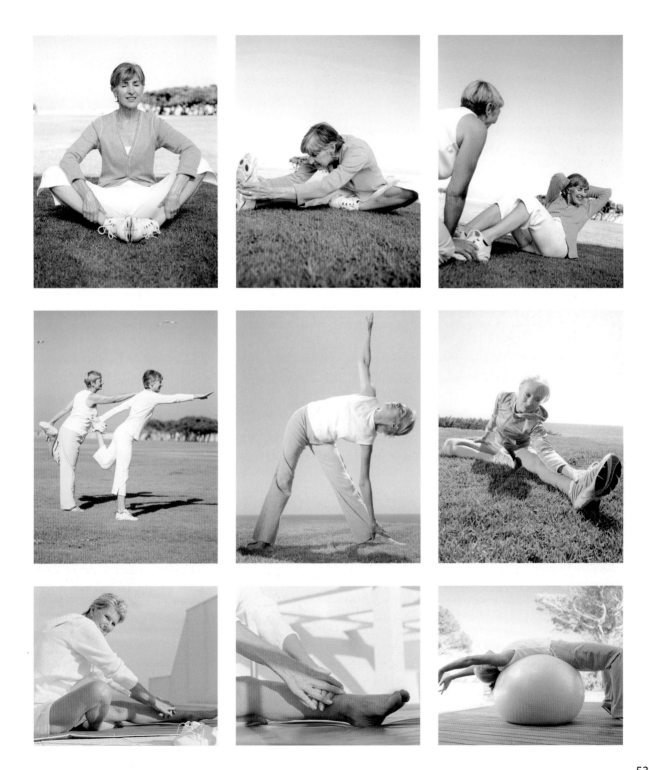

REMEDIOS NATURALES

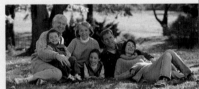 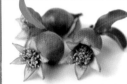 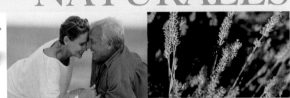

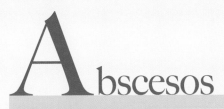bscesos

Los abscesos son «almacenes» de pus que se pueden observar en piel, tejidos blandos e incluso en órganos internos del cuerpo. Se distinguen fácilmente porque producen cierta hinchazón, contenido claro o rojizo (si se mezclan con la sangre) y dolor local.

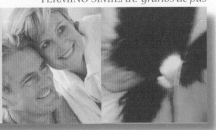

Origen

En general, el pus y los abscesos son el resultado de una «batalla» librada entre las defensas del cuerpo (leucocitos, anticuerpos, etc.) y los gérmenes externos o que existen en la propia piel, el intestino, etc. Estos gérmenes llegan a la zona afectada por heridas, glándulas de la piel que se obstruyen e infectan, gérmenes que penetran con el aire respirado a las vías aéreas y pulmones, alimentos contaminados, fístulas que unen la parte interna con la externa del organismo (fístula anal), etc. En otras ocasiones, cuando nuestras defensas se reducen, los gérmenes de piel, intestino, vías aéreas, etc., proliferan y pueden crear los abscesos.

Tratamiento

CATAPLASMA DE ARCILLA
Prepare una infusión de tomillo; una vez enfriada ésta, mézclela con arcilla y extiéndalo todo sobre una gasa amplia o tela limpia. Tape el absceso con el preparado durante media hora. La arcilla frena el crecimiento y la proliferación de los gérmenes y alivia el dolor.

SOL (HELIOTERAPIA)
Los rayos de sol calientan la piel, mejoran la llegada de la sangre y aumentan las defensas reduciendo los abscesos y sus síntomas y favoreciendo su «secado».

PROTECCIÓN
Los abscesos grandes deben protegerse con un pequeño vendaje, una tirita amplia o algo similar debido al riesgo que tienen de romperse y contaminarse aún más.

Prevención

Desinfectar bien con agua oxigenada cualquier herida, corte o erosiones en la piel. Cubrir las zonas lesionadas hasta que muestren cierta «dureza» o cicatrización. Controlar el dolor y el enrojecimiento de una herida, primeros síntomas de la infección y de posibles abscesos.

Sabía que...

la mayoría de los abscesos contienen miles de millones de microorganismos patógenos, sobre todo uno de ellos denominado *Staphiloccocus aureus*. Por esta razón hay que tratarlos con cuidado.

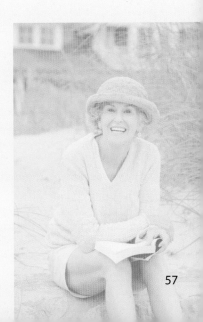

Ácidez de estómago

TÉRMINOS SIMILARES: *ardor, repeticiones, pirosis*

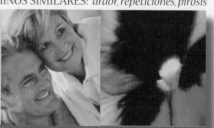

Sensación de quemazón y calor que ocupa la parte alta del estómago y la baja del esófago, que aparece por lo general después de comer mucha comida, de no masticarla debidamente (comer con prisas) o de ingerir alimentos con abundantes especias, muy calientes o fríos, etcétera.

Sabía que...

la mayoría le los casos de acidez de estómago que sufren las personas mayores están relacionadas con el uso frecuente de medicamentos como antiinflamatorios, aspirina, algunos antibióticos, etcétera.

Origen

Como su nombre indica, en el estómago hay un exceso de ÁCIDOS o jugos gástricos que «vencen» o desequilibran las defensas de la pared interna del estómago o del duodeno (capa mucosa que se encuentra cubierta de moco protector), irritándola y produciendo quemazón, unida a la salida de los ácidos gástricos al esófago. La debilidad del moco protector o el exceso de ácidos pueden deberse a comida abundante, bebidas alcohólicas, tabaco, consumo de ciertos medicamentos de tipo «ácido», estrés o nerviosismo (que aumentan la secreción de ácidos). Cuando los ardores se repiten (sobre todo en primavera y otoño), suelen terminar en una úlcera gástrica o duodenal.

Tratamiento

BEBER UN VASO DE AGUA TEMPLADA
El agua puede diluir o «disolver» los ácidos del estómago y aliviar el dolor.

SAL DE FRUTAS
Media cucharada de sal de frutas es suficiente para neutralizar los ácidos y evitar que irriten la capa interna del estómago.

INFUSIÓN DE MANZANILLA CON UNAS GOTAS DE LIMÓN
Sus ingredientes, cuando se la toma templada, son capaces de neutralizar los ácidos que sobran.

BICARBONATO
Si no tenemos otra cosa, podemos utilizar media cucharadilla de bicarbonato en medio vaso de agua templada junto al zumo de medio limón. Neutraliza los ácidos pero suele producir un efecto «rebote»: a la larga produce más ácidos.

Prevención

Hay que masticar bien los alimentos y comer sin prisas, no consumir alimentos muy fríos o muy calientes, no comer en exceso, no abusar de especias o condimentos, de alcohol, café, chocolate, tabaco o de medicamentos. Abuse de frutas y hortalizas; coma muy pocos alimentos fritos; y la cebolla, mejor cocinada que cruda. Acuéstese, como mínimo, dos horas después de la cena. Haga la siesta hora u hora y media después de comer y «medio sentado», con la cabeza ligeramente elevada. Beba agua con la comida para diluir los ácidos.

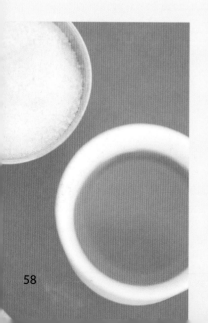

Ácido úrico

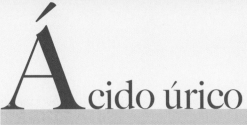

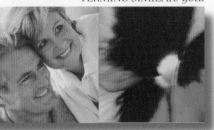

El ácido úrico es un resto o «desecho» que se produce en el organismo después de «pulir» o tratar las proteínas que ingerimos con los alimentos (sobre todo carne, marisco, etc.). Cuando abunda en el cuerpo, inunda la sangre y surge la hiperuricemia, causa de diversas enfermedades.

Origen

La hiperuricemia permite que el ácido úrico que sobra en la sangre se acumule en las articulaciones en forma de pequeños cristales que «pinchan» y generan dolor (a veces muy intenso, como en la gota, que afecta a los dedos de los pies). Con el tiempo, las articulaciones de dedos, tobillo, rodilla, muñeca y codo muestran «piedras» de ácido úrico y se deforman (tofos). También pueden aparecer lesiones renales (piedras) y de los vasos sanguíneos.

Tratamiento

RAÍZ DE ZARZAPARRILLA O CORTEZA DE ABEDUL
En infusión, ayudan a eliminar el ácido úrico por el riñón. Utilice, una u otra, dos veces al día (mañana y noche) durante cinco días.

BEBER MUCHA AGUA
Orinar en abundancia ayuda a reducir las elevadas concentraciones de ácido úrico en sangre y otras zonas del cuerpo. Las aguas minerales de tipo alcalino bicarbonatadas son las mejores.

EJERCICIOS ARTICULARES
Realice diariamente pequeños ejercicios articulares (aplastar una pelota con una mano mientras ve la televisión, mover los dedos de los pies como si «tocara el piano») y, sobre todo, camine todos los días 30 minutos.

DIETA DE PATATA HERVIDA
Coma sólo patata cocida durante tres días.

TRATAR EL DOLOR CON CARDO SANTO
En infusiones tres veces al día, o en compresas sobre la zona dolorida para calmar el dolor.

PUERROS
Corte las raíces de media docena de puerros, hiérvalas en un litro de agua durante 5 minutos y tómelas a sorbos durante el día a lo largo de nueve días.

Prevención

Consuma poca carne roja y vísceras. No abuse del marisco y de los crustáceos. Beba agua en abundancia, así como hortalizas y verduras crudas. Nada de alcohol, café y té. Coma sandía y plátano; estas frutas previenen que se formen cristales de ácido úrico: contienen litio y potasio, que disuelven y expulsan las piedras.

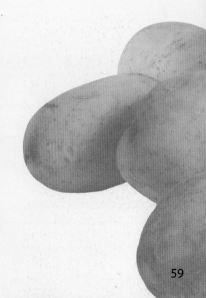

59

Afonía

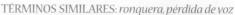

Dificultad para articular las palabras. Casi no podemos hablar debido a la irritación de las cuerdas vocales que hay en la laringe (zona media del cuello, detrás de la nuez).

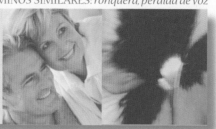

Sabía que...

cada vez que tosemos las cuerdas vocales vibran varios miles de veces, razón por la cual la tos es una de las principales causas de afonía. El día que tienen afonía, los cantantes famosos consumen mucha piña, ya que les ayuda a recuperar la voz.

Origen

Las cuerdas vocales vibran cuando sale el aire de los pulmones y, junto con la lengua, nos ayudan a formar las palabras. Sin embargo, cuando se irritan las cuerdas, se hinchan y su movimiento es menor, resultando más difícil hablar. La irritación suele deberse a un uso excesivo de la voz, irritantes externos (frío, tabaco, contaminación ambiental), gérmenes que afectan a las cuerdas (faringitis, laringitis, etc.). Si la afonía es frecuente sin los agresores antes citados, puede deberse a alteraciones cercanas a las cuerdas como pólipos, etcétera.

Tratamiento

REPOSO DE LA VOZ
Hablar poco, para no forzar las cuerdas.

MIEL CON LIMÓN
Por la mañana mezcle el zumo de un limón con una cucharada de miel en medio vaso de agua templada. Bébalo a sorbos y repita la operación antes de acostarse. Estas sustancias evitan la sequedad de las cuerdas y reducen su hinchazón.

TOMILLO O PULMONARIA
Tome una infusión de tomillo o pulmonaria dos veces al día, haciendo gárgaras con cada sorbo antes de tragar.

DIETA BLANDA
Rica en frutas, verduras crudas y alimentos integrales.

ALCOHOL
Duerma toda la noche con un pañuelo mojado en alcohol o colonia en el cuello.

ZANAHORIA
Ralle dos zanahorias, añada cuatro cucharadas de miel (preferiblemente de tomillo) o azúcar moreno, macere durante 12 horas, filtre y añada el zumo de un limón. Tome el preparado a pequeños sorbos durante el día. En 24 horas desaparecerán las afonías leves.

Prevención

Lo fundamental es no exponer las cuerdas vocales a factores irritantes: uso excesivo (cantar), tabaco o contaminantes ambientales, aire seco, exposición al frío cuando respiramos por la boca, bebidas muy frías o helados, vapores de productos de limpieza, etcétera.

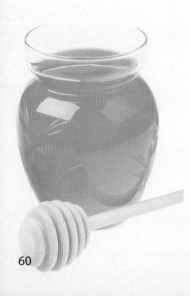

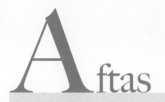

Aftas

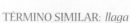

Las aftas están representadas por lesiones de tipo ulceroso que se desarrollan en la boca, bien en la parte interna de los labios, bien en la lengua o en los carrillos. Presentan dolor y se irritan con los alimentos. Tienen color blanquecino, aunque su centro puede mostrar un tono más oscuro e incluso sangrante.

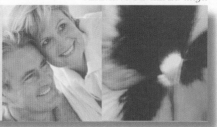

Origen

Por lo general están relacionadas con estados de cansancio o agotamiento, que disminuyen nuestras defensas y permiten el crecimiento de gérmenes en la boca. Otras veces se deben al reflujo de ácidos desde el estómago y el esófago hacia la boca (por diversos trastornos gástricos), erosionando la mucosa bucal o la lengua. También pueden tener origen en una alimentación rica en azúcares que, acompañada de una mala higiene bucal, permite el crecimiento de los gérmenes en la boca.

Tratamiento

ARÁNDANOS
Masticar estos frutos ayuda a combatir la proliferación de gérmenes y a cicatrizar el afta.

ROMERO
Prepare una infusión de romero (vierta el romero seco en medio litro de agua hirviendo y deje reposar 10 minutos a fuego lento). Durante el día, haga enjuagues de boca (durante 4-5 minutos) cada 4 horas, hasta que disminuya el dolor y la hinchazón.

NADA DE AZÚCARES
Para que los gérmenes no tengan «ni una gota de comida», procure no consumir alimentos con este tipo de productos (dulces, lácteos y sus derivados, bollería, miel, etc.).

NO IRRITAR LAS AFTAS
Evitar el consumo de alimentos fríos o calientes, duros (abuso de comidas blandas), alcohol, café, especias y ácidos.

Prevención

Mantenga una buena higiene bucal (cepíllese los dientes después de cada comida); no abuse de alimentos con muchos azúcares, y, en particular, de los dulces; si padece acidez de estómago, pirosis, gastritis, etc., trátelas correctamente (véanse sus apartados correspondientes).

Sabía que...
en la boca hay tantos gérmenes que si los pusiéramos en «fila india» podríamos hacer un camino hasta la Luna. Por eso hay que mantener la higiene bucal.

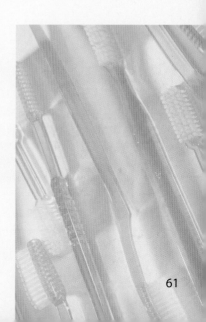

Alergias

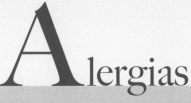

Las alergias suponen reacciones «exageradas» de las defensas de nuestro cuerpo, del sistema inmunitario, ante sustancias propias del medio que nos rodea (alimentos, animales, tejidos, gérmenes, plantas, etc.), y que para la mayoría de las personas no significan ningún riesgo en la salud.

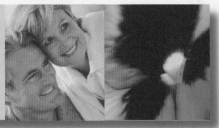

Sabía que...

más del 20% de los españoles padecen algún tipo de proceso alérgico, muchos de ellos relacionados con los productos nuevos (alimentos, medicamentos, etc.) que diariamente tenemos a nuestra disposición.

Origen

Por causas que todavía hoy no conocemos con precisión (influencia genética, alteraciones del sistema inmunitario), nuestras defensas «reconocen» como agresores a elementos como el polen, los ácaros, la leche, el polvo y otras muchas sustancias del entorno, reaccionando frente a ellas de forma EXAGE-RADA y favoreciendo lesiones en el propio organismo: dermatitis, manchas en la piel, picor, asma, diarreas, aumento de secreciones nasales y bronquiales, etc. Según el caso, así serán la respuesta y las lesiones.

Tratamiento

El tratamiento depende de los síntomas. Veamos algunas medidas para combatir los más frecuentes (otros se abordarán en su correspondiente capítulo: asma, etc.).

REDUCIR LAS SECRECIONES BRONQUIALES
Cueza una cebolla, cuele el líquido resultante y tómelo dos veces al día, templado y con una pizca de azúcar.

REDUCIR LA SECRECIÓN NASAL
Hierva un vaso de agua con una cucharada de sal y, con una gasa, aplique unas gotas en cada fosa nasal dos veces al día.

PARA EL PICOR
Utilice una gasa empapada en infusión de manzanilla y pásela por la zona que pica.

PARA LOS ÁCAROS
Dado que no resisten el ambiente seco (proliferan con la humedad), utilice un deshumificador en su casa.

MANZANILLA Y ESPLIEGO
Infusión con dos pizcas de manzanilla y dos de espliego tomadas dos veces al día guardando reposo. No consuma leche ni sus derivados durante el tratamiento.

Prevención

Hay que fortalecer o equilibrar su sistema inmunitario: consumir más frutas (zumos) y verduras, realizar un poco de ejercicio todos los días (andar, nadar, golf, bolos...), evitar el contacto con los alérgenos (sustancias que desencadenan la reacción alérgica). En el caso de la alergia al polen se recomienda «vacunarse» tomando un día un grano de polen con un poco de miel, el segundo día dos, el tercero tres y así hasta alcanzar el tamaño de una cucharadita. Las infusiones de manzanilla, tomadas de forma regular, también ayudan a equilibrar las defensas. Contra los ácaros proteja el colchón de la cama con una funda de plástico. Evitar el estreñimiento.

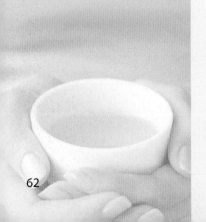

Aliento

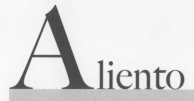

La halitosis se caracteriza por la presencia de mal aliento, que puede adquirir distinta intensidad, frecuencia y tipo, en función de su origen.

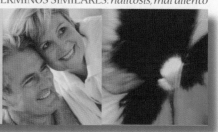

Origen

Hay dos causas fundamentales: lesiones de la boca y las fosas nasales, o de los órganos inferiores (faringe, laringe, tráquea, bronquios, pulmón, etc.). La presencia de caries, malposición de los dientes, llagas o aftas bucales, inadecuada higiene bucal, etc., favorece que los gérmenes se oculten y proliferen, descomponiendo los restos de alimentos y dando lugar al olor desagradable que se expulsa con la respiración. Lo mismo sucede si hay una infección o contaminación de otras zonas por donde pasa el aire (faringe, laringe, bronquios) o si se fuma.

Tratamiento

CEPILLADO DE LA LENGUA
La lengua es un «almacén» importante de gérmenes que debemos cepillar con cuidado todos los días.

BICARBONATO
Después de cada cepillado de dientes conviene enjuagarse la boca con medio vaso de agua templada, al que añadiremos un poco de bicarbonato.

MASTICAR PEREJIL
Si masticamos unas hojas de perejil durante 10-15 minutos, aseguramos que casi a lo largo de todo el día los pulmones eliminen al aire respirado sustancias aromáticas que anulan la halitosis.

LIMÓN
Después de cada comida mastique un trocito de limón (con cáscara) durante 2-3 minutos.

Prevención

Es fundamental conocer la causa que produce la halitosis (aftas, caries, etc.) y tratarla debidamente. No abuse de los dulces y alimentos con muchos hidratos de carbono o azúcares. Mantenga buena higiene bucodental (en particular de la lengua) y reduzca el uso del tabaco.

Sabía que...
la lengua es una verdadera «cama» para los gérmenes responsables de la halitosis. Por eso hay que cepillarla cuidadosamente, al igual que los dientes.

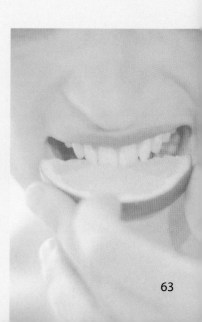

Amigdalitis

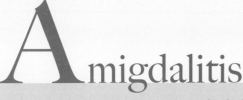
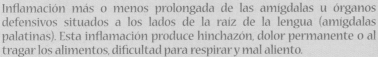
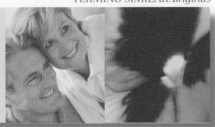

Inflamación más o menos prolongada de las amígdalas u órganos defensivos situados a los lados de la raíz de la lengua (amígdalas palatinas). Esta inflamación produce hinchazón, dolor permanente o al tragar los alimentos, dificultad para respirar y mal aliento.

Origen

Su origen es de tipo infeccioso: alimentos contaminados o muy fríos que debilitan las defensas locales, respiración por la boca (que favorece la entrada de gérmenes con el aire), infecciones de órganos cercanos (faringe, laringe, fosas nasales, etc.). Por lo general necesita, para desarrollarse, cierto grado de fatiga, agotamiento o disminución de las defensas. Hay que recordar que las amígdalas suponen la reunión de millones de linfocitos (células defensivas) que, cuando trabajan «a pleno rendimiento» (como en las situaciones citadas), la amígdala se hincha y duele.

Sabía que...

las amígdalas son elementos defensivos y que no deben ser extirpados, salvo que se inflamen con frecuencia y dificulten la respiración, la deglución, etcétera.

Tratamiento

LIMÓN
Haga gárgaras con el zumo de un limón y una cucharada de miel vertidos en medio vaso de agua.

BICARBONATO
Con un bastoncillo para limpiar los oídos aplique suavemente un poco de bicarbonato sobre ambas amígdalas.

PARA EL DOLOR
Haga gárgaras con miel (una cucharada) en un vaso de infusión de tomillo.

DIETA LÍQUIDA
Siga esta dieta hasta que el dolor y las molestias vayan desapareciendo. Luego, pase a una dieta rica en frutas y verduras, a base de purés y zumos.

Prevención

Evite la respiración por la boca. Mantenga una buena higiene bucodental. Evite el consumo de alimentos muy fríos. Asegúrese de un buen estado de los alimentos consumidos. Evite los estados de agotamiento o fatiga.

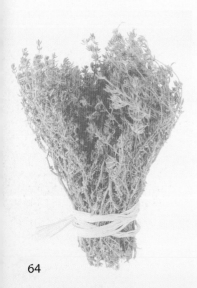

Anemia

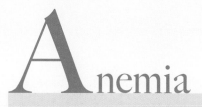

TÉRMINO SIMILAR: *anemia ferropénica*

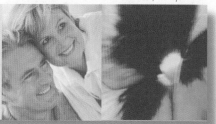

La anemia produce cansancio, fatiga ante pequeños esfuerzos, mareos, palidez o problemas respiratorios, ya que se debe a que en la sangre hay pocos glóbulos rojos, o bien poca hemoglobina dentro de éstos. Ambos elementos se encargan de llevar el oxígeno desde los pulmones hasta cualquier sitio del cuerpo. Si hay pocos, el oxígeno que respiramos no llega a los órganos del cuerpo y nos cansamos con facilidad.

Origen

La hemoglobina se forma en la médula ósea o centro de los huesos y se deposita en los glóbulos rojos nuevos antes de que salgan a la sangre. La hemoglobina tiene hierro, elemento imprescindible para transportar el oxígeno. La anemia es el resultado de escasa aportación de hierro al cuerpo (mala alimentación, consumo de medicamentos de dificultosa absorción por parte del intestino) o pérdidas continuas de sangre, y, con ello, de hematíes y de hierro (sangrado frecuente, hemorragia, etc.).

Tratamiento

JUGO DE CARNE
Utilice carne roja (mejor, de caballo) para, una vez cocida ligeramente, triturarla o licuarla y sacarle todo el jugo. Tome éste en forma de caldo, ya que contiene mucho hierro.

VERDURAS Y LEGUMBRES
Muchas de ellas contienen grandes cantidades de hierro que ayudan a la formación de hemoglobina y a un mejor transporte del oxígeno. Utilice en particular soja, patatas, tomates y brécol.

CEREZAS
Contienen abundantes minerales (calcio, magnesio, fósforo) y vitaminas que facilitan la formación de glóbulos rojos y hemoglobina.

ZANAHORIA + REMOLACHA + LEVADURA
Licúe dos zanahorias y una remolacha roja, y añada dos cucharadas de levadura de cerveza. Tome este preparado nueve días seguidos, descanse tres días y vuelva a tomarlo otros nueve días.

Prevención

La anemia es un proceso frecuente en edades avanzadas debido a fallos en la producción de hemoglobina en la médula ósea o a pérdidas mínimas y continuadas de la misma. Por ello debe prevenirse esta situación estimulando los huesos (practicando una actividad física con regularidad), mejorando la dieta con alimentos ricos en hierro y ácido fólico (legumbres, calabaza, zanahorias, aguacate, frutas) y tratando las enfermedades que favorecen las pérdidas de sangre (hemorroides, úlceras en la piel, piorrea, enfermedades del intestino grueso, etc.). Cuidado con alimentos como alubias y espinacas, ya que contienen una sustancia llamada fitato que impide que en el intestino se pueda absorber el hierro.

Sabía que...
las lentejas tienen mucho hierro, pero también otras sustancias que impiden que su hierro llegue a nuestra sangre y pueda ser utilizado.

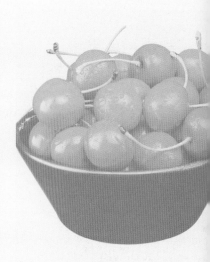

Angina de pecho

TÉRMINO SIMILAR: *angina de miocardio*

La angina de pecho está representada por un dolor opresivo y agudo de duración variable (pocos minutos o media hora) que se manifiesta en la parte izquierda del pecho, y en el cuello, hombro y brazo izquierdo.

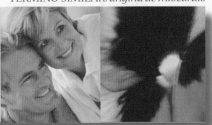

Origen

El dolor de la angina nace en el corazón: este órgano «chilla» en forma de dolor porque a las paredes del músculo que lo forma llega menos sangre de la que necesita, ya que las «cañerías» del corazón, las arterias coronarias, se encuentran obstruidas. El dolor dura menos de 30 minutos, puesto que pasado este tiempo el músculo «muere» y aparece el infarto. La obstrucción suele deberse a placas o «pelotas» de grasa (colesterol: VLDL, LDL), calcio y células que han crecido lentamente (años) por efecto de exceso de colesterol en la sangre, estrés, tabaco, hipertensión arterial, diabetes, agentes infecciosos, etcétera.

Tratamiento

ACTIVIDAD FÍSICA DIARIA
Realizar todos los días algo de deporte (paseo, gimnasia, natación, bolos, golf) para reducir la obstrucción y dilatar las arterias coronarias.

AJO
Consuma un diente de ajo crudo al día, ya que dilata las arterias coronarias, reduce la formación de embolias (trozos de la obstrucción que se liberan a la sangre) y posee efectos antibióticos (contra los gérmenes).

MIEL
Consuma todos los días una cucharadita acompañando la leche de la mañana, o en cualquier momento. Es un buen dilatador de las arterias coronarias para que lleven más sangre al corazón.

DORMIR
Con la cabeza ligeramente elevada, para que la sangre no se «estanque» cerca del corazón o por encima de él y éste tenga que trabajar más.

PASA DE UVA
Tomar todos los días seis pasas de uva masticándolas lentamente.

CASTAÑO DE INDIAS
Llevar en el bolsillo una castaña.

Prevención

Cuide la dieta evitando el consumo de grasa (frituras, refritos, grasa animal, dulces, embutidos, etc.) y sal. Coma con frecuencia frutas, verduras y hortalizas, aceite de oliva (mejor si es virgen) y productos desnatados o *light*. No realice esfuerzos físicos intensos en el trabajo o en casa. Evite las situaciones estresantes, de ansiedad o de nerviosismo. Procure prevenir las infecciones de las vías respiratorias, no fume y controle su tensión arterial, el peso y el colesterol.

Sabía que... nuestros **hábitos son tan desfavorables que incluso se han comenzado a observar problemas de angina de miocardio en menores de 5 años**

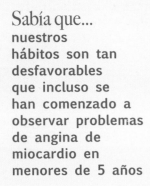

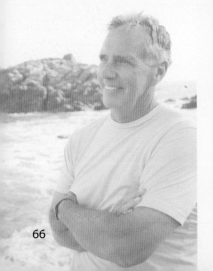

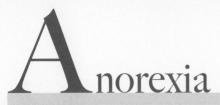norexia

Es una situación frecuente, en la que apenas surgen ganas de comer, costando consumir cualquier alimento sea del tipo que fuere.

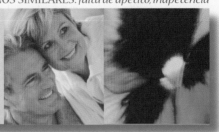

Origen

En nuestro cerebro se encuentra el llamado centro del apetito, elemento que facilita tener ganas de comer cuando «se da cuenta» de que el estómago e intestino delgado están vacíos, que la glucosa en la sangre es poca. Los factores que frenan la actividad de este centro favorecen la anorexia; son fiebre, alteraciones digestivas, enfermedades crónicas (sobre todo las acompañadas de dolor), fatiga o cansancio, e incluso aspectos psicológicos como ansiedad, nerviosismo y depresión.

Tratamiento

DIETA LÍQUIDA, BLANDA, Y PEREJIL
No hay que forzar la alimentación, pero para que ésta sea más fácil de asimilar recomendamos utilizar caldos, sopas, pescado cocido, purés. Añada al puré, sopa o pescado un poco de perejil bien picado (facilita la actividad del centro del apetito).

INFUSIÓN DE NARANJA
Hierva durante 8 minutos la piel de una naranja con un vaso de agua. Cuele el líquido y tómelo tres veces al día, una vez con cada comida.

PIE DE LEÓN
Realice infusiones con esta planta y tome un vasito en cada comida. Es muy tonificante; además, combate algunos factores que favorecen la anorexia, como la fiebre y las alteraciones digestivas.

TÉ DE MENTA
Tome un par de veces al día este tipo de té; incrementa el apetito.

REPARTIR
Distribuir la comida del día en cinco o seis ingestas con pequeñas cantidades para «engañar» al estómago y no «cansarle» fácilmente.

Prevención

No abuse del tabaco o del alcohol, ya que «engañan» al centro del apetito. Trate desde el principio los síntomas que favorecen la anorexia (fiebre, dolores, alteraciones digestivas). Nunca fuerce la comida: no hay que comer por comer.

Sabía que...
por lo general comemos mucha más comida de la que en realidad necesitamos.
Por eso, aunque durante algunos días comamos en menor cantidad, no nos sucederá nada.

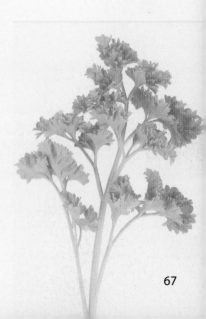

Antiinflamatorios

Son sustancias con capacidad para reducir la inflamación que acompaña a muchas lesiones que se producen en el cuerpo (desde un pinchazo en el dedo hasta una úlcera gástrica, pasando por la invasión de gérmenes en una zona del cuerpo: faringitis, bronquitis, otitis, colitis, dermatitis).

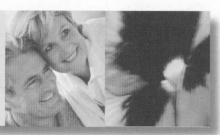

Sabía que...

los medicamentos antiinflamatorios que se utilizan por vía oral deben emplearse con cuidado, ya que pueden lesionar el estómago y facilitar la aparición de acidez, erosiones, úlceras, gastritis y, en el peor de los casos, hemorragias gástricas.

Origen

La inflamación (como describimos en otra sección de este libro) supone una actividad intensa y normal de nuestras defensas frente a un agente agresor que ha destruido una parte del cuerpo (pequeña o grande: un corte, un alimento contaminado en el intestino). En esa lucha aparecen síntomas como hinchazón, calor en la zona, color rojizo y ligero dolor. Estos síntomas son molestos, y para tratarlos usamos los antiinflamatorios, sustancias por lo general de origen natural que, sin anular nuestras defensas, disminuyen los molestos síntomas.

Tratamiento y prevención

ROMERO
Las tisanas de romero aplicadas sobre la zona inflamada reducen notablemente los síntomas.

ZAHAREÑA
Las infusiones de esta planta típica de la zona mediterránea eliminan el dolor y la hinchazón de las zonas inflamadas.

HARPAGOFITO Y SAUCE
Con harpagofito, antiinflamatorio principal del sistema osteoarticular, y sauce, analgésico por excelencia de la naturaleza considerado como la aspirina natural, se puede hacer una infusión para la inflamación y el dolor.

CALOR HÚMEDO LOCAL
Ante un flemón en la cara, una contusión en la pierna o cualquier otra inflamación, aplique una gasa o tela limpia con agua templada; reduce la inflamación y facilita la curación.

PARA FAVORECER LA ACCIÓN DE LOS ANTIINFLAMATORIOS
Los efectos de cualquier remedio antiinflamatorio se ven favorecidos si mantenemos limpia la zona afectada (gárgaras en una inflamación bucal, expectoración en el caso de inflamaciones de las vías respiratorias, limpieza de heridas con agua oxigenada o agua templada previamente hervida). Es fundamental asimismo asegurar un buen retorno venoso de la zona, elevando la región afectada (pies en una silla cuando hay lesiones en las piernas, brazo hacia arriba o sobre la almohada).

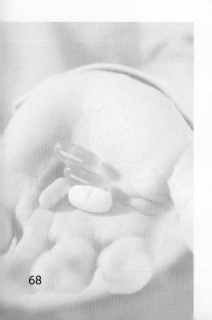

Antisépticos

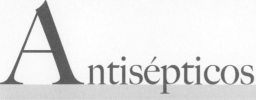

Los antisépticos tratan de evitar la infección (también denominada sepsis) que promueven los microorganismos (bacterias, hongos, virus) cuando penetran en nuestro cuerpo a través de una herida, del aire que respiramos, de un alimento contaminado, etcétera.

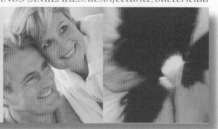

Origen

Las plantas y otras sustancias con poder antiséptico contienen elementos capaces de destruir los gérmenes impidiendo su proliferación, evitando así que en la zona afectada surja la infección o que, en caso de que ya exista, ésta se acreciente. El efecto de los antisépticos se ve favorecido por el uso de métodos antiinflamatorios como los descritos en página 68.

Tratamiento y prevención

TOMILLO
Para tratar o prevenir infecciones de órganos internos (bronquios, intestino, etc.), recomendamos infusiones de tomillo tomadas un par de veces al día. Aumentarán sus efectos si se les añade un poco de miel o zumo de limón.

AJO
Es uno de los mejores antisépticos que se conocen. Para evitar o tratar procesos internos consuma cada día un diente de ajo crudo y picado. Ante lesiones superficiales, puede emplear emplastos de ajo triturado aplicados sobre la zona lesionada.

MIEL
Además de reconstituyente y antiinflamatorio, la miel, debido a las sales minerales, las vitaminas y el hierro incluidos en su composición, tiene poderosas propiedades antisépticas. Puede utilizarla acompañando otras infusiones, con la comida o mediante aplicación local (en la piel) con una gasa.

EQUINÁCEA
La utilización de la raíz de esta planta sobre las lesiones de la piel reduce o impide de forma notable la infección y la inflamación. Puede emplearla en emplastos o preparar una infusión y aplicar ésta humedeciendo una gasa.

Sabía que...
cualquier corte o herida que se produce en la piel o en las cavidades del organismo (como la boca) debe ser considerado como una invasión de gérmenes, ya que en condiciones normales la piel (así como la boca) tiene gran cantidad de microorganismos responsables de infecciones diversas.

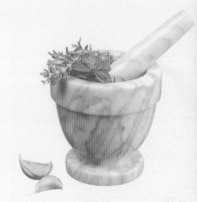

Arritmias

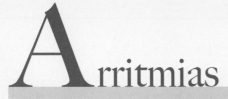

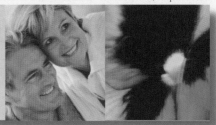

Las arritmias suponen alteraciones de la frecuencia o ritmo de contracción del corazón, ya sea porque late más despacio (bradicardia), más deprisa de lo normal (taquicardia) o con ritmo irregular y variable (extrasistoles, arritmias auriculares, etc.).

Origen

Las arritmias suelen estar relacionadas, entre otras causas, con pequeñas alteraciones de los senos cardiógenos (centros situados en el corazón que marcan el ritmo de contracción cardíaca), con problemas de la sangre en el corazón (arterias coronarias), con falta de ciertos minerales (potasio, magnesio, calcio), o con alteraciones de tipo nervioso (nerviosismo, ansiedad).

Sabía que...

por lo general las arritmias auriculares tienen escasa importancia clínica, todo lo contrario de las ventriculares, que afectan seriamente la función del corazón. Los marcapasos ayudan a controlar las arritmias.

Tratamiento

ACTIVIDAD FÍSICA
Practicando con regularidad una actividad física (andar, gimnasia, golf, etc.) mejorará el funcionamiento de su corazón y el propio ritmo cardíaco.

PROHIBIDO
No consumir sustancias estimulantes como té, tabaco o café.

CONSUMIR
Tomar alimentos ricos en magnesio, como frutas y verduras. El magnesio es útil para el funcionamiento del músculo cardíaco y el de las arterias que llevan la sangre al corazón.

UNA O DOS VECES AL DÍA INGIERA INFUSIONES
Son aconsejables las infusiones de toronjil o cápsulas de valeriana, junto con espino blanco.

HIDROTERAPIA
Por la mañana y por la noche sumerja los brazos en agua fría durante 20 segundos y luego séquelos con un fuerte masaje (así estimulará el riego sanguíneo y disminuirá la frecuencia cardíaca).

Prevención

Hay que evitar el trabajo excesivo, que obliga al corazón a trabajar con intensidad (favoreciendo la arritmia). Evite los alimentos que favorecen un mayor colesterol en la sangre (grasa animal, embutidos, frituras, etc.). No se genere situaciones de estrés o nerviosismo, que aumentan de forma directa la frecuencia de contracción del corazón. Lleve una castaña en el bolsillo.

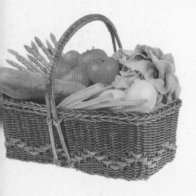

Arrugas

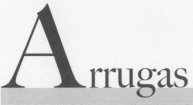

Con el paso del tiempo y la acción de ciertos factores agresores internos y externos, las capas profundas de la piel se alteran y mueren, surgiendo pliegues que denominamos arrugas.

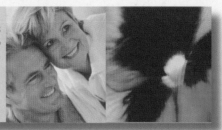

Origen

Las arrugas, en tanto que deterioro de la piel, se ven favorecidas por factores externos como el sol, la contaminación ambiental, las radiaciones (por ejemplo, los rayos UVA), el exceso de maquillaje, etc. Entre los factores internos podemos citar la producción de radicales libres por parte de nuestras células (algo así como la «basura celular»), que deben ser neutralizados y eliminados pues, en caso de almacenarse, destruyen las células y favorecen en la piel la aparición de arrugas (es lo que sucede con una exposición prolongada al sol: producción masiva de radicales libres).

Tratamiento

CREMA ANTIARRUGAS
Mezcle almidón para baño con un poco de agua y aplique la crema resultante en la cara, dejándola 10 minutos antes de quitarla con agua.

LÍQUIDO ANTIARRUGAS
Antes de acostarse, deje en un vaso de agua algunas ramas de perejil y una rodaja de limón. A la mañana siguiente, con la ayuda de un algodón, aplique el resultado en la cara, dejándolo secar. El limón tiene mucha vitamina E, que ayuda a neutralizar los radicales libres.

FRUTOS SECOS
Consuma todos los días 3 o 4 nueces. También cuentan con grandes cantidades de vitamina E para frenar los radicales libres.

REÍRSE CON FRECUENCIA
La risa y la sonrisa suponen cierto «ejercicio facial» que estira la piel y retrasa las arrugas.

MASCARILLA ANTIARRUGAS
Mezcle una cucharada de yogur bío, otra de miel previamente calentada y 12 o 15 gotas de zumo de limón hasta que todo quede bien ligado. Aplique el preparado en la cara durante 45 minutos y lave después con agua fría.

Prevención

Siempre que tome el sol utilice cremas protectoras. No haga muecas en exceso. Limite la producción de radicales libres evitando el consumo de tabaco y reduciendo el de alcohol. Controle el peso. Consuma muchas frutas y verduras. Utilice los baños de aire aprovechando los días de brisa (no de viento, y menos con mucho calor y ambiente seco).

Sabía que...
las personas que más horas «se tuestan» al sol y menos se ríen son las que más arrugas van a tener cuando sean mayores.

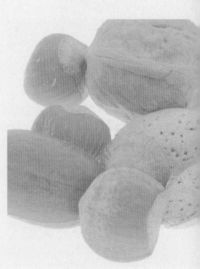

Arteriosclerosis

La arteriosclerosis y sus complicaciones (infarto de miocardio, angina de pecho, hipertensión arterial, falta de riego en las piernas) suponen, en los países desarrollados, la primera causa de muerte. Como su nombre indica, significa un endurecimiento (esclerosis) de las arterias del organismo (artero), primero de las más grandes y luego de las más pequeñas.

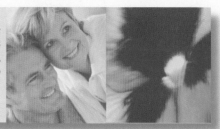

Origen

Es un proceso lento que suele iniciarse a edades muy tempranas (en la infancia o antes). Con la práctica de ciertos hábitos o la presencia de algunas enfermedades (comidas grasas, abundante colesterol en la sangre, alcohol, tabaco, estrés o vida muy agitada, hipertensión arterial, diabetes), la pared interna de las arterias se lesiona y poco a poco se «hincha» con depósitos de colesterol, nuevas células, dificultando el paso de la sangre y su llegada a corazón, cerebro, piernas, etcétera.

Tratamiento

DIETA

Baja en colesterol, para que las arterias no se obstruyan más. Se debe abusar de frutas, verduras, legumbres, y consumir pescado y carne cocidos, asados o a la plancha.

ACTIVIDAD FÍSICA

Dilata las arterias, gasta el colesterol sobrante y aumenta en la sangre la HDL, proteína que transporta la grasa por la sangre sin que se pueda pegar a las paredes.

ESPINO BLANCO

Las infusiones de las hojas y flores de esta planta (una vez al día), ayudan a «limpiar» las arterias por su efecto vasodilatador, mejora la arteriosclerosis o limita su desarrollo.

FRUTOS SECOS

Tome cada día un par de frutos secos (mejor, nueces); protegen la pared interna de las arterias.

AJO FRESCO

Cada tres o cuatro meses consuma a diario, durante tres semanas, un diente de ajo picado y mezclado con la comida (es un potente antioxidante o inhibidor de los radicales libres).

SALVIA

En infusiones, utilícela un par de veces por semana.

Prevención

Es fundamental seguir una dieta mediterránea (aceite de oliva, frutas, verduras, pocas grasas y alimentos refinados), evitar el tabaco, controlar periódicamente la tensión arterial, el colesterol y la glucosa en la sangre, realizar actividad física regular y comer de vez en cuando frutos secos (nueces). Tome todos los días lecitina de soja, levadura de cerveza, salvado de avena, aceite de borraja o de onagra y aceite de salmón, productos que encontrará en herbodietéticas y farmacias.

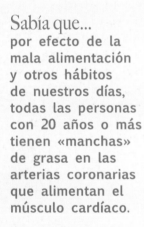

Sabía que...
por efecto de la mala alimentación y otros hábitos de nuestros días, todas las personas con 20 años o más tienen «manchas» de grasa en las arterias coronarias que alimentan el músculo cardíaco.

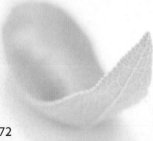

Articulaciones

Son los elementos encargados de unir un hueso con otro y, con la ayuda de los músculos, desplazar uno sobre el otro y favorecer el movimiento.

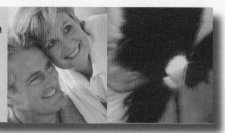

Origen

Los huesos no se encuentran en contacto: entre ellos hay una especie de «almohadilla», los cartílagos articulares, que permiten que un hueso «resbale» sobre el otro y ambos puedan moverse. Cuando los cartílagos desaparecen, los huesos se pegan y aparecen el dolor y la deformidad (artrosis). Cubriendo los huesos y cartílagos hay un cilindro blando llamado cápsula articular, que refuerza la unión entre todos los elementos junto con los ligamentos de la articulación. Para alimentar los cartílagos articulares hay un líquido, el líquido sinovial, que los nutre y protege frente a los agresores externos.

Tratamiento y prevención

NO CARGAR LAS ARTICULACIONES

Cuando traslade pesos, bolsas de la compra, cajas, etc., utilice elementos auxiliares (carritos) y reparta bien la carga en el cuerpo (emplee ambos brazos, y bolsas con agarraderas amplias para no forzar los dedos.

MOVIMIENTOS CORRECTOS

No se ponga de rodillas, no cargue los hombros, no coja pesos doblando la columna vertebral (hay que agacharse doblando las rodillas), no coloque los utensilios de uso frecuente en lugares altos en el interior de los armarios.

ACTIVIDAD FÍSICA

Un poco de gimnasia todos los días (nadar, golf, petanca, bolos) ayuda a una mejor alimentación y flexibilidad de las articulaciones.

EVITAR POSTURAS INCORRECTAS

No leer, escribir o hacer punto inclinando la cabeza hacia abajo, no planchar «tirando» la espalda hacia delante y sí apoyando un pie sobre un taburete, situar la televisión frente a los ojos (ni hacia arriba ni hacia abajo o de lado).

Sabía que...

hay tres razones relacionadas con las articulaciones por las que a partir de los 50 años perdemos altura: porque pierden espacio o altura; porque las de las vértebras se aplastan lentamente, y porque las de las piernas «se doblan» al perder flexibilidad.

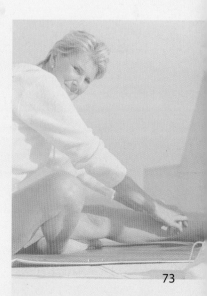

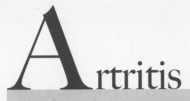rtritis

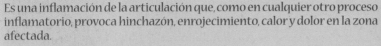

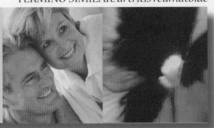

Es una inflamación de la articulación que, como en cualquier otro proceso inflamatorio, provoca hinchazón, enrojecimiento, calor y dolor en la zona afectada.

Sabía que...

muchas artritis no se deben a traumatismos o golpes, sino a movimientos forzados o cargas pesadas (bolsas de la compra con mucho peso, movimientos repetidos de las manos o brazos, etc.).

Origen

La inflamación puede ser consecuencia de un golpe, de una herida cercana a la articulación que permite el paso de gérmenes (artritis infecciosa o séptica), de cristales de ácido úrico que «pinchan» el cartílago articular (artritis gotosa), de anticuerpos de la sangre que irritan la articulación por dentro (artritis reumatoide). Por lo general, la agresión hace que se produzca mucho líquido sinovial (hinchazón), aumente el riego sanguíneo de la zona (calor y enrojecimiento) y haya dolor por irritarse las terminales nerviosas de la articulación, y, con ello, dificultad para moverla. Si el tratamiento es adecuado, la artritis (salvo en el caso de la reumatoide) desaparece en poco tiempo.

Tratamiento

CALOR
Para mejorar la llegada de sangre y con ello reparar con rapidez los tejidos lesionados y aumentar las defensas (leucocitos, anticuerpos, etc.), recomendamos aplicar, un par de veces al día, una gasa mojada con agua caliente. También es útil una bolsa de agua caliente.

ARCILLA
Ligeramente caliente, aplíquela sobre la articulación afectada envuelta en una tela fina.

DIETA
A base de zumos, hortalizas y verduras en la época en que hay dolor.

COMPRESAS DE AGUA CALIENTE
Colóquelas sobre la zona dolorida durante 7 u 8 minutos.

AJO
Tome todos los días en ayunas un ajo picado, tragado sin masticar.

Prevención

Después de cualquier golpe en una articulación, aplique frío seco (una bolsa con varios cubitos de hielo o agua fría) para reducir o evitar la inflamación. Si tiene una herida, límpiela con agua oxigenada y cúbrala. En cualquier caso, vigile sus niveles de ácido úrico y nunca «cargue» sus articulaciones. Controle su peso evitando la obesidad.

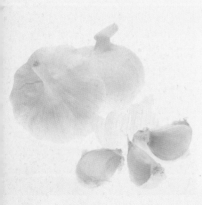

Artrosis

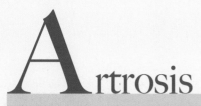

Es un proceso degenerativo de las articulaciones por el que se pierde el cartílago articular y los huesos «se tocan», deformando poco a poco la articulación. Suele afectar a las articulaciones de mayor uso: vértebras cervicales y lumbares, cadera, rodillas, hombros, tobillos…

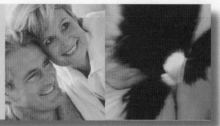

Origen

La pérdida de cartílago articular y su deformidad son consecuencia de continuas cargas sobre las articulaciones (coger pesos doblando la espalda, limpiar de rodillas, cargar pesos con frecuencia, obesidad y sobrepeso) o de traumatismos que han deteriorado la articulación (luxaciones anteriores, fracturas). La deformidad articular «pincha» los nervios próximos y produce dolor no sólo en la articulación, sino también «a distancia» (por ejemplo, la ciática, que duele en toda la pierna, o la artrosis de hombro y de vértebras cervicales, que se transmite al brazo).

Tratamiento

COLA DE CABALLO
Tome una infusión de cola de caballo. Aplique sobre la zona dolorida una hoja de col calentada previamente con una plancha.

BAÑO CON SALES MINERALES
Las sales (como las de magnesio) pueden revitalizar la articulación; además, puede aprovecharse su agua para hacer en ella movimientos y giros articulares que fuera del agua no se podrían efectuar.

MASAJES
En las articulaciones afectadas a modo de círculos y siempre en dirección al corazón, para facilitar el drenaje linfático y una mejor circulación sanguínea (más sangre, mejor líquido sinovial, más protección y vitalidad del cartílago articular).

CATAPLASMA DE ARCILLA CALIENTE
Aplíquela tres veces por semana antes de acostarse en las épocas que se note dolor.

ACTIVIDAD FÍSICA
Para prevenir un empeoramiento de la articulación afectada, e incluso revitalizar los elementos que la incluyen y disminuir las molestias, haga todos los días ejercicios sencillos moviendo la parte lesionada hasta donde pueda (sin provocar dolor).

Prevención

Evite el sobrepeso o la obesidad; no adopte posturas forzadas o incorrectas; coja y transporte cargas de forma adecuada; no sobrecargue las articulaciones; al dormir, sitúe la almohada en el «hueco» del cuello. En las estaciones frías, «abrigue» las articulaciones para que no se enfríen.

Sabía que...
casi el 40% de las personas mayores sufren artrosis, sobre todo en vértebras cervicales, cadera, vértebras lumbares y rodillas, por este orden. Un 10% de los jóvenes de entre 15 y 25 años tienen indicios de artrosis por «cuidar» mal sus articulaciones o como consecuencia de accidentes y traumatismos diversos.

Asma

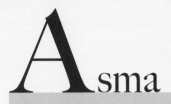

Reacción alérgica a diversos elementos (a veces desconocidos) que provoca el «cierre» de los bronquios pequeños (bronquiolos) en los pulmones impidiendo el paso del aire, al tiempo que se incrementan las secreciones de mocos en las vías aéreas.

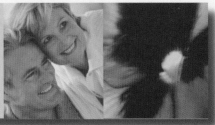

Origen

Por lo general es provocada por alergias al polen, polvo doméstico, ácaros, pelo de animales domésticos, etc., aunque también, en personas mayores, puede estar relacionada con patologías del pulmón (bronquitis crónica, enfisema, etc.). Cuando aquellas sustancias penetran con el aire respirado, o se produce una infección bronquial, en los bronquiolos se genera una respuesta exagerada de las defensas que concluye con el cierre de los bronquios.

Sabía que...

se calcula que para el año 2010 el 20% de la población tendrá problemas de asma por efecto de nuevas sustancias irritantes para las vías aéreas, procesos infecciosos y el medio urbano más amplio y contaminado.

Tratamiento

CATAPLASMA DE CEBOLLA CON MIEL
Pique una cebolla, añada de cuatro a seis cucharadas de miel, mézclelo todo y aplíquelo directamente sobre el pecho, tapándolo con un paño y poniendo encima una toalla para que quede el pecho bien comprimido. Manténgalo así durante toda la noche.

ARÁNDANOS AMARGOS
Reducen de forma importante el cierre de los bronquios y mejoran la respiración. Para ello, vierta dos cucharaditas de arándanos amargos desmenuzados en un vaso de agua caliente y tome la mezcla cuando se inicie el ataque.

ACEITE DE MANZANILLA
Cuando tenga los primeros síntomas, ponga cinco gotas de aceite de manzanilla en una cazuela con agua hervida y realice inhalaciones.

DIETA LÍQUIDA
A base de zumos de fruta e infusiones mientras dure el ataque, para favorecer la eliminación de secreciones bronquiales.

COMPRESAS CALIENTES
Aplíquelas en el pecho y la espalda para reducir el cierre bronquial.

Prevención

En el caso de alergias, mantenga limpia la casa con el menor número posible de alfombras y cortinas, airee por la mañana o al atardecer, evite los ambientes contaminados (sobre todo el humo de tabaco) y la exposición al viento. Prevenga las infecciones y, en particular, protéjase del frío respirando por la nariz (para que se caliente el aire) y practique alguna actividad física para dilatar o ensanchar los bronquios (natación y, en especial, el estilo braza).

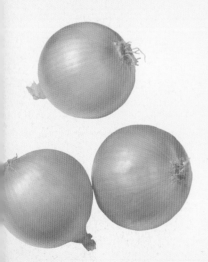

Calambres

Representan molestias en forma de pinchazos, hormigueos, pesadez o dolores ligeros que aparecen sobre todo en las extremidades y, principalmente, en las piernas.

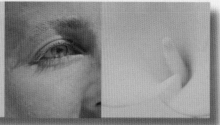

Origen

Las causas más frecuentes son la fatiga muscular, las alteraciones de tipo circulatorio que dificultan la llegada de sangre a los músculos y zonas próximas (falta de riego en sus estadios iniciales, varices internas) y los problemas de tipo psicológico (ansiedad, nerviosismo, etc.).

Tratamiento

BAÑO
Mezcle un vaso de infusión de manzanilla y otro de bicarbonato. Luego vierta la mezcla en un baño de agua templada y permanezca en él durante 20 minutos.

JABÓN
Duerma poniendo en los pies de la cama, a modo de bolsa de calor, un calcetín de lana donde haya metido la mitad de un jabón chimbo/lagarto, cortado en sentido longitudinal.

CORCHO DE TAPÓN
Llevar en el bolsillo un trozo de corcho de tapón de botella o de garrafa partido por la mitad.

ACEITE
Para eliminar el dolor, masajee (haciendo círculos) la zona dolorida con una mezcla de aceite de oliva y aceite de clavo a partes iguales.

ESTIRAMIENTOS
Con el fin de mejorar la llegada de sangre y evitar los síntomas, estire los músculos que le producen calambres de acuerdo con los ejemplos que le proponemos en el capítulo de actividad física.

CEBOLLA
Frote la zona que le duele con un paño mojado en agua fría y zumo de cebolla.

Prevención

Tome con frecuencia una cucharada de miel al día antes de la comida para mejorar la circulación de la sangre. Evite las sobrecargas, sobre todo en días muy calurosos. Practique una actividad física con regularidad. Beba mucha agua, sobre todo antes de iniciar un esfuerzo, un paseo, un partido de bolos o de golf, etcétera.

Sabía que...
en el cuerpo hay aproximadamente 505 músculos y que cualquiera de ellos puede sufrir calambres, aunque son más probables en los que utilizamos con mayor frecuencia.

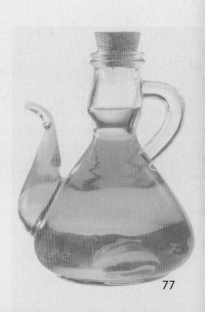

Calcio

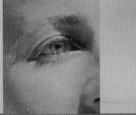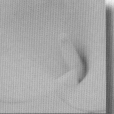

Es un elemento imprescindible para el adecuado funcionamiento de nuestro cuerpo, ya que participa en actividades tan importantes como la coagulación de la sangre, la formación y el mantenimiento de los huesos, la producción de hormonas y la actividad de los nervios, entre otras.

Origen

El calcio, al igual que otras sustancias como el hierro, el ácido fólico, las vitaminas, etc., no puede ser producido por el propio cuerpo. En consecuencia, debe ser aportado desde el exterior, bien con una alimentación equilibrada en forma de pastillas, bien con métodos como los que le proponemos. En caso de tener poco calcio pueden lesionarse los huesos (osteoporosis, fracturas), la sangre tarda en coagular después de pequeños cortes o la producción de hormonas se reduce.

Tratamiento

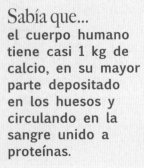

Sabía que...
el cuerpo humano tiene casi 1 kg de calcio, en su mayor parte depositado en los huesos y circulando en la sangre unido a proteínas.

ALIMENTACIÓN
Provea una dieta equilibrada en la que se incluyan alimentos ricos en calcio, como derivados lácteos, cacao puro, sésamo, perejil, hojas verdes oscuras de las verduras (acelgas, berro, col, brócoli, algas combu), almendras, legumbres, arroz integral y cebada; todos ellos aportan cantidades de calcio suficientes.

SOL
Los rayos de sol que llegan a la piel ayudan a sintetizar la vitamina D, fundamental para que el calcio se deposite en los huesos. Tome baños de sol cuando pasee, practique una actividad física, etcétera.

ACTIVIDAD FÍSICA
Nadar, pasear, hacer gimnasia, etc., facilita el depósito de calcio en los huesos dotándolos de mayor resistencia y dureza.

BAÑOS DE MAR Y BALNEARIOS
Las aguas ricas en este elemento también ayudan a incrementar su presencia en el organismo.

ZUMO DE HUEVO
En un vaso lleno a medias de zumo de limón introduzca un huevo limpio con cáscara y sumérjalo situando encima de él la cáscara del limón. Deje que todo se macere durante 12 horas (en la oscuridad) para que el calcio de la cáscara se desprenda. Luego retire el huevo, agite el contenido del vaso y bébalo a sorbos. Consuma este zumo 2-3 veces por semana.

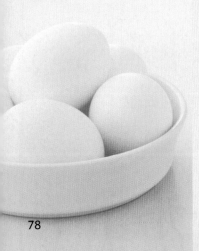

Cálculos

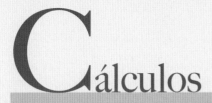
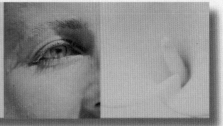

TÉRMINOS SIMILARES: *cálculos biliares o renales, piedras, litiasis*

Son concentrados de diversos elementos (minerales, grasas, etc.) que forman estructuras densas o piedras, que a su vez obstruyen conductos y producen cólicos caracterizados por un dolor agudo y penetrante.

Origen

Los órganos que más resultan afectados por los cálculos son la vesícula biliar y el riñón. En el caso de la vesícula, las piedras o la arenilla se forman por exceso de sales biliares y, en particular, de colesterol. En el riñón y las vías urinarias (pelvis renal, uréteres, etc.) son el calcio, los bicarbonatos, los oxalatos y otras sustancias los que forman los cálculos. La formación de éstos sólo se percibe cuando hay dolor, dolor tipo cólico, cuyo origen se debe a que las piedras obstruyen los conductos (biliares, renales) acumulándose tras ellos líquido que no puede salir (bilis u orina) y que presiona sobre las paredes produciendo dolor (su tratamiento es abordado en los epígrafes de cólicos, páginas 95 y 96).

Tratamiento

PESO
Debe controlar los kilos para no favorecer el exceso de colesterol.

BEBER MUCHA AGUA
Favorece que el volumen de orina sea elevado y con ello pueda arrastrar las impurezas que tiendan a concentrarse.

LÁCTEOS
No abuse de su consumo para no inundar el cuerpo y el riñón con mucho calcio, bicarbonatos, etcétera.

MENOS SAL, CARNE Y EMBUTIDOS
Son éstas fuentes importantes de minerales y calcio, por lo que conviene reducir su consumo.

ACTIVIDAD FÍSICA
De modo regular, facilita el buen funcionamiento de la vesícula biliar. Igualmente, hay que evitar el sedentarismo que promueve, por falta de actividad, la formación de cálculos.

Sabía que...
el 10% de la población (4 millones de españoles) padece de cálculos biliares. En el caso de las piedras en el riñón la cifra es menor, pero todavía importante: un 3% (1,2 millones de personas).

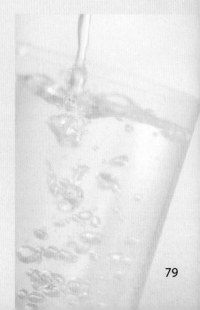

Calenturas

Las calenturas están representadas por pequeñas «bolsas» que contienen un líquido transparente; suelen aparecer en la comisura labial y cerca de las fosas nasales.

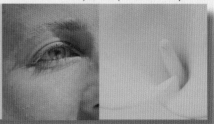

Sabía que...

algunos virus del tipo *Herpesvirus,* los que producen las calenturas, son adquiridos en el momento del nacimiento desde la vagina de la madre, y que luego, al depositarse en pliegues de la piel (por ejemplo, comisuras de los labios), nos acompañan durante toda la vida.

Origen

Casi desde que nacemos nuestra piel es contaminada por ciertos virus de la familia *Herpesvirus*, que aprovechan las situaciones en las que nuestro sistema inmunitario se deprime o estamos bajos en defensas, por lo que proliferan formando las calenturas. Por eso estas lesiones suelen acompañar a catarros, rinitis y resfriados.

Tratamiento

NO ROMPER LAS BOLSAS
Se corre el riesgo de que se contamine e infecte la piel lesionada, además de favorecer que la calentura «gane terreno».

APLICAR ALCOHOL
Poner sobre las bolsas con la ayuda de un algodón, para favorecer la disminución de su tamaño y que se puedan secar con rapidez.

NUNCA QUITAR LAS COSTRAS O POSTILLAS
El proceso tiende a cronificarse e infectarse, además de facilitar la aparición de cicatrices.

TINTURA YODADA
Aplíquela sobre la calentura varias veces al día, con suavidad.

Prevención

Si tiene con frecuencia este tipo de lesiones, y como medida antiséptica, frótese de vez en cuando los labios con el centro de un diente de ajo. Procure evitar que sus labios se sequen, sobre todo en verano o en los días con viento, recurriendo en este caso a las cremas o barras protectoras.

Callos

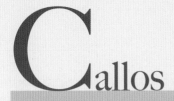

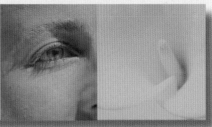

Son engrosamientos de la piel, de color blanquecino o amarillento, que aparecen sobre todo en la palma de la mano y en los pies, caracterizados por tener gran dureza y provocar cierto dolor cuando son presionados.

Origen

El roce y la presión continua sobre la piel provocada por el calzado, o por andar, cargar objetos constantemente, sujetar el bolígrafo, utilizar la azada, traen como consecuencia que la piel, actuando como mecanismo de defensa, aumente su grosor (el número de células de su capa más externa, la epidermis), apareciendo el callo. Una lesión parecida es el clavo que aparece en manos y sobre todo en pies, salvo que en este último caso la piel crece hacia dentro, no hacia fuera, situación que provoca mucho dolor.

Tratamiento

LIMÓN
Antes de acostarse, cubra el callo con un trozo de limón y protéjalo con una venda o esparadrapo. Por la mañana, quite el limón. Repita la operación hasta que el callo se ablande y desprenda.

TREMENTINA
Eche unas gotas de esta sustancia sobre una gasa y por la noche colóquela sobre el callo. Repita la operación hasta que el callo desaparezca. La trementina desprende las células muertas del callo, por lo que no debe ser utilizada en piel sana o si el callo muestra heridas.

PARA EL CLAVO
Mezcle cuatro hojas de hiedra con un diente de ajo; una vez esté todo bien troceado y machacado, extiéndalo como una pasta sobre una gasa que colocará sobre la lesión. Repita el proceso hasta que el clavo desaparezca.

Prevención

Cuando note una zona dura, aplique zumo de limón. Emplee calzado adecuado para andar, con buena suela, flexible y que no apriete los dedos. En actividades de campo o huerta, proteja sus manos con guantes.

Sabía que...
los callos son una reacción de defensa de la piel del propio organismo para evitar que las presiones puedan lesionarla (zapatos, mangos de azadas y palas, etc.). Hay un refrán que dice: «Dime cuántos callos tienes y te diré cómo trabajas.»

Cáncer

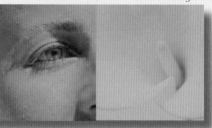

El cáncer está representado por células aberrantes que crecen y se reproducen de forma exagerada en una zona del cuerpo, sin cumplir la misión que tienen encomendada y alterando las células y órganos próximos o situados a distancia.

Origen

No conocemos con precisión la causa de la mayoría de los cánceres, si bien es cierto que hay muchos factores que pueden facilitar su desarrollo: alimentación desequilibrada con muchas frituras, grasa animal, exceso de radiaciones solares, tabaco, alcohol, predisposición genética con antecedentes familiares.

Sabía que...
una alimentación equilibrada colabora decisivamente en la prevención del 60% de cánceres que se producen en nuestros días.

Tratamiento

CUIDAR LA ALIMENTACIÓN
Más frutas, verduras y legumbres; menos frituras, grasa animal, carne, embutidos, productos ahumados o curados en sal, especias y alcohol.

UVAS
Procure ingerir uvas con piel (contienen resveratrol, una sustancia anticancerígena).

ESPINACAS
Una o dos veces por semana licúe un puñado de espinacas y tómelas.

UN DIENTE DE AJO CRUDO AL DÍA
Este producto contiene, entre otras cosas, trisulfuro de alilo y sulfuro de dialilo, elementos que inhiben el crecimiento de células cancerosas y estimulan el sistema inmunitario.

VERDURAS Y PLANTAS
Col, brécol, cebolla, tomate, ajo, zanahoria, patata, pomelo, sandía, uva y espárragos contienen sustancias que dificultan el crecimiento de ciertos tipos de cáncer. Áloe vera, equinácea, muérdago, tejo y uña de gato son plantas con demostradas propiedades anticancerígenas.

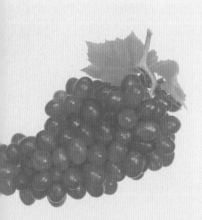

Caries

Son cavidades de diferentes tamaños que aparecen en o entre las piezas dentales y que surgen en cualquier momento de la vida, produciendo dolor cuando afectan a los nervios dispuestos en el centro del diente.

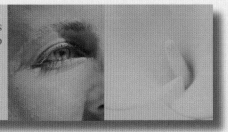

Origen

Las bacterias que hay en la cavidad bucal se reproducen y sobreviven gracias a los restos de comida que permanecen entre los dientes después de comer (sobre todo azúcares). Entre sus actividades está la de producir ácidos que poco a poco van «cavando» las piezas dentales. Además de este problema, las caries son foco de infección para otras partes del cuerpo, como las vías respiratorias, el corazón, los vasos sanguíneos...

Tratamiento

BUENA HIGIENE BUCAL
Cepíllese los dientes después de cada comida (incluso la lengua). Si no puede cepillarlos, realice enjuagues bucales con agua.

QUESO
Al final de las comidas, ya que incluye una serie de sustancias (calcio y fosfato) que representan una barrera protectora ante las caries.

SI HAY DOLOR
Eche en un vaso de agua templada media cucharada de sal y mézclela. Con ello se reducen la inflamación y el dolor.

ENTRE HORAS
Si consume bebidas con azúcar (refrescos), utilice una pajita para que los azúcares no queden entre los dientes. Si come algo, enjuáguese la boca con agua.

Prevención

Visite cada año al odontólogo. Cambie su cepillo de dientes cada mes o dos meses. Una vez a la semana, cepíllese los dientes con bicarbonato y, después de enjuagarse, frótelos con un trocito de limón (así aumentará el calcio de las piezas dentales). No use palillos para «hurgar» entre los dientes; utilice hilos de seda dental.

Caspa

Al igual que las células de la piel, las que cubren el cuero cabelludo, una vez muertas, se desprenden y se eliminan con el baño, el lavado de cabeza, etc. La caspa es un desprendimiento masivo de células muertas de la piel que rodea los folículos pilosos, el pelo.

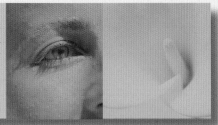

Sabía que...

en la cabeza hay aproximadamente 300.000 pelos, que crecen a un ritmo de 1 cm por mes. Cada uno de ellos es como una «historia» de lo que hemos hecho durante el último año, y sobre todo en lo referente a la alimentación. Por un cabello podemos saber si una persona ha sido envenenada, y cuándo.

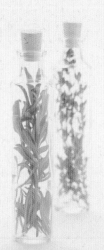

Origen

En la aparición de la caspa influyen factores como el abuso de champús, lacas, geles, espumas y el que éstos sean «fuertes»; la debilidad en la circulación sanguínea del cuero cabelludo; los lavados de cabeza con agua muy fría o muy caliente; las situaciones emocionales (ansiedad, estrés, etc.), siendo otras veces de tipo «desconocido».

Tratamiento

MENOS PRODUCTOS PARA EL CUIDADO DEL CABELLO
Reduzca en especial el uso de champús, geles, lacas, espumas...

CHAMPÚ DE ROMERO Y ORTIGAS
Utilícelo un par de veces por semana, ya que resulta un excelente tónico para el cuero cabelludo y la piel correspondiente.

MASAJE
Aproveche la aplicación de champú para masajear durante 5-10 minutos el cuero cabelludo, y con ello mejorar la circulación sanguínea y la eliminación de células muertas.

YOGUR NATURAL
Aplíquelo sobre el cabello masajeando la zona; déjelo actuar durante 15 minutos y luego, tras aclararse, lávese con un poco de champú. Repita la operación una vez al mes.

ORINA
Coja una pequeña cantidad de su propia orina a primera hora de la mañana, dejando escapar la primera parte. Dé con ella un ligero masaje en el cuero cabelludo utilizando la yema de los dedos. Deje actuar de 3 a 5 minutos y lave normalmente. Puede hacer exactamente lo mismo con jugo de cebolla.

Prevención

Dieta equilibrada (el pelo depende mucho de la alimentación); no use demasiados productos para el pelo, y, en especial, nunca aquellos que incluyen detergentes fuertes (vea las etiquetas); no se lave el pelo con mucha frecuencia y con temperaturas muy frías o muy calientes.

Cataratas

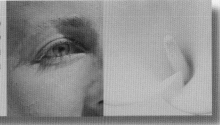

En la zona anterior del ojo tenemos una pequeña lente o «cristal» llamado cristalino. Cuando esta lente en lugar de ser transparente se va volviendo opaca u oscureciendo, hablamos de cataratas. Con ellas, la luz no alcanza la retina y la visión pierde nitidez, y, a la larga, resulta afectada por la ceguera.

Origen

Muchas veces no conocemos la causa exacta por la que el cristalino pierde su transparencia, aunque se relaciona con factores como la excesiva luz solar (ultravioleta), la recepción de muchos rayos UVA y ciertos medicamentos que favorecen una mayor sensibilidad a la luz. Actualmente, el tratamiento de esta enfermedad es quirúrgico (muchas veces sin necesidad de dormir en el hospital) y da buenos resultados. Pero hay que evitarlo...

Tratamiento y prevención

EVITE LA LUZ SOLAR
Además, utilice gafas cuando la misma le resulte molesta.

VITAMINA C, E Y BETACAROTENOS
Emplee estas sustancias, que encontrará en la naranja y en verduras de color naranja (calabaza, zanahoria...), almendras, cereales, manzana...

ORDENADOR, LUCES CERCANAS, TELEVISIÓN
Son también fuentes de excesiva luz que pueden dañar los ojos. No se exponga durante mucho tiempo a estos elementos y practique de vez en cuando «gimnasia ocular»: parpadee 20 veces seguidas a distinta velocidad.

VAPOR DE PLANTAS
Mezcle 20 g de manzanilla, 10 g de verbena y 20 g de valeriana. Vierta todo en medio litro de vino blanco y hágalo hervir. Luego, guárdelo en una botella. Cada quince días aplíquese vahos con los ojos cerrados, echando un chorrito de la mezcla en un litro de agua hirviendo.

Sabía que...

mirar al sol es una acción muy peligrosa, sobre todo después de los 50 años, porque el cristalino es entonces más débil. Si cae en este error, puede que, seis meses más tarde, le aparezca una pequeña catarata en los ojos.

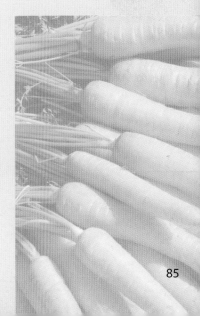

Catarro

Inflamación de la pared interna o capa mucosa que tapiza las vías aéreas, ya sea en nariz, faringe, laringe, tráquea, bronquios... Se diferencia de la gripe en que ésta afecta a otras partes del cuerpo (músculos, estómago...), y de la bronquitis en que en este caso sólo hay infección de los bronquios.

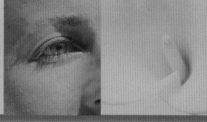

Origen

Las mucosas de las vías respiratorias se pueden inflamar como consecuencia de una irritación producida por el frío, los humos o hablar demasiado complicándose luego cuando se infectan con gérmenes externos o procedentes de la cavidad bucal y zonas próximas. La mucosa inflamada produce dolor, tos y expectoración.

Sabía que...

padecer un catarro en invierno no proporciona ningún tipo de inmunidad (cosa que sí hace la gripe). Por esta razón podemos sufrir dos, tres o más catarros en el mismo invierno, pero gripes, sólo una.

Tratamiento

AJO CRUDO
Tome un diente de ajo al día mezclado con los alimentos. Posee notables efectos para calmar la tos, matar gérmenes y reducir la inflamación.

LIMÓN Y MIEL
Exprima un limón y añádale al zumo una cucharada de miel. Vierta la mezcla en un vaso de agua caliente y bébala. Practique esto una vez al día, hasta que desaparezcan los síntomas del catarro.

INHALACIONES DE EUCALIPTO
Hierva dos litros de agua en una cazuela y añada dos cucharadas de eucalipto molido. Luego, tapado con una toalla, respire profundamente por la nariz durante 10 minutos. Proceda así dos veces por día.

TILO
Elabore infusiones con sus flores u hojas y tómelas por la mañana y la noche.

JARABE DE CEBOLLA Y MIEL
Trocee una cebolla grande o dos medianas, póngalas en un bol y añada de ocho a diez cucharadas de miel de tomillo, romero o mil flores. Mantenga macerando el preparado 12 horas, filtre y tome una cucharada del mismo cada dos horas. Deben abstenerse los diabéticos.

Prevención

Protéjase del frío y de los ambientes contaminados; no mantenga en casa aire muy seco; respire siempre por la nariz para limpiar el aire de agentes irritantes; consuma con frecuencia naranjas, albaricoques, melocotones o patatas cocidas, ya que tienen mucha vitamina C, que protege las mucosas.

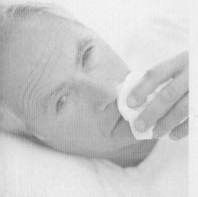

Cera en los oídos

TÉRMINOS SIMILARES: *cerumen, ceruminosis*

Producción excesiva de grasa o cera en el conducto auditivo externo del oído, que puede llegar a obstruir el conducto y dificultar la audición.

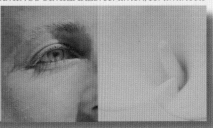

Origen

El conducto auditivo externo del oído está cubierto por una piel muy similar a la de la cara, contando con pelos y glándulas secretoras que producen grasa o sustancias similares del tipo cera. Esta producción masiva puede tener causas genéticas (hereditarias), de infecciones del conducto, y de agentes irritantes externos, siendo en otras ocasiones de causa desconocida. De no tratarse este proceso, además de perderse audición pueden reiterarse las otitis (infecciones del oído) y favorecerse el vértigo.

Tratamiento

CEBOLLA
En particular el zumo de cebolla, que puede obtenerse sacando el centro de aquélla, picándolo, introduciéndolo todo en una gasa y exprimiéndolo después sobre una cuchara. Aplique las gotas sobre el oído. Además de aliviar molestias, reblandece la cera.

ACEITE DE OLIVA, GLICERINA O BICARBONATO
Unas gotas o unos polvitos de ellos, según el caso, ayudan a liberarse del cerumen.

NUNCA
No intente sacar la cera forzándola con bastoncillos de algodón u objetos similares, ya que corre el riesgo de introducirla hacia dentro e, incluso, dañar el tímpano.

AGUA TEMPLADA
Aplíquela sobre el conducto auditivo externo en forma de chorro no muy intenso con la ayuda de una pera.

MANZANILLA Y ACEITE DE OLIVA
Macere manzanilla en aceite de oliva durante tres días; obtendrá un aceite del cual aplicará tres gotas en cada oído.

Prevención

Constante higiene del conducto auditivo externo, al igual que de cualquier otra parte del cuerpo; en particular, límpielo bien tras la ducha o el baño, para lo cual sí puede utilizar bastoncillos con punta de algodón. Acentúe la higiene tras el uso de la piscina y cualquier otra actividad física.

Sabía que...
la cera producida en los conductos auditivos externos de los oídos representa un mecanismo de defensa para «capturar» polvo y otras sustancias que puedan entrar en él (como sucede con el moco en las fosas nasales). Por esa razón hay que eliminarla con frecuencia y así quitar también las sustancias acumuladas.

Chichones

Los chichones son pequeños bultos blandos que aparecen debajo del cuero cabelludo después de un golpe en la cabeza y que almacenan sangre.

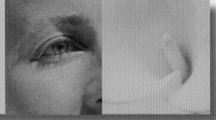

Origen

En el fondo, los chichones suponen roturas de pequeños vasos sanguíneos, principalmente venas, que discurren entre el cuero cabelludo y los huesos del cráneo. Al romperse, sale la sangre y forma el «bulto» característico. Su origen es siempre traumático, consecuencia de un golpe. Por lo general no muestran complicaciones, salvo si son grandes, pudiendo la sangre extenderse incluso por los párpados.

Sabía que...

la sangre que se acumula en los chichones es reabsorbida por el propio organismo en 5-6 días.

Tratamiento y prevención

MONEDAS Y COMPRESAS CON ÁRNICA
Son remedios eficaces cuando se aplican sobre la zona golpeada inmediatamente después de producirse el traumatismo.

PRESIÓN Y FRÍO
Nada más producirse el golpe, debe presionar con la mano la zona afectada para que la sangre «no salga». Luego coloque sobre ella hielo, agua fría o algo similar (así, los vasos sanguíneos se cierran).

MIEL
Cuando el chichón ya ha salido, puede reducirlo aplicando un poco de miel sobre él, dejándola actuar durante 15-20 minutos.

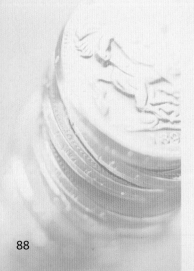

Ciática

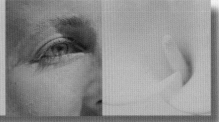

Enfermedad en la que se ha lesionado o irritado el nervio ciático, que se extiende desde las vértebras lumbares hasta el talón del pie por la parte posterior del muslo y la pierna. Esta situación produce dolor, hormigueos, pérdida de fuerza, etc., en todo o en parte del recorrido de este nervio.

Origen

Dado que el nervio ciático atraviesa las vértebras lumbares y sacras en el inicio de su recorrido, son los problemas vertebrales (artrosis, aplastamiento vertebral, hernia discal) las causas más frecuentes de la ciática, aunque ésta también puede deberse a contracturas de los músculos cercanos, a neuritis o a inflamación del nervio.

Tratamiento

REPOSO
Al menos, limitación de los movimientos y no levantar pesos.

AGUA CALIENTE-FRÍA
Aplique sobre la región lumbar compresas con agua caliente (2 minutos) y luego con agua fría (30 segundos). Repita el ciclo seis veces.

CALOR SECO
Aplique en la parte baja de la espalda una bolsa de agua caliente hasta que ésta se enfríe.

REFLEXOTERAPIA
Con dos dedos, presione y haga pequeños círculos sobre la zona media e interna de la planta del pie correspondiente a la pierna dolorida.

MUÉRDAGO
Sus infusiones, una al día, alivian las molestias de la ciática.

HARPAGOCITO Y SAUCE
Tome una infusión de harpagocito y sauce al día mientras haya molestias.

MASAJE CON ACEITE DE OLIVA
En la parte baja de la espalda, realizando primero suaves movimientos circulares y, después, maniobras de amasado (como amasar el pan).

Prevención

Duerma en un colchón duro, nunca blando, para que la columna vertebral no se doble e irrite el nervio; procure no utilizar ropa que apriete la cintura (cinturones, gomas en las faldas); siéntese con la espalda recta; practique diariamente ejercicios de estiramientos (véase el capítulo de actividad física).

Sabía que...
el dolor de la ciática es tan variable que oscila desde pesadez hasta semejar una «puñalada», pasando por calambres.

Cicatrices

Las cicatrices representan «reparaciones» de la piel y de los tejidos situados por debajo de ella, realizadas no con las células de esa zona sino con tejido conjuntivo como el que existe en ligamentos, tendones, etcétera.

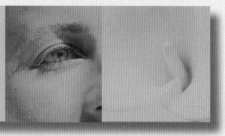

Origen

Cuando se producen heridas en la superficie del cuerpo, e incluso en órganos internos, si los bordes de la herida no se aproximan o unen bien, se forma un «hueco» que hay que «tapar»; para ello, el organismo utiliza el tejido conjuntivo. Las cicatrices, además de tener un aspecto diferente al resto de la piel, producen pérdida de movilidad en la zona afectada y, a veces, desplazamientos y adherencias o uniones entre regiones próximas (por ejemplo, de la base de un dedo con el otro). Cuando la cicatriz está formada o es antigua, sólo se la puede tratar con cirugía. Sin embargo, se puede evitar su aparición después de una herida.

Tratamiento

NUNCA ARRANCARSE LAS POSTILLAS O COSTRAS DE UNA HERIDA
Con ello se alarga el período de curación e incluso la extensión de la herida.

EVITE LA INFECCIÓN
Las heridas infectadas tienen muchos riesgos de producir cicatrices. La herida, sobre todo cuando está húmeda (los primeros días), debe mantenerse tapada y tiene que ser limpiada con agua oxigenada u otros antisépticos.

VITAMINA C
Tome abundantes zumos o frutas ricos en vitamina C (naranjas) para favorecer la recuperación de la piel y evitar las cicatrices.

MANZANILLA
Es un buen calmante y antiinflamatorio. Cuando la herida esté cicatrizando aplique dos veces al día una compresa empapada en una infusión de manzanilla. Debe aplicarla fría y sin presionar. Déjela actuar 15 minutos.

Prevención

ZANAHORIA: si aplica de vez en cuando sobre una cicatriz una gasa empapada con zumo de zanahoria ayudará a regenerar parte de ese tejido, y la elasticidad aumentará de forma considerable, favoreciendo el movimiento.

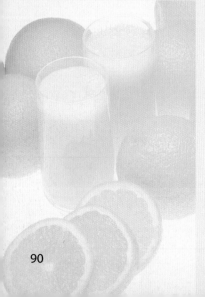

Circulación de la sangre

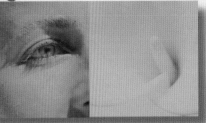

Gracias al sistema circulatorio y al transporte de sangre por todo el organismo nuestras células, y en general nuestro cuerpo, se alimentan y pueden realizar cualquier tipo de función.

Origen

El deterioro del sistema circulatorio no es fruto, principalmente, del paso de los años, sino de los malos hábitos o malos cuidados que le proporcionamos: alimentación desequilibrada, sedentarismo, falta de actividad física, obesidad y sobrepeso, tabaco, alcohol, etc. De esta manera surgen enfermedades como el infarto y la angina de pecho, las trombosis cerebrales, la falta de riego en las piernas...

Tratamiento y prevención

DIETA SANA
A base de frutas, verduras, legumbres, cereales, aceite de oliva; y poca carne, pocas frituras, pocos embutidos...

CUIDADO CON LAS POSTURAS
No esté mucho tiempo de pie sin andar, arrodíllese lo menos posible, no se siente horas y horas, evite cruzar las piernas una sobre otra.

DORMIR
Con las piernas ligeramente elevadas para favorecer el retorno venoso.

CASTAÑAS
Cocidas y tomadas como postre en período invernal (estimulan el riego sanguíneo cerebral).

BAILAR
Es una de las mejores actividades para activar el sistema circulatorio, así como andar, nadar, jugar al golf, a los bolos, a la petanca, hacer gimnasia...

CUIDADO CON LA TEMPERATURA
Evite exponer el cuerpo (en el baño, la ducha, la sauna, al salir a la calle) a temperaturas muy frías o muy calientes.

Sabía que...
el cuerpo humano adulto tiene 4 o 5 litros de sangre y tardan 5 minutos en dar «una vuelta» por todo el organismo.

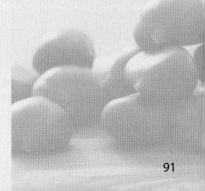

Cirrosis hepática

Enfermedad que se desarrolla lentamente en el hígado y que favorece la formación continua de pequeñas cicatrices en su interior hasta que, pasado un tiempo, la mayor parte del hígado es una «gran cicatriz».

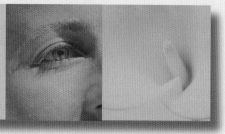

Sabía que...

más del 50% de las cirrosis no tienen relación alguna con el consumo de alcohol; es más, muchas veces no se llega a conocer su verdadera causa.

Origen

Infecciones anteriores (hepatitis), agresiones de agentes tóxicos (alcohol), hacen que las células del hígado (hepatocitos) mueran y su espacio sea sustituido por una cicatriz, perdiendo esa zona las funciones que venía realizando (depurar la sangre, elaborar proteínas y vitaminas, formar elementos defensivos).

Tratamiento

PROTEGER EL HÍGADO DE AGENTES TÓXICOS
Como bebidas alcohólicas de cualquier tipo, café, té.

EVITAR EL ESTRÉS
Hay que asegurar las horas de sueño nocturnas (8) y una pequeña siesta después de comer.

ALIMENTACIÓN
Basada en alimentos de fácil asimilación (y ricos en fibra), evitando la grasa animal, las especias y las frituras; coma carne y pescado cocido en pequeñas cantidades.

ZUMO DE ALMENDRAS O NUECES
Coja treinta almendras o diez nueces y déjelas en remojo durante una noche. Por la mañana quíteles la piel, añádales un cuarto de litro de agua y bátalo todo. Cuélelo y guárdelo en una botella. Beba medio vaso un par de veces al día durante tres o cuatro días. Repita la operación cada dos o tres meses.

Prevención

No abuse del consumo de bebidas alcohólicas; en caso de sufrir hepatitis, siga estrictamente el tratamiento para evitar complicaciones posteriores.

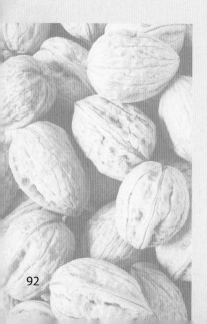

Cistitis

Es una inflamación, por lo general aguda, de la vejiga urinaria, más frecuente en las mujeres que en los hombres.

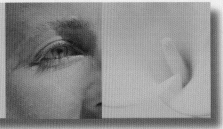

Origen

Casi siempre son de tipo infeccioso. Los gérmenes que se encuentran alrededor del ano y de la vagina ascienden por la uretra (más corta en la mujer que en el hombre) hacia la vejiga urinaria, y proliferan desarrollando la infección. Los síntomas más frecuentes son dolor y escozor al orinar (disuria), y orinar muchas veces, pero poca cantidad en cada ocasión. A veces hay fiebre.

Tratamiento

INFUSIÓN DE ABEDUL
Elabórela con hojas secas y consúmala tres veces al día mientras duran los síntomas.

AYUNO Y DIETA
Ayunar (un día) y hacer dieta cruda a base de frutas, verduras y hortalizas. Nada de carne, huevos y cítricos.

BAÑOS DE ASIENTO
Siéntese durante 2-3 minutos en el bidé lleno de agua templada y luego cambie ésta por fría. Siéntese de nuevo durante 30 segundos, y otra vez agua caliente (2-3 minutos). Practique la operación una vez al día. Mejora la circulación sanguínea de la zona y alivia el dolor y el escozor.

Prevención

Mantenga una buena higiene de la región genital; beba mucha agua; consuma más fibra con la comida; no utilice ropa ajustada; que las ropas que protegen la región genital sean de algodón; si padece cistitis con cierta frecuencia, tome de vez en cuando caldo de cebolla (corte la cebolla en cuatro o seis trozos, cuézala hasta que el agua que en principio los cubre disminuya hasta la mitad, deje reposar 8 horas y beba el resultado en ayunas después de colarlo.

Sabía que...

hay que curar por completo cualquier tipo de cistitis, ya que de lo contrario podemos favorecer una infección en los elementos superiores de las vías urinarias: uréteres, pelvis renal o riñón.

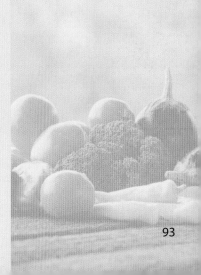

Colesterol

Es un tipo de grasa imprescindible para el organismo, ya que gracias a él, entre otras cosas, pueden formarse las membranas que protegen nuestras células, y se sintetizan hormonas y otros elementos fundamentales.

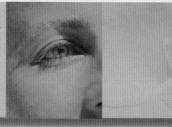

Origen

El colesterol se obtiene fundamentalmente a partir de los alimentos que consumimos; es transportado en la sangre por medio de unas proteínas especiales llamadas VLDL, LDL y HDL hasta que alcanzan todas las células del organismo. Lo malo es que cuando sobra porque consumimos muchos elementos con colesterol, éste puede acumularse en las paredes de las arterias (arteriosclerosis), debajo de la piel (capa grasa, michelines), vesícula biliar (piedras o cálculos), etc. Si tiene el colesterol elevado en la sangre...

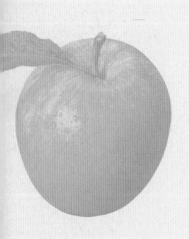

Sabía que...
las cifras normales de colesterol en la sangre oscilan entre 150 y 220 mg por cada 100 ml de sangre, lo que equivale, en toda la sangre, a 6-9 g de colesterol total.

Tratamiento

CEBOLLA O AJO
Acompañando a las comidas durante varias semanas.

MANZANAS Y ZANAHORIAS
Tienen en su composición una fibra denominada pectina que facilita la reducción del colesterol en la sangre.

ZARZAPARRILLA
Infusiones procedentes de la cocción de las raíces de esta planta.

INFUSIONES DE ROMERO
Realizadas con las hojas y flores de esta planta y tomadas durante unas semanas (dos a tres).

SALVADO DE AVENA
Tome todos los días una cucharada de salvado de avena en el desayuno, la comida y la cena.

ALPISTE
Cueza alpiste y tome el agua de la cocción, pudiendo añadir medio limón para acelerar su efecto. Lo mismo se puede realizar con una berenjena.

Prevención

DIETA EQUILIBRADA: con mayor presencia de frutas, verduras, hortalizas, zumos (sobre todo nueces, salvado de avena, vegetales con piel, pescado blanco o azul) y menor de grasa animal y frituras (evite alimentos como embutidos, bollería, yema de huevo); si toma leche desnatada para evitar la grasa, recuerde que este tipo de leche no tiene vitaminas; realice con regularidad una actividad física.

Cólico biliar

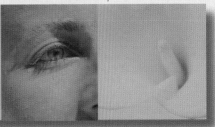

Es un proceso agudo con presencia de un fuerte dolor que se manifiesta en la parte derecha del abdomen (zona del hígado y vesícula biliar) y que puede transmitirse también a la espalda.

Origen

Piedras o arenilla, por lo general de colesterol y jugos biliares, obstruyen la salida de la vesícula biliar o de los conductos que llevan la bilis hasta el intestino (cístico y colédoco). Al acumularse los jugos por detrás de la piedra, hinchan e irritan las paredes de la vesícula produciendo el dolor intenso que «va y viene». Puede ir acompañado de náuseas y vómitos.

Tratamiento

PAÑOS CALIENTES Y HÚMEDOS
Aplicados sobre la zona dolorosa (el calor reduce las contracciones musculares y disminuye el dolor).

INFUSIONES
Calientes de manzanilla o menta (relajan los músculos de la vesícula y sus conductos).

NO COMA
No tome ningún tipo de alimento para que la vesícula no tenga que trabajar y sus músculos deban contraerse más y más...

Prevención

Tome una cucharada de aceite en ayunas, mezclado con el zumo de medio limón. Después del «ataque», mantenga ayuno durante dos a tres días, tomando sólo zumos de frutas y hortalizas (zanahorias, apio, rábanos, cítricos). Hay que comer menos grasa animal (en particular frituras, salsas, mantequilla, margarina) y productos refinados; utilice más fibra, aceite de oliva y, de vez en cuando, zumo de limón. Controle el peso, evite el alcohol y distribuya las comidas en cinco o seis a lo largo del día.

Sabía que...
el dolor del cólico biliar puede durar unos minutos o varios días. Por eso hay que tratar el problema, aun sin tener ya dolores, durante varias semanas.

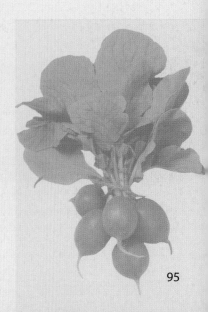

Cólico nefrítico

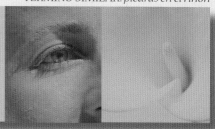

Al igual que en el caso del cólico biliar, el cólico nefrítico se caracteriza por la aparición brusca de un dolor intenso, como una «puñalada» que va y viene, distribuyéndose a los lados de la columna vertebral lumbar, en la espalda, y dirigiéndose hacia abajo, a la región genital.

Sabía que...

con frecuencia el dolor del cólico nefrítico se manifiesta en la zona del estómago o en la espalda, lo que puede inducir a confusión con otras enfermedades. Para diferenciarlo, recuerde que este dolor es intenso y «va y viene».

Origen

La presencia de piedras o arenilla (de bicarbonatos, calcio, oxalatos) en riñón, pelvis renal o uréter obstaculiza la salida normal de la orina por lo que ésta se acumula hacia arriba obligando a que los músculos de esa zona tengan que contraerse con fuerza produciendo el dolor.

Tratamiento

BAÑO CON AGUA CALIENTE
Se sumergirá el paciente para que el calor le relaje los músculos y le alivie el dolor.

COMPRESAS CALIENTES
Colocadas en la espalda, encima de los riñones; cámbielas antes de que se enfríen.

DISUELVA LA PIEDRA
Tomar entre 2 y 3 litros de agua al día junto con INFUSIONES de tila o cola de caballo.

AYUNO Y DIETA LÍQUIDA
o semilíquida.

Prevención

Con el fin de que no se formen nuevos cálculos, hay que saber la composición de las piedras y evitar los alimentos que las incluyan. En general conviene reducir los productos lácteos y los cárnicos, el pescado azul, las setas, los embutidos... Beba mucha agua. Evite el café, té, especias picantes, chocolates, salazones, productos ahumados y bebidas alcohólicas. Para las personas que han tenido cólicos resulta asimismo muy eficaz el consumo de infusión de parietaria nueve días en cada estación.

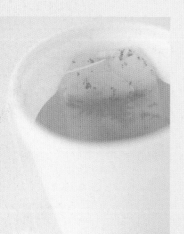

Colitis

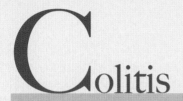

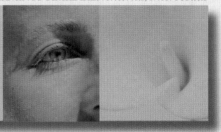

Inflamación de la parte final del intestino, el grueso o colon, que produce dolor a modo de «retortijones» en la región abdominal, además de diarrea.

Origen

Debemos buscar el origen de la inflamación o irritación del intestino grueso en una mala alimentación con exceso de productos irritantes (salsas, especias, picantes), estados de tensión nerviosa, alimentos contaminados con sustancias químicas y/o con gérmenes, exceso de té o café. Además del dolor suele producirse diarrea con grandes secreciones de moco.

Tratamiento

AYUNO O DIETA LÍQUIDA
Mientras exista la diarrea.

LIMONADA ALCALINA
En un litro de agua añada el zumo de tres limones, dos cucharadas de azúcar, una de bicarbonato y media de sal. Mezcle todo y beba cuanto quiera.

AGUA DE ARROZ
Hierva 30 g de arroz integral en un litro de agua. Deje reposar media hora, y cuele y vierta el líquido en un litro de agua con una cucharada de sal. Tómelo a lo largo del día.

Prevención

Cuide el consumo de especias, picantes, café, té. Coma de forma regular y en las mismas horas; distribuya la comida a lo largo del día sin concentrarla en una o dos ingestas.

Sabía que...

muchas colitis se encuentran relacionadas con el estado emocional del paciente, y en particular con estados de ansiedad, depresión, irritabilidad, cólera o estrés.

Colon irritable

TÉRMINOS SIMILARES: *colon espástico, colitis mucosa*

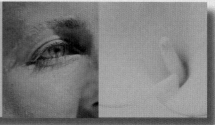

Irritación del intestino, sobre todo del grueso (colon), que se manifiesta con dolor abdominal, estreñimiento o diarrea, flatulencia (gases) y digestiones pesadas.

Origen

Este proceso suele estar relacionado con el estado anímico o emocional del individuo y se ve favorecido por estrés, irritabilidad, nerviosismo, depresión y ansiedad. Evoluciona en forma de brotes estrechamente relacionados con el estado emocional de la persona.

Sabía que...
esta enfermedad es mucho más frecuente en las mujeres que en los hombres, por diversas consideraciones de tipo genético.

Tratamiento

AVERIGUAR
Buscar la causa (conflicto psicológico) y tratarla.

EN CASO DE DIARREAS
Siga los consejos descritos en el apartado de colitis.

SI HAY ESTREÑIMIENTO
Tome cada día una cucharadita de melaza o bien el jugo resultante de cocer cinco ciruelas pasas (también puede comerlas, pero a ser posible por la noche).

NO TOMAR NADA CRUDO
Si desea tomar ensalada, será hervida; y si quiere fruta, en compota.

INFUSIONES
Tome infusiones de escaramujo, de canela y de rabos de cereza.

Prevención

Evite el estrés y los conflictos emocionales, y desarrolle una dieta sana y equilibrada.

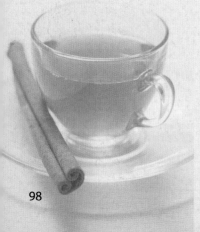

Congelaciones

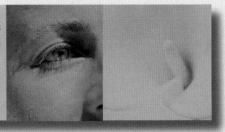

Por efecto de las bajas temperaturas, el agua de los tejidos orgánicos forma cristales y la piel se vuelve dura y oscura (la sangre no circula bien).

Origen

Las congelaciones son el efecto directo de la exposición de los tejidos orgánicos a las bajas temperaturas. Por lo general, son acompañadas de frío, adormecimiento, dolor y dureza en la zona afectada. Requieren atención médica urgente, pero mientras tanto...

Tratamiento

NUNCA USAR CALOR DIRECTO SOBRE LA ZONA LESIONADA
No frote directamente la piel, ya que puede provocar grietas o roturas en la piel congelada.

MANTENGA CALIENTE AL ENFERMO
Además, dé de beber, a sorbos, bebidas calientes. Nada de alcohol, ya que a la larga disminuye la temperatura. Puede aplicar paños calientes húmedos sobre las lesiones.

SI LA LESIÓN NO ES MUY EXTENSA
Se puede cubrir con cebolla o pepino cortados en rodajas.

Prevención

Evite la exposición al frío, sobre todo de las partes más pequeñas del cuerpo, y al aire (manos, orejas, pies, nariz). Cuidado con el viento: en días de frío la temperatura baja mucho más de lo que parece. Utilice calzado que abrigue bien e impermeabilice.

Sabía que...

las personas de edad avanzada, aquellas que habitualmente se mueven poco y las que padecen diabetes o anemia son más propensas a las lesiones por congelación.

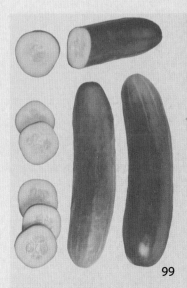

Congestión nasal

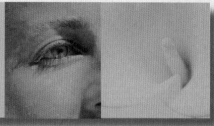

Irritación de las fosas nasales con producción masiva de secreción mucosa que tapona y obstruye toda la nariz.

Origen

Por causas de tipo infeccioso (virus) o agentes irritantes (humo, gases fuertes, frío, etc.), las numerosas venas de pequeño tamaño que hay en las fosas nasales se dilatan y, con ello, liberan grandes cantidades de líquido que aumentan la producción de moco.

Tratamiento

SAL
Hierva un vaso de agua y añada media cucharadita de sal. Luego moje en el líquido la punta de una gasa, aplíquela en una de las fosas nasales y después en la otra, respirando con fuerza.

AJO
Triture un diente de ajo y envuélvalo con una gasa. Luego, aproxímela a la nariz y respire profundamente durante 8-10 minutos.

HIELO
Llene un plato pequeño con cubitos de hielo e introduzca en él la nariz respirando con fuerza. Repita la operación hasta que note que las fosas nasales se encuentran despejadas.

Prevención

Protéjase debidamente del frío; respire por la nariz; evite los ambientes contaminados.

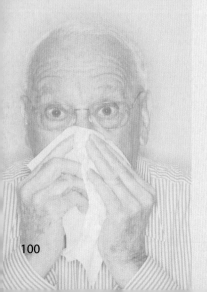

Conjuntivitis

Proceso inflamatorio de carácter agudo o crónico que afecta a la membrana conjuntiva que cubre por dentro los párpados, generando abundantes secreciones, hinchazón de párpados y, a veces, picor.

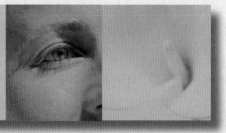

Origen

Casi siempre es la reacción a la llegada, a esta zona, de bacterias o virus; o representa una respuesta alérgica. Si se trata de bacterias, las secreciones suelen ser purulentas (amarillentas), no hay picor y los párpados están ligeramente hinchados. Si la causa son virus o reacciones alérgicas, las secreciones o lagrimeo son claros, con poca hinchazón de párpados y mucho picor si se trata de alergias.

Tratamiento

BAÑOS DE OJOS

Baños con agua ligeramente salada; o bien aplicación de compresas con agua fría para reducir la inflamación. También, lave con infusión de eufrasia y aciano.

MANZANILLA

Utilice sus infusiones para, a temperatura templada y con una gasa o compresa, aplicarlas sobre los ojos tres veces al día.

HINOJO

Utilice las infusiones de esta planta del mismo modo que en el caso de la manzanilla, seguido de compresas frías.

Prevención

Evite la sequedad de los ojos si utiliza el ordenador; y protéjase de los ambientes secos y los trabajos de precisión con el uso de gafas u otros elementos protectores; no fuerce la vista; evite el estreñimiento y una mala graduación de las gafas; ilumine bien los locales donde realice alguna actividad.

Sabía que...

en la mayor parte de los casos de conjuntivitis la visión, la imagen que se forma en el ojo, es normal y no se encuentra alterada. Este dato la diferencia de otros problemas oculares.

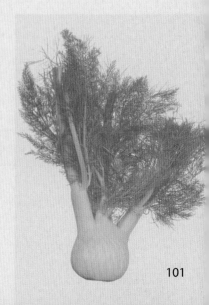

Contusiones

Las contusiones representan golpes que se producen sobre cualquier zona del organismo, sin la producción de heridas o cortes en la piel.

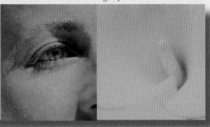

Sabía que...

hay tres tipos de contusiones: primer grado, cuando sólo hay dolor; segundo grado, cuando hay sangre (hematoma); y tercer grado, cuando parte de los tejidos afectados se mueren (hematoma con desprendimiento de costras días más tarde).

Origen

Siempre hay un traumatismo o golpe previo contra la mesa, la silla, accidente de tráfico, caídas, etc. Por lo general quedan afectadas las partes externas del cuerpo (articulaciones que se hinchan, hematomas en la piel), aunque en algunos casos graves pueden generarse lesiones de órganos internos (riñón, estómago...). Síntomas: hinchazón de la zona, dolor y, a veces, hematomas, con pérdida de movimiento por el dolor.

Tratamiento

APLICAR FRÍO
Lo primero que debe hacer es aplicar hielo o compresas de agua fría para evitar que se produzca la inflamación, calmar el dolor y cerrar las pequeñas venas que podrían haberse roto.

VENDAJE
Coloque alrededor de la zona contusionada una venda para evitar la hinchazón.

REPOSO
Dejar descansar la zona afectada durante dos o tres días para que no se irrite.

PEREJIL
Realice emplastos con perejil y aplíquelos una vez al día mientras observe hinchazón o dolor.

Prevención

EVITE LOS GOLPES: en la casa no distribuya muchos muebles u otros objetos por las zonas «de paso» (pasillos, vestíbulo); cuide una adecuada graduación de las gafas; en la calle, cuidado con las aceras, y precaución en los días lluviosos, heladas o nieve; practique una actividad física con prudencia.

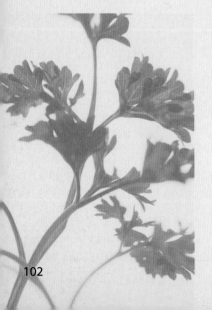

Corazón

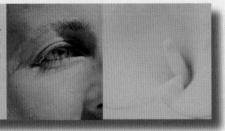

El corazón es el motor del sistema circulatorio y por lo tanto responsable, junto con las arterias y las venas, de que la sangre y los elementos que ésta contiene (oxigeno, nutrientes, células defensivas, anticuerpos) puedan llegar constantemente a cualquier parte del organismo.

Origen

Las enfermedades del corazón, y también de los vasos sanguíneos, se observan en nuestros días más que en épocas anteriores, sobre todo por las agresiones de una mala alimentación, nerviosismo y estrés, hábitos nocivos como el tabaco o el alcohol, enfermedades previas como diabetes o hipertensión arterial, etcétera.

Tratamiento y prevención

ESPINO BLANCO
Elabore infusiones con las hojas y flores de esta planta y consúmalas una vez por semana. Fortalece el corazón, mejora el rendimiento de la circulación coronaria y regula la tensión arterial y el ritmo cardíaco.

MIEL
De vez en cuando tome en el desayuno (con la leche o las tostadas) una cucharada de miel.

EJERCICIO FÍSICO REGULAR
Todos los días hay que poner un poco de ejercicio en nuestra vida (pasear, nadar, correr, hacer gimnasia...) (véase el capítulo relativo al ejercicio y la salud).

HÁBITOS
No pase muchas horas de pie, sentado o de rodillas, controle la obesidad o el sobrepeso y elimine de la comida las grasas de origen animal y las frituras.

Sabía que...

cada hora el corazón se contrae casi 4.000 veces. En un año de vida lo hace 35 millones de veces. Con un poco de actividad física podemos ahorrarle casi un millón de contracciones al año.

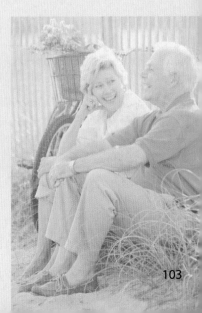

Cortes

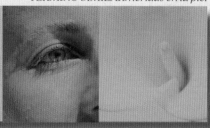

Lesiones que se producen en la piel y tejidos cercanos con separación o discontinuidad en la superficie.

Origen

Los golpes con objetos punzantes y cortantes suelen ser su causa más frecuente (piedras, metales, arma blanca, esquinas de muebles). Los cortes suelen romper pequeños vasos sanguíneos que facilitan la salida de sangre (hemorragia) y favorecen la entrada de gérmenes hacia los tejidos heridos, con gran riesgo de infección.

Sabía que...
cada corte representa la vía de entrada al organismo de varios miles de gérmenes por centímetro de herida.

Tratamiento

LIMPIAR EL CORTE O HERIDA
Utilizar «chorros» de agua oxigenada, o simplemente agua limpia.

RETIRAR LOS OBJETOS EXTRAÑOS
Eliminar los objetos extraños (piedrecitas, etc.) que puedan haberse incrustado.

HEMORRAGIA
Si hay pérdida de sangre, presione sobre los bordes durante unos minutos hasta que deje de fluir.

PARA REDUCIR LA INFECCIÓN
Aplique un poco de aceite de eucalipto o de lavanda todos los días. Si el corte es pequeño, conseguirá los mismos efectos con un poco de bicarbonato sódico.

CUBRIR LA HERIDA
Utilice una compresa y un vendaje. Renueve el vendaje cada día. Si el corte es pequeño, puede dejarlo al descubierto evitando rozaduras (sobre todo de las ropas).

SEPARACIÓN DE BORDES
Para evitar riesgos de cicatrices si los bordes se encuentran separados, únalos con pequeñas tiras de esparadrapo (2 mm de ancho y 3 cm de largo) dispuestas atravesando el corte y paralelas entre sí.

Prevención

Evite la presencia de abundante mobiliario en las zonas «de paso» de la casa; protéjase las manos al utilizar cuchillos y otros materiales de cocina.

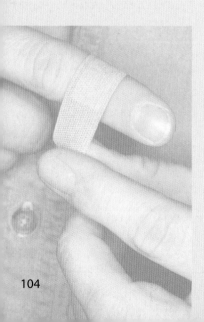

Demencia senil

Es un proceso degenerativo del sistema nervioso (sobre todo del cerebro, cerebelo, tronco cerebral), que poco a poco pierde sus células y sus funciones.

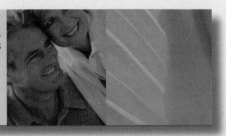

Origen

Hay muchas causas que pueden favorecer la demencia senil, aunque algunas de ellas todavía son desconocidas. Una mala vascularización o llegada de sangre al cerebro es una de sus principales causas, así como lesiones previas del tipo traumatismos cerebrales, alcoholismo, infecciones. En cualquier caso, siempre hay una progresiva pérdida de las funciones (motoras, de conducta y de relación con los demás, memoria, aprendizaje), como si el paciente «volviera poco a poco a la infancia».

No disponemos de un tratamiento curativo, pero sí de medidas preventivas que dificultan su aparición.

Prevención

ALIMENTACIÓN ADECUADA
Abundancia de frutas, verduras, hortalizas, cereales, zumos...

EJERCICIO CON REGULARIDAD
Realizarlo casi a diario, en función de sus gustos y posibilidades (pasear, nadar, bailar, hacer gimnasia, senderismo, jugar a los bolos, ir a la montaña).

GERMEN DE TRIGO
Contiene una sustancia llamada octaconasol que protege las neuronas para que no se «oxiden» y degeneren.

MAGNESIO, SELENIO Y FÓSFORO
Protegen las células del sistema nervioso (neuronas); se los puede encontrar en nueces, castañas, cereales y legumbres.

GIMNASIA CEREBRAL
Lea todos los días una página (de periódico, libro, etc.), realice pequeñas operaciones matemáticas, aprenda de memoria algún número de teléfono, direcciones, etcétera.

Sabía que...
en España hay cerca e 500.000 personas con demencia senil, de las cuales el 80% sufre un tipo especial de demencia que se inicia hacia los 50 años, conocida como la enfermedad de Alzheimer.

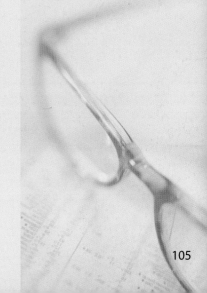

Dentadura postiza

Piezas dentales aisladas o en grupo (pudiendo completar toda una arcada dentaria), que sustituyen de forma artificial las piezas naturales.

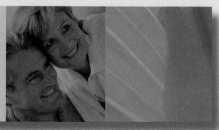

Sabía que...

las encías y la propia cavidad bucal cambian de formas y dimensiones con el paso de los meses. Por esta razón hay que revisar la dentadura postiza cada seis meses como mínimo. Cualquier holgura o presión será fuente de lesiones, heridas e infecciones.

Origen

TIPOS Y PROBLEMAS: las piezas dentales artificiales pueden ser de varios tipos: implantes (unidas al hueso con tornillos), puentes (dos o más piezas unidas que de forma fija ocupan un sector de la dentadura), dentadura postiza (parcial o completa en toda la arcada dentaria, que puede quitarse a discreción). Cualquiera de ellas exige una buena adaptación para evitar complicaciones (encías inflamadas, exceso de saliva, masticación difícil, etc.). Evitemos las lesiones de una dentadura recién estrenada.

Tratamiento y prevención

NO A LOS ALIMENTOS CRUDOS
Durante las dos a tres primeras semanas de uso evite los alimentos crudos, duros o pastosos. Consúmalos blandos o cocidos.

MASAJEAR LAS ENCÍAS
Todos los días, por la noche y para favorecer la llegada de sangre a las encías y reducir las molestias e incluso el dolor, masajéelas con la yema de los dedos.

LEER EN VOZ ALTA
Facilita que las piezas nuevas se adapten bien a la encía y no produzcan alteraciones al hablar.

LIMPIEZA
Limpie la dentadura postiza todas las noches con un cepillo blando y un poco de jabón de tocador. Al final, enjuáguela muy bien.

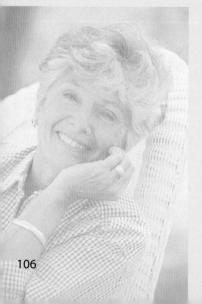

Depresión

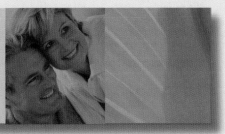

Alteración del estado anímico o emocional en el que «todo se ve negro», no se tiene ilusión por nada y no hay ganas de hacer cosas.

Origen

En unas ocasiones la depresión responde a una causa externa: una pérdida reciente (de un ser querido, del trabajo, de la hipoteca del piso); pero en otras puede manifestarse sin causa aparente y por alteraciones del cerebro (depresión endógena). Los síntomas suelen ser pérdida del apetito, insomnio, falta de fuerzas, lentitud en los movimientos y en el lenguaje...

Tratamiento

ESPINO BLANCO
Tome una infusión al día de esta planta para aumentar el estado general.

CASTAÑAS, PLÁTANOS Y LEVADURA DE CERVEZA
Contienen sustancias (triptófano) que facilitan la actividad del «cerebro emocional». Las castañas, cocidas.

BETÓNICA Y ALBAHACA
Elabore infusiones con estas plantas secas y tómelas dos veces al día.

JUGO DE HINOJO
Frótese frente, cara y pecho con jugo de hinojo dos veces al día.

ACEITE DE SÁNDALO
Prepárese dos baños a la semana y añádales cuatro o cinco gotas de sándalo.

HIERBA DE SAN JUAN (hipérico)
En cápsulas o en comprimidos es más efectivo que la planta, por ser más concentrada.

Prevención

Tome, casi a diario, castañas (cocidas), plátano o nueces (según la época del año) para favorecer la actividad del «cerebro emocional»; procure tener una mayor comunicación con los demás y vida social; controle los medicamentos que consuma e infórmese sobre ellos, ya que hay muchos que favorecen la depresión o los estados depresivos (sedantes, antihipertensivos, antiarrítmicos...).

Sabía que...

más de la mitad de las personas mayores sufren algún tipo de depresión o estado depresivo a lo largo de cada año, especialmente como consecuencia de factores externos (pérdida de un ser querido, falta de cariño, ausencia de compañía, etc.).
Por esta razón es importante tener en cuenta las medidas preventivas que le ofrecemos.

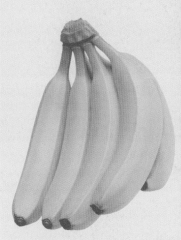

Dermatitis

Inflamaciones superficiales de la piel que pueden presentar vesiculas (ampollitas), rojeces, secreciones de líquidos, escamas y picores.

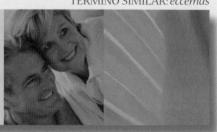

Sabía que...

la aparición, cada día con mayor frecuencia, de nuevos productos que acompañan a ropa, bisutería, limpieza doméstica, alimentos, etc., hace que el equilibrio del sistema inmunitario se debilite facilitando la aparición de dermatitis.

Origen

Las causas más frecuentes son el contacto con productos más o menos tóxicos (detergentes, metales, cosméticos, exceso de luz...) o motivos de tipo alérgico (en personas que tienen una historia previa de alergias al polen o al polvo).

Tratamiento

CREMA DE FLOR DE SAÚCO
Aplicada dos veces al día tiene notables efectos antiinflamatorios.

LECHE
Alivia el picor cuando se aplica fría con una compresa sobre la zona irritada, tres veces al día.

CREMA DE MALVAVISCO U OLMO ROJO
Cualesquiera de ellas aplicada dos veces al día, mañana y noche, calma el picor y reduce la inflamación.

Prevención

Utilice jabones de avena, sobre todo en el caso de las pieles sensibles; emplee guantes para proteger las manos y antebrazos de detergentes y metales irritantes; evite situaciones de estrés y nerviosismo.

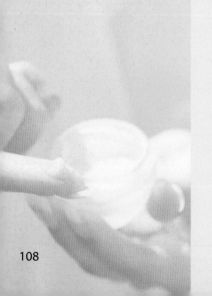

Desmayos

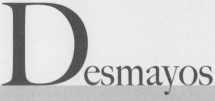

Pérdida de conocimiento repentina que es acompañada de caída al suelo y que suele ir precedida de náuseas y sensación de mareo.

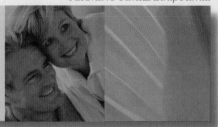

Origen

Sus causas pueden ser vasculares (tensión arterial baja), físicas (agotamiento, cansancio, ambiente con poco oxígeno o muy cargado) e incluso emocionales (impacto emocional por noticias muy desagradables o agradables). En cualquier caso, de forma directa o indirecta, la sangre llega de forma insuficiente al cerebro o con poco oxígeno, produciéndose la pérdida de conocimiento.

Tratamiento

TUMBAR Y ELEVAR
Para mejorar la llegada de sangre al cerebro debe tumbar al afectado y elevar ligeramente sus piernas favoreciendo el retorno de la sangre.

AFLOJAR LA ROPA
Sobre todo en el cuello y la cintura, para que los vasos sanguíneos no se vean comprimidos.

AIRE FRESCO
Saque al enfermo del ambiente en que se encuentra, si está contaminado.

Prevención

Si hay mareos y náuseas que anuncian el desmayo, siéntese y coloque la cabeza entre las rodillas (así la sangre llega con más facilidad); beba pequeños sorbos de agua; presione con la uña en la parte central del labio superior cerca de la nariz; controle su tensión arterial.

Sabía que...

las mujeres, sobre todo después de la menopausia, son más propensas a los desmayos, en particular por las modificaciones que se producen en la tensión arterial e incluso en la propia viscosidad de la sangre (que aumenta con la pérdida de hormonas femeninas o estrógenos).

Diabetes

Situación crónica en la que hay exceso de glucosa en la sangre o hiperglucemia (por encima de 120 mg por cada 100 ml de sangre) y que al ser eliminada constantemente por el riñón produce polifagia (se come muchas veces), poliuria (se orina mucho) y polidipsia (se bebe abundantemente).

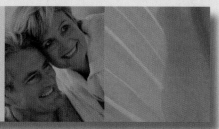

Sabía que...

hasta el descubrimiento de la insulina, hace algunas décadas, la diabetes era una enfermedad mortal en el caso de las personas mayores. La mayoría de los casos se controlan vigilando los alimentos que se comen cada día, manteniendo a raya el peso y, a veces, utilizando un poco de medicación.

Origen

En las personas adultas la causa más frecuente suele ser una secreción escasa de insulina desde el páncreas porque se ha agotado poco a poco, principalmente por abusos en la dieta (sobrepeso, obesidad, etc.).

Tratamiento

CEBOLLA CRUDA
Para acompañar a alguno de sus alimentos diarios. La cebolla contiene glucoquinina, que ayuda a reducir el azúcar en la sangre.

FRUTA POR AZÚCARES
No utilice alimentos ricos en azúcar, y si desea algo dulce, tome fruta.

CONTROLAR EL PESO
El sobrepeso fuerza a trabajar más al páncreas y en consecuencia a la insulina, con lo cual estará más cerca de la diabetes.

INFUSIÓN DE VAINAS
Todos los días en ayunas tome infusión de vainas de alubias y de vainas de habas, hasta que se reduzca el nivel de diabetes.

Prevención

No coma en exceso y reduzca particularmente dulces, bollería y grasa animal; practique una actividad física con regularidad para disminuir la grasa y el azúcar que sobra; sustituya los azúcares del desayuno (bollería, galletas, etc.) por alimentos con poco azúcar o proteínas (jamón dulce, leche descremada enriquecida en vitaminas, requesón, fruta...).

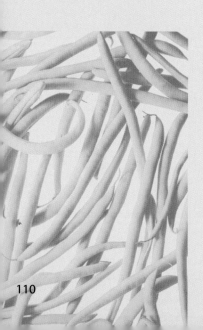

Diarrea

Es un síntoma característico de enfermedades del aparato digestivo por las que las deposiciones son más de tres al día (casi siempre de carácter semilíquido o líquido), pudiendo ser acompañadas de dolores abdominales («retortijones»).

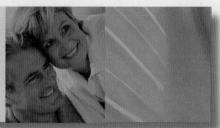

Origen

En su mayoría se debe a irritaciones o inflamaciones del intestino por infección, alimentos pesados o alterados, alcohol, etc. A veces tiene un origen psicológico por impactos emocionales.

Tratamiento

DIETA LÍQUIDA
Durante 24-48 horas para que el intestino pueda reposar y recuperar los líquidos perdidos con las deposiciones.

YOGUR
Alimento de fácil asimilación que, además, contiene bacterias fermentativas que ayudan a recuperar la vitalidad intestinal.

MANZANA CRUDA RALLADA (sin piel)
Tomarla tres veces al día desde los primeros síntomas.

PIEL DE MANZANA
Hierva un vaso de agua e introduzca en él la piel de una manzana. Deje reposar la mezcla durante 5 minutos. Quite la piel y beba el líquido sobrante. Repita la operación tres veces al día hasta que desaparezcan los síntomas.

ZARZAMORA
Es uno de los antídotos contra la diarrea más fuertes que se conocen. Tome una cucharada de mermelada de zarzamora dos veces al día hasta que cesen los síntomas.

HARINA INTEGRAL
Diluya una cucharada de harina integral en medio vaso de agua y tómelo.

Prevención

Limpie bien los alimentos antes de su consumo; no coma pinchos, tapas, etc., en lugares donde no se encuentren protegidos por mamparas de cristal o similares; cuidado con las salsas; vigile el estado del agua que beba.

Sabía que...
el mayor peligro de las diarreas es la pérdida de líquidos (agua). Se calcula que en cada deposición puede eliminarse más de medio litro de agua, lo que en un día puede significar 6-8 litros, lo que se traducirá en problemas para la circulación de la sangre, en tensión arterial, etcétera.

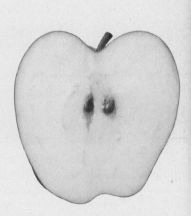

Dispepsia

Digestiones «pesadas» con molestias gástricas o intestinales (quemazón, acidez de estómago, dolor abdominal).

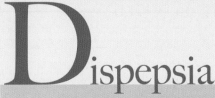
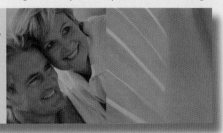

Origen

Son por lo general el resultado de comidas abundantes, exceso de salsas, especias, condimentos; abuso de alcohol, café, tabaco; en alguna ocasión son el fruto de alimentos alterados.

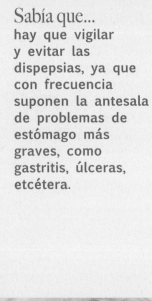

Sabía que...

hay que vigilar y evitar las dispepsias, ya que con frecuencia suponen la antesala de problemas de estómago más graves, como gastritis, úlceras, etcétera.

Tratamiento

MANZANA PELADA COCIDA
Con los primeros síntomas coma media manzana cocida. Gracias al contenido mucilaginoso que tiene, se alivian las molestias.

MANZANILLA TEMPLADA
Para facilitar la actividad de la musculatura intestinal.

BEBER UN VASO DE AGUA TIBIA
Para diluir y facilitar el tránsito intestinal de los alimentos.

LAUREL
Infusión de cuatro hojas de laurel tomada después de comer.

Prevención

Coma con frecuencia y moderación; evite los alimentos picantes y los condimentos fuertes; reduzca o elimine el consumo de café, tabaco, alcohol, etcétera.

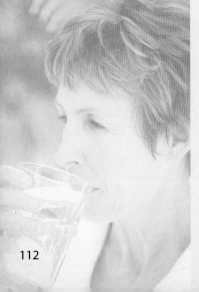

Dolor

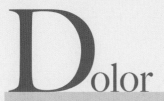

Sensación desagradable que se produce cuando se lesiona o irrita cualquier elemento del cuerpo.

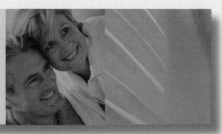

Origen

Agresiones de diferente índole, ya sean internas o externas: heridas en la piel, exceso de ácidos en el estómago, infección en una articulación... Puede ser de distintas características: sordo y localizado en la piel y el músculo; sordo y difuso cuando es de vísceras; agudo y en brotes cuando es cólico. El tratamiento depende del tipo de dolor y su causa, pero hay medidas generales a su respecto.

Tratamiento

CORTEZA DE SAUCE
Prepare una infusión y tómela cuando note los primeros síntomas. La corteza de sauce tiene elementos similares a la aspirina.

BAÑO CON MANZANILLA
Elabore una infusión muy cargada de manzanilla y viértala en el baño antes de introducirse en él.

ACUPRESIÓN
Si no hay herida, presione con firmeza el punto donde duele con el dedo pulgar durante 5 segundos y suéltelo. Repita la operación varias veces.

CATAPLASMAS DE ARCILLA
Aplíquelas sobre la zona dolorida cuando no hay heridas superficiales (muy útiles en dolores articulares, reumatismos, inflamaciones).

Prevención

La actividad física regular aumenta las sustancias que produce el organismo para calmar el dolor, las endorfinas.

Sabía que...

la sensación o «cantidad» de dolor que cada uno de nosotros siente depende de la propia persona y, en particular, de la cantidad de endorfinas o analgésicos que el cuerpo de cada persona tiene, así como de lo habituado que se encuentre al dolor.

Dolor articular

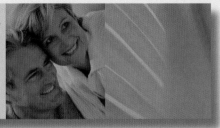

Dolor que se manifiesta en las articulaciones, pudiendo ser agudo y punzante, sordo y difuso o muy intenso, según su origen.

Origen

Las causas y tipos de dolor articular más frecuentes son: artritis (dolor agudo y localizado), artrosis, esguinces y contusiones (sordo y difuso), reuma (sordo y simétrico: afecta a las dos manos o codos...), gota (dolor localizado y muy intenso, irresistible).

Sabía que...

más del 40% de las personas mayores padece algún tipo de dolor articular de forma más o menos periódica. Esta situación es consecuencia de problemas tan frecuentes como la artrosis, la artritis reumatoide, etcétera.

Tratamiento

INFUSIONES DE ZAHAREÑA
Para aliviar los dolores articulares de cualquier tipo.

ZUMO DE PATATA CRUDA
Obtener con la licuadora y tomar en ayunas un par de veces por semana.

CALDO DE PUERROS
Hierva en un litro de agua cinco o seis puerros limpios con raíces durante 15-20 minutos. Cuele y guarde el líquido en un termo para conservar el calor. Tómelo a lo largo del día a su gusto.

CALOR
Aplique calor seco sobre la zona dolorida con una bolsa de agua caliente.

Prevención

Dieta rica en frutas, verduras, legumbres y cereales. Practique gimnasia rehabilitadora según le sugerimos en el capítulo de actividad física.

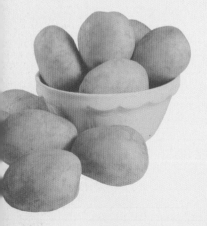

Dolor de cabeza

Dolor «opresivo», pulsátil o taladrante, que puede distribuirse en distintas zonas de la cabeza en función de su origen.

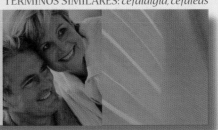

Origen

La mayoría se deben a un mal aporte de sangre a la cabeza por artrosis cervical, contracturas musculares de cuello y espalda o tensión nerviosa. Otras veces, las menos, son migrañas (dolor intenso en «media cabeza») o jaquecas (dolor pulsátil y extendido a toda la cabeza).

Tratamiento

BOLSA DE HIELO
Coloque unos cubitos de hielo en una bolsa y aplíquela sobre la frente y la coronilla.

INFUSIÓN DE LAVANDA
En una taza de agua hirviendo vierta una cucharada de flores de lavanda y deje reposar 10 minutos. Tome una taza por la mañana y otra por la noche durante dos semanas.

RABITOS DE CEREZA
Coja un puñado y cuézalos en medio litro de agua. Cuele el líquido y tómelo en varias ocasiones.

ACEITE DE MENTA PARA LA JAQUECA
Eche unas gotas en los dedos y masajee las sienes.

JAQUECA Y OSCURIDAD
Túmbese en una habitación oscura y aplique compresas frías sobre la zona dolorida.

PEREJIL
Mastique unas ramitas de perejil crudo para tratar la migraña.

BAÑOS DE AGUA FRÍA
Diez minutos antes de acostarse, en los genitales.

PIPAS DE GIRASOL
Tome infusión de pipas de girasol machacándolas previamente.

Prevención

Evite las posturas forzadas, los excesos en las comidas, la tensión nerviosa, las gafas mal graduadas, el abuso de alcohol, café o té, el estrés y el exceso de trabajo. Cuide la tensión arterial.

Sabía que...

los dolores de cabeza son más frecuentes en las mujeres que en los hombres, sobre todo porque sufren también más a menudo de alteraciones en la tensión de la sangre, por la artrosis en las vértebras cervicales, etcétera.

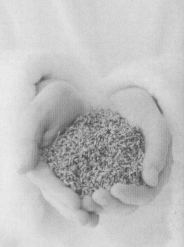

115

Dolor cólico

TÉRMINOS SIMILARES: *cólico vesical, biliar, estomacal, intestinal, renal*

Es un dolor punzante, intenso, interno y difuso que indica lesiones de las vísceras.

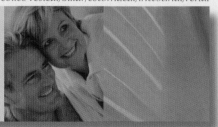

Sabía que...

para saber si el dolor abdominal procede del peritoneo (bolsa que cubre las vísceras del abdomen) y el enfermo tiene peritonitis basta con realizar la maniobra de Blumberg: presione con la palma de la mano sobre la zona dolorida y luego suéltela con rapidez; si el enfermo nota más dolor al soltar la mano, es muy probable que tenga peritonitis, por lo que habrá que llevarlo al hospital con urgencia.

Origen

El dolor cólico se produce cuando los músculos de ciertas vísceras (vesícula biliar, pelvis renal, intestino) se contraen de forma repetida e intensa tratando de «vencer» alguna resistencia. Este tipo de dolor no sólo se presenta en la zona donde está la víscera, sino también en otras próximas (espalda, ingles...).

Tratamiento

BAÑO DE MEDIO CUERPO
Baño con temperatura ascendente (primero templada y, con el grifo abierto, vaya subiendo la temperatura poco a poco).

DIETA LÍQUIDA
Durante 24-48 horas, para evitar forzar la actividad de los órganos citados (riñón, vesícula...).

COMPRESAS
Alternar compresas de agua caliente (hasta que se templen) y luego frías (un minuto). Repita el ciclo tres veces.

Prevención

Reduzca el consumo de productos cárnicos, grasa animal, bollería y derivados lácteos.

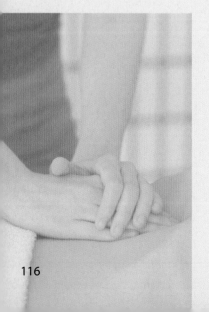

Dolor dental

Dolor sordo (muelas) o agudo (dientes) que tiene su origen en las piezas dentales y puede transmitirse a otras zonas próximas (oído, cabeza…).

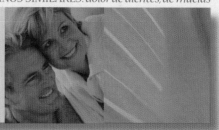

Origen

Alteraciones de las piezas dentales que van desde pequeñas fisuras hasta la caries, pasando por encías sangrantes o dentadura postiza mal adaptada.

Tratamiento

ACEITE DE CLAVO
Empape un algodón con este tipo de aceite y aplíquelo sobre la caries cada dos horas hasta que disminuya o desaparezca el dolor. Puede conseguir el mismo efecto masticando clavo seco un par de veces al día.

AGUA Y SAL
Para encías dolorosas, enjuague la zona afectada durante 5 minutos con agua templada y sal. Es antiinflamatoria y de alivio inmediato.

HIELO
Aplique una bolsa con hielo encima de la mejilla, no en contacto con la pieza dental.

ACEITE DE CANELA
Vierta unas gotas en medio vaso de agua y mezcle. Frote las piezas dolorosas tres a cuatro veces por día.

Prevención

Mantenga una buena higiene dental; no utilice bebidas o alimentos muy fríos o calientes; cuide el consumo de azúcares.

Sabía que...

las piezas dentales, por sí mismas, no duelen (como sucede con las uñas). El dolor surge cuando se ven afectados los pequeños nervios que todos los dientes tienen en su parte central y en las raíces. Por eso, cuando se aprecia dolor hay que pensar en un deterioro del diente casi hasta su parte central, deterioro que hay que tratar.

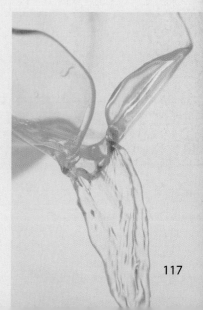

Dolor de espalda

Sensación dolorosa que se percibe en la espalda y que puede ser de tipo agudo o cólico, sordo o difuso y en pinchazos.

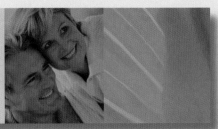

Sabía que...

la columna vertebral es como el mástil de un barco, y los músculos de la espalda, las cuerdas que lo sujetan. Cuando se tira de las cuerdas, el mástil se dobla y duele, situación habitual al sentarnos doblados, llevar bolsas y pesos con las manos, dormir en colchones blandos...

Origen

En la espalda pueden existir dolores que surgen de los tejidos dispuestos en esa zona, o que nacen en otros sitios y luego se trasladan allí. Entre los primeros se encuentran la artrosis de las vértebras, la ciática, el lumbago, la tensión muscular nerviosa... Entre los segundos, los problemas de páncreas, riñón o vesícula biliar que se transmiten a la espalda.

Tratamiento

MASAJE
Con aceite de oliva templado en la zona dolorida.

TOALLA CALIENTE
Colocada en la parte baja de la espalda (mitad inferior).

BOLSAS DE AGUA, CALIENTE Y FRÍA
En la zona dolorida, alternando una con otra (1 a 2 minutos cada una).

INFUSIÓN DE HIPÉRICO Y VALERIANA
En el caso de dolores crónicos. Tome la infusión una vez al día durante una semana al mes.

ACEITE DE PINO
Aplicado en forma de masaje, es un gran relajante muscular que alivia el dolor por contracturas de los músculos.

Prevención

Mantenga posturas equilibradas y no forzadas; no esté mucho tiempo de pie; no utilice muebles mal diseñados o incómodos; evite la carga de pesos; realice ejercicios de estiramientos de la espalda (véase el capítulo de actividad física).

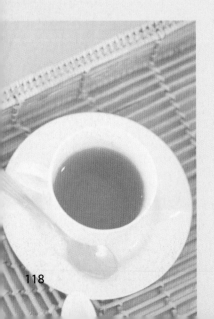

Dolor de estómago

Sensación de quemazón, ardor, dolor cólico o punzante que ocupa la región superior del abdomen y no aumenta al apretar esta zona.

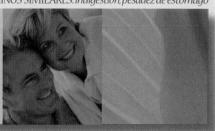

Origen

Lo más frecuente son las indigestiones tras comidas pesadas o abundantes en especias, salsas, picantes, alcohol o café. Otras veces responden a lesiones de la pared del estómago (gastritis, úlcera), y también pueden deberse a tensión emocional o nerviosismo. Aquí le proponemos diversos remedios para tratar o prevenir el dolor ocasionado por «indigestión».

Tratamiento

AYUNO O DIETA LÍQUIDA
Durante 24-48 horas para evitar complicaciones en el estómago.

MANZANA
Rallada o en compota y yogur en cada una de las comidas del día (serán los únicos alimentos sólidos).

COMPRESAS CALIENTES
Aplicadas sobre la parte alta del abdomen, justo encima del estómago.

CANELA
Añada media cucharada de canela a un vaso de leche de soja, almendras o arroz o agua templada, y bébala a ratos hasta que cesen los síntomas.

AGUA TEMPLADA
Ponga un vaso de agua a hervir y antes de que hierva retírelo del fuego y bébalo lentamente, a sorbos. El calor reduce la irritación, diluye los ácidos y calma las molestias.

Prevención

Cuidado con el consumo excesivo de alimentos y con su calidad; coma despacio y masticando bien los alimentos, para que el estómago tenga que trabajar menos; reparta mejor los alimentos a lo largo del día: cinco a seis comidas al día, pero en pequeñas cantidades en cada una de ellas.

Sabía que...
el estómago mide unos 25 cm y tiene una capacidad de litro y medio, volumen éste que con frecuencia solemos superar en las comidas abundantes.

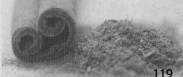

Dolor de garganta

Dolor agudo que se distribuye por la zona alta del cuello, que aumenta al tragar (saliva o alimentos) y que puede ir acompañado de fiebre.

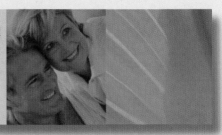

Sabía que...

la temperatura media de la garganta es de 36 °C, razón por la cual es muy sensible a las sustancias que tienen una temperatura superior o inferior a ésta (helados, sopa caliente, aire frío, etc.).

Origen

La causa fundamental es de tipo infeccioso, es decir, gérmenes que se desarrollan en esa zona al verse irritada por efecto del frío, de cantar, del tabaco, etc. En otras ocasiones son estos factores los que producen el dolor por sus efectos irritantes (gases tóxicos, voz forzada...). Si no se trata debidamente, podría complicarse con inflamaciones de territorios cercanos (otitis, sinusitis, rinitis...).

Tratamiento

ZUMO DE LIMÓN
Para hacer gárgaras dos o tres veces al día (tiene capacidad antiséptica y mejora las secreciones de esta zona).

ALIMENTACIÓN
Preferentemente líquida con abundantes zumos y purés.

ACEITE DE GERANIO
Añada tres gotas a una taza de agua hirviendo y haga gárgaras durante 5 minutos cuando esté templada.

BICARBONATO SÓDICO
Al sentir los primeros síntomas, mezcle en un vaso de agua templada una cucharada de bicarbonato y el zumo de medio limón. Haga gárgaras tres veces al día.

INFUSIÓN DE SALVIA
Para hacer gárgaras de la misma manera que con el limón.

PAÑUELO CON ALCOHOL
En su casa y antes de acostarse, moje un pañuelo con un chorrito de alcohol y anúdelo alrededor del cuello.

INFUSIÓN DE TOMILLO
Añada una cucharada de miel a la infusión de tomillo y el zumo de medio limón. Haga gárgaras con la mitad de la infusión y tome el resto a pequeños sorbos.

Prevención

Evite los ambientes secos y contaminados; evite el consumo de tabaco; proteja la garganta del frío y utilice siempre la respiración nasal.

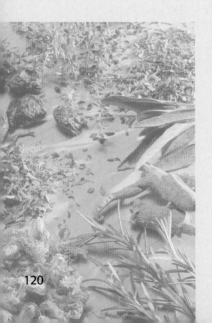

Dolor de oído

Sensación dolorosa de carácter punzante o «de presión» que afecta a uno o a ambos oídos y que puede estar acompañada de vértigos y mareos.

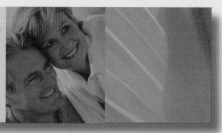

Origen

Por lo general, este dolor responde a una infección del oído por contaminación con bacterias o virus que proceden del exterior (limpieza inadecuada, agua contaminada) o del interior del organismo (garganta, fosas nasales, etc.). Lo más frecuente son las infecciones del oído medio y tímpano, aunque también pueden desarrollarse en el oído interno (en este caso hay menor audición, vértigos y mareos).

Tratamiento

COMPRESAS CALIENTES CON SAL
Aplicar en el exterior del oído dolorido.

ACEITE DE OLIVA
Eche un par de gotas de aceite de oliva en el oído afectado y tape el conducto auditivo externo con un poco de algodón.

DIETA LÍQUIDA
Durante 24-48 horas. Elimine todo tipo de lácteos y azúcares.

SAL CALIENTE
Meta un vaso con sal en el microondas y caliéntelo. Luego vierta la sal en una bolsita de tela o envuélvala con un paño limpio para colocarla en la oreja.

Prevención

Limpieza constante y correcta de los oídos; trate con eficacia las infecciones de las zonas próximas (garganta, nariz); protéjase de los días fríos, y de los ventosos en particular.

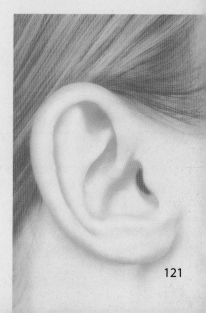

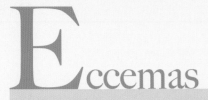

Eccemas

Inflamaciones superficiales de la piel que suelen ir acompañadas de pequeñas ampollas llenas de líquido transparente (vesículas) y de prurito (picor).

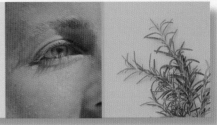

Sabía que...

en la aparición de los eccemas, además de un componente alérgico, siempre suele existir algún tipo de influencia nerviosa (ansiedad, angustia, estrés, etc.). Nunca son contagiosos.

Origen

Pueden deberse a proceso infeccioso (virus), reacciones alérgicas (fotoalergia, o a metales, productos químicos, alimentos, medicinas), carencias nutricionales y alteraciones inmunitarias. La evolución sigue los siguientes pasos: enrojecimiento de la zona, formación de vesículas (que a veces no aparecen: eccema seco), secado de las mismas y formación de pequeñas costras que desaparecen solas.

Tratamiento

NO RASCARSE
No utilizar prendas ceñidas, ni tampoco de nailon o lana.

BICARBONATO SÓDICO
Eche dos veces al día unos polvos de bicarbonato sobre la zona afectada para reducir el picor y favorecer el secado de las vesículas.

CALÉNDULA O PAMPLINA
Utilice una compresa empapada en la infusión de una de estas plantas y déjela hasta que se enfríe. Repita la operación dos veces al día.

LEVADURA DE CERVEZA
Aplíquela directamente sobre la zona lesionada hasta que la piel se haya regenerado. Es un producto que estimula la recuperación de la piel.

ÁLOE VERA
Aplique un trozo de áloe vera directamente sobre la zona afectada cuantas veces lo necesite durante el día.

Prevención

Mantenga una buena higiene de la piel; infórmese de las reacciones adversas de los medicamentos; evite el sol en caso de fotosensibilidad; no utilice los alimentos que favorecen reacciones alérgicas; reduzca el uso de prendas de lana o nailon si hay frecuentes eccemas.

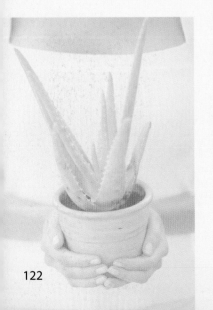

Edemas

Representan una hinchazón que puede aparecer en cualquier parte del cuerpo (sobre todo en las zonas inferiores: tobillos, piernas, rodillas) y que es acompañada de sensación de pesadez, color cólico y tirantez.

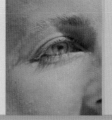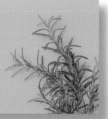

Origen

Cuando la sangre se estanca en una zona del cuerpo (por estar mucho tiempo de pie, cruzar las piernas y complicar la circulación sanguínea), por efecto de los cambios de presión dentro de los vasos sanguíneos, comienzan a salir agua y otros elementos de su interior inundando los tejidos próximos. En otros casos, y por falta de proteínas en la sangre (cirrosis, carencias en la dieta), el agua «se escapa» de la sangre y forma los edemas.

Tratamiento

DISMINUIR EL CONSUMO DE SAL
Ya que con ella «se arrastra» mucha más agua que alimentará los edemas y producirá más hinchazón.

COMER
Ingerir más uvas, espárragos, clara de huevo batida, manzanas y otros alimentos que aportan determinadas proteínas, entre ellas la albúmina, ya que son capaces de evitar la salida de agua desde los vasos sanguíneos.

MASAJE CON MANIOBRAS DE AMASADO
Masaje en la zona afectada (como si se amasara pan) y siempre en dirección al corazón. De esta manera «se ordeña» el líquido almacenado hacia los vasos linfáticos, vías de desagüe que tiene el organismo.

INFUSIÓN DE BARBAS DE PINOCHA Y COLA DE CABALLO

Prevención

Evite estar mucho tiempo de pie, y si no le queda más remedio, utilice medias de tensión (aprietan la piel para prevenir la hinchazón); si siente pesadez en las piernas, masajee la zona en dirección al corazón y, al sentarse, apoye las piernas en una silla.

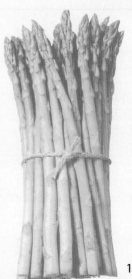

Encías alteradas

TÉRMINOS SIMILARES: *piorrea, gingivitis, periodontitis*

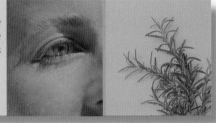

Las encías representan el tejido húmedo y rojizo que protege la base de los dientes y el hueso donde están incrustadas. Pueden inflamarse e infectarse con facilidad como consecuencia de la acción de los gérmenes de la cavidad bucal.

Sabía que...

las encías están pegadas al hueso y a las raíces de los dientes. Por eso cuando se inflaman afectan también a los dientes, y si el proceso no es tratado, puede alterar el hueso.

Origen

Por razones traumáticas (golpes, rozaduras, raspones) e infecciosas (gérmenes de la cavidad bucal), las encías se inflaman y aparece la gingivitis. Si el proceso avanza y la encía degenera (produciendo sangrado), e incluso altera parte del hueso que soporta el diente, hablamos de periodontitis. Cuando la degeneración es mayor, sobre todo del hueso, y el sangrado es más abundante, aparece la piorrea.

Tratamiento

PARA REDUCIR LA INFLAMACIÓN
Tome por la mañana, en ayunas, un vaso de agua con diez gotas de vinagre. Hágalo hasta que desaparezca la inflamación.

TISANA DE SENECIO
Vierta una cucharada en un vaso de agua. Caliéntelo y luego déjelo reposar durante 15 minutos. Tome la tisana realizando enjuagues bucales. Repita la operación tres veces al día.

FORTALECER LAS ENCÍAS
Con la punta del dedo corazón coja polvos de bicarbonato y extiéndalos por las encías realizando un suave masaje.

Prevención

BUENA HIGIENE BUCODENTAL: cepíllese después de cada comida y no olvide cepillar, con suavidad, la superficie de la lengua. Evite el uso de palillos o mondadientes para eliminar restos de comidas (pueden irritar las encías) y utilice, en su lugar, la seda dental. Para mejorar los dientes y encías, cepíllelos una vez por semana echando bicarbonato en el cepillo.

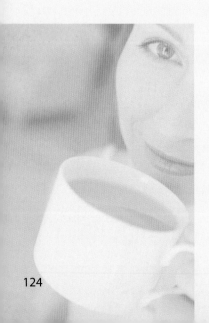

Enfisema pulmonar

Los pulmones están formados por pequeñas cavidades denominadas alvéolos, que forman una especie de «red». Cuando se rompen los alvéolos surgen cavidades más grandes llamadas enfisemas y, como sucede en una red de tenis en la que las pelotas acaban pasando por orificios grandes, los enfisemas no sirven para retener el oxígeno como para que sea transportado a la sangre.

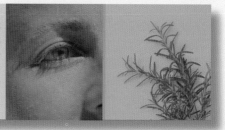

Origen

Las enfermedades crónicas del pulmón, como bronquitis crónica, bronquiectasias, etc., debidas al tabaco o a la contaminación ambiental, dejan sin aire, por obstrucción de los bronquios, algunos grupos de alvéolos y, poco a poco, las paredes de estos alvéolos se desintegran y desaparecen formando grandes «burbujas». Esta situación ocasiona dificultad para respirar y, a la larga, problemas cardíacos.

Tratamiento y prevención

ABUNDANTE FRUTA Y VERDURA EN LA DIETA
Con ello se incrementa la vitamina C, fundamental para aliviar el deterioro pulmonar. Consuma muchas naranjas, fresas, zanahorias, brécoles, calabazas.

PRENDAS HOLGADAS
Facilitan los movimientos de los pulmones y con ello la respiración.

EJERCICIOS RESPIRATORIOS
Realice todos los días pequeños ejercicios respiratorios basados en inspiraciones profundas y lentas, seguidas de espiraciones también profundas. Hay que «obligar» a trabajar a todos los alvéolos para abrirlos y evitar que se deterioren. Practique estos ejercicios entre 5 y 10 minutos por día.

NO AL TABACO,
Alejarse del tabaco y de los ambientes contaminados y secos; y evite las infecciones.

BEBER ABUNDANTES LÍQUIDOS
Para humedecer bien las vías respiratorias y evitar su obstrucción.

Sabía que...

en pulmones sanos, si extendiéramos todos los alvéolos unidos unos con otros, ocuparían casi por completo una pista de tenis. Esta superficie puede reducirse a menos de la mitad en el caso de los fumadores.

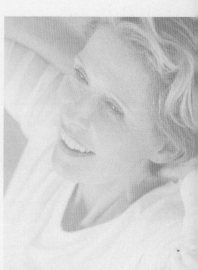

Epilepsia

La epilepsia es un trastorno neurológico en el que, de vez en cuando, el cerebro del enfermo ordena contracciones musculares violentas y desordenadas que le provocan caer al suelo y la pérdida del conocimiento.

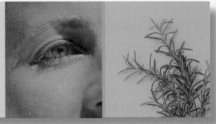

Sabía que...

muchas veces la epilepsia no se manifiesta por el típico ataque, sino por repetir determinados movimientos como masticar algo, mover la mano, la cabeza, etcétera.

Origen

En la mayoría de las ocasiones no se conocen las causas por las que el cerebro ordena la contracción muscular desordenada. Algunas veces se la relaciona con lesiones como traumatismos craneales, presencia de hematomas en el cerebro, edema cerebral, tumores cerebrales, etc. Hay diversas situaciones que pueden favorecer las crisis o ataques de epilepsia: estrés, nerviosismo, ansiedad, ciertos medicamentos, etcétera.

Tratamiento y prevención

EVITAR LAS SITUACIONES DE ESTRÉS
Y nerviosismo, o enfrentarse a ellas con la mayor serenidad posible, ya que los estados de excitación favorecen la aparición del ataque.

CONTROLAR EL «AURA»
Muchos epilépticos saben cuándo van a tener el ataque porque previamente tienen alucinaciones visuales o auditivas. En ese momento hay que trasladarle a un lugar seguro para que las convulsiones no le produzcan lesión alguna (una cama, la superficie de la alfombra...).

NO IMPEDIR LAS CONVULSIONES
Cuando se produce el ataque hay que dejar que las contracciones musculares se desarrollen «tal cual». Si trata de impedirlas agarrando al enfermo puede que posibilite lesiones musculares y óseas.

EVITAR AGENTES EXCITANTES
Los agentes excitantes o contaminantes como el tabaco, el alcohol, el café, el té, etc., facilitan los estados de nerviosismo y el ataque epiléptico.

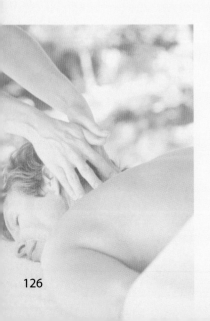

Envenenamiento

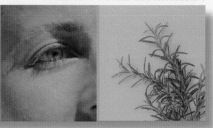

Situación patológica aguda o de aparición brusca que se caracteriza por lesiones severas de uno o varios órganos del cuerpo, pudiendo comprometer la vida.

Origen

A nuestro alrededor existen muchos elementos que pueden desencadenar intoxicaciones, desde alimentos contaminados hasta productos de limpieza, pasando por medicamentos. Veamos los más frecuentes y cómo tratarlos.

Tratamiento y prevención

ORÉGANO
Es un poderoso neutralizante de muchos productos tóxicos. Tome una cucharada si ha ingerido algo que pueda ser tóxico y acuda después a un centro médico.

PARA CUALQUIER INTOXICACIÓN: ARCILLA
Después de beber o tomar un producto tóxico (lejía, sosa, etc.), vierta una cucharadita de arcilla en un vaso de agua templada y bébalo. Repita la operación cada hora, hasta cinco veces. La arcilla «captura» en el aparato digestivo el agente tóxico, impidiendo que se introduzca en el cuerpo.

SETAS
Propicie el vómito con agua salada o con los dedos y después beba un poco de aceite de ricino, que actuará como laxante para que se evacúen las setas rápidamente.

MEDICAMENTOS
Favorezca el vómito de inmediato utilizando los dedos o agua con sal.

SOSA Y DETERGENTES
Como se trata de agentes químicos de tipo base, hay que dar lo contrario para neutralizarlos, es decir, ácidos. Vierta un chorrito de vinagre en medio vaso de agua o tome un zumo de limón.

AGUA FUERTE
Al contrario que la sosa, es éste un ácido muy potente, por lo que hay que neutralizarlo tomando un vaso de agua con un par de cucharadas de bicarbonato.

LEJÍA
Nunca provoque el vómito. Beba leche o claras de huevo ligeramente batidas.

Sabía que...
muchas intoxicaciones en personas mayores se producen durante la noche, cuando se levantan a coger algo de la cocina y confunden lo que deseaban con otro producto.

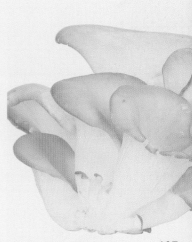

Erupciones

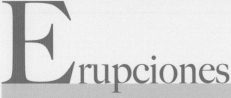

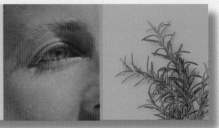

Lesiones en la piel de aspecto diverso (manchas rojas, pequeñas placas rosadas, nódulos blancos, puntitos rojizos, placas escamosas, etc.) que suelen aparecer de forma brusca y van acompañadas de picor.

Sabía que...

las erupciones, por lo general, nos «alertan» de alguna enfermedad, bien de carácter infeccioso (varicela, herpes zóster) o intoxicaciones (alteraciones intestinales, renales), bien de envenenamientos (con yodo, mercurio, arsénico).

Origen

Responden muchas veces a un proceso alérgico a determinadas sustancias (medicamentos, alimentos, rayos solares), presentándose en otras como un proceso infeccioso (sarampión, rubéola, varicela, etc.).

Tratamiento

TÉ DE ORTIGAS Y MIEL

Sirve para reducir las erupciones y disminuir el picor. Coja 25 g de ortigas secas u ortigas frescas y cuézalas a fuego lento en un litro de agua. Deje reposar 10 minutos, añádale dos cucharadas de miel y tómelo a lo largo del día.

ZUMOS

El zumo de naranja, limón, fresas o calabaza. Prepare medio vaso con alguno de estos productos y, utilizando un algodón, aplíquelo sobre la zona lesionada. Estos zumos tienen mucha vitamina C y favorecen la curación de la piel.

GUARDAR DIETA

Sólo a base de líquidos durante 24-48 horas para estabilizar el sistema inmunitario y reducir la respuesta alérgica, y para que las toxinas puedan eliminarse de forma más rápida.

DIETA DE FRUTA

Durante un día tome solamente melón, sandía, uva o piña, además de ingerir abundante agua. Si percibe mareos o desgana, tome un par de cucharadas de miel. Si persiste el mareo, suspenda el tratamiento.

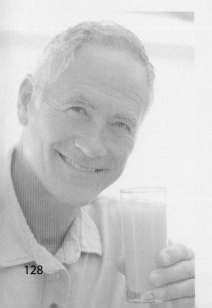

Esguinces

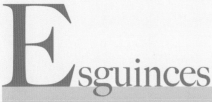

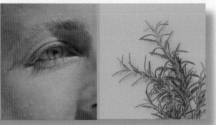

Distensiones, estiramientos o pequeñas lesiones que se producen en la cápsula articular o en los ligamentos que unen los huesos que forman una articulación.

Origen

Los esguinces tienen un origen traumático (golpe directo sobre la articulación por una patada, choque con un mueble) o un doblamiento forzado como consecuencia de la pérdida de equilibrio al andar, correr o saltar. Los esguinces presentan dolor continuo, que aumenta con la palpación; hay hinchazón de la zona y, a veces, hematomas.

Tratamiento

COMPRESAS FRÍAS O BOLSA DE PLÁSTICO CON CUBITOS DE HIELO
Para reducir la llegada de la sangre (evitando así que la zona afectada se hinche) y para «anestesiar» los nervios de la región golpeada (con ello se reduce el dolor).

VINAGRE O ALCOHOL DE FLORES DE ÁRNICA
Con una compresa empapada en vinagre, frote la articulación para reducir el dolor e hinchazón.

CATAPLASMA DE HUEVO Y HARINA
Bata la clara de un huevo y añádale tres cucharadas de harina. Ponga la mezcla resultante sobre un paño y coloque éste, fijado con una venda, alrededor de la articulación lesionada. Duerma dos noches con esta cataplasma para eliminar la inflamación y el dolor.

PONGA SIEMPRE UN VENDAJE
Ligeramente apretado sobre la articulación (para que no se hinche) y manténgala ligeramente elevada (los líquidos acumulados retornarán más fácilmente a la sangre).

REPOSO DURANTE UN MÍNIMO DE DOS A TRES DÍAS
Para no forzar la articulación.

Sabía que...

un esguince mal curado puede facilitar la aparición posterior de artrosis, sobre todo en el caso del tobillo, articulación que muestra este tipo de problemas con mayor frecuencia.

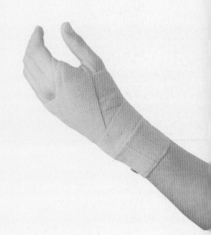

Estimulantes

TÉRMINOS SIMILARES: *tónicos, revitalizantes*

Sustancias que favorecen la actividad de varios órganos o aparatos del cuerpo (corazón, aparato digestivo, sistema respiratorio, etc.) y que, en consecuencia, permiten de forma natural una mayor actividad, al tiempo que previenen la enfermedad.

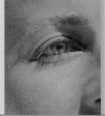 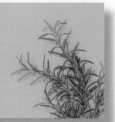

Sabía que...

el cuerpo humano, en buenas condiciones de conservación, puede durar un mínimo de 120 años, período que se acorta por efecto de una alimentación inadecuada, tabaco, alcohol, sobrepeso u obesidad, etcétera.

Origen

Por lo general, los estimulantes tratan de regularizar, dentro de los límites de la normalidad, las funciones del organismo, actuando muchas veces como verdadero tratamiento de diversas patologías o enfermedades. Veamos algunos de los principales elementos de este grupo...

Tratamiento

INFUSIONES DE TOMILLO
Realizadas a partir de las flores y hojas secas de esta planta. Conviene tomarlas por la mañana durante aquellos períodos en los que considere que necesita un «tónico». Mejora los aparatos digestivo, circulatorio y respiratorio.

RAÍZ DE ZARZAPARRILLA
Cueza las raíces de esta planta y cuele el líquido resultante, que tomará un par de veces por día. Elimina gran cantidad de toxinas (incluido el exceso de ácido úrico y colesterol) porque es diurética y sudorífica.

VIOLETA
Las infusiones de esta planta mejoran notablemente la actividad de las vías respiratorias, disminuyen los dolores de cabeza, alivian el insomnio y favorecen la recuperación de la piel herida.

JALEA REAL
Tómela en ayunas.

SEMILLAS DE ANÍS
Masticar estas semillas supone una forma eficaz de activar la función digestiva.

ESPLIEGO O LAVANDA
Sus infusiones representan un buen estimulante general, en particular para los aparatos respiratorio y digestivo.

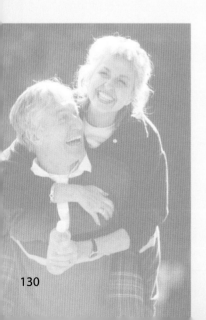

Estómago

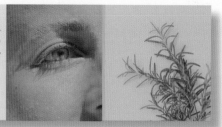

El estómago es un órgano situado en la parte superior del abdomen, que se encarga de actuar sobre todo lo que comemos y que por medio de ácidos y jugos gástricos forma una especie de líquido que puede ser absorbido en el intestino delgado (duodeno, yeyuno, íleon).

Origen

Las agresiones al estómago son muy frecuentes, sobre todo como consecuencia de nuestros hábitos alimenticios y otras costumbres: comer excesiva cantidad de comida, tomar alimentos muy fríos o calientes, utilizar muchas especias y productos picantes o salsas, abusar del consumo de bebidas alcohólicas y del tabaco, consumir medicamentos en grado excesivo... Por esta razón no es raro que gastritis, acidez de estómago, indigestiones, úlceras gástricas y otras enfermedades se encuentren a la vuelta de la esquina.

Tratamiento y prevención

4-5 COMIDAS AL DÍA
Para distribuir mejor la cantidad total de alimentos que tomamos y facilitar el trabajo del estómago.

MASTICAR BIEN (10 VECES) CADA BOCADO
Así éste llegará más reducido al estómago y la secreción de ácidos será menor.

EN CASO DE COMIDA ABUNDANTE
Cuando se prevea una comida abundante por invitación o compromiso, tome antes de la comida una infusión preparada con una cucharada de avena y otra de salvado en medio litro de agua, o bien un vaso de agua con un chorrito de zumo de limón.

EN CASO DE ESTÓMAGO DELICADO
No utilice la fruta como postre de una comida abundante, ya que su fermentación (y los ácidos que contiene) puede incrementar la actividad de los jugos gástricos. Si la toma sola y más tarde, será absorbida en apenas media hora y en mayor cantidad (hasta la última de sus vitaminas).

Sabía que...

aquellas personas que utilizan de forma habitual la llamada dieta mediterránea (abundantes frutas, verduras, aceite de oliva, pocas frituras) presentan menos problemas de estómago que aquellas que no lo hacen.

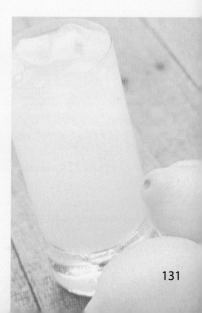

Estreñimiento

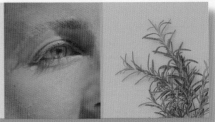

Eliminación difícil o poco frecuente de las heces, entendiéndose por frecuencia normal el que las deposiciones varíen entre tres al día o una vez cada tres días.

Sabía que...

el estreñimiento es más frecuente en las mujeres después de la menopausia, ya que los 7 m de intestino delgado pierden parte de su capacidad de movimiento y es más costoso eliminar su contenido hacia el intestino grueso.

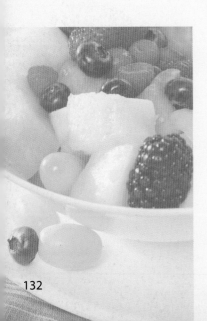

Origen

Es una alteración muy frecuente, sobre todo en mujeres o personas mayores, originada por causas muy diversas: falta de fibra en la dieta, infecciones del intestino o generales, debilidad, alteraciones de la glándula tiroides, megacolon (colon muy grande), obstrucciones en el intestino por divertículos, pólipos o tumores, alteraciones psicológicas (depresión)...

Tratamiento

CIRUELAS PASAS COCIDAS, SALVADO O SEMILLAS DE LINO
Son laxantes potentes. Tómelas por la mañana (las ciruelas por la noche), hasta que normalice su defecación.

COMPRESAS CALIENTES Y FRÍAS
Tapar el ombligo para estimular la actividad intestinal. Primero calientes (hasta que se templen) y luego frías (un minuto). Repita la operación varias veces al día.

AUMENTE EL CONSUMO DE FIBRA
Alimentos integrales o crudos (verduras, harina integral, cereales, legumbres, frutas con piel...). La fibra, además de «desatascar» el intestino, ayuda a que las bacterias del mismo funcionen mejor.

BEBA MUCHA AGUA
Dentro y fuera de las comidas, para que los alimentos y sus restos estén en el interior del intestino y «resbalen» hacia el recto.

AJO CRUDO
Acompañando a las verduras u hortalizas (tiene mucha fibra).

ACEITE DE OLIVA
Cada mañana, una cucharada antes del desayuno.

Prevención

Coma todos los días dos o tres piezas de fruta y uno o dos platos de verduras; tome alimentos integrales en lugar de los refinados (pan integral, arroz integral...); realice ejercicio intestinal: tumbado en el suelo y boca arriba, levante el trasero lo más que pueda (repita la acción quince veces, con tranquilidad, todos los días).

Estrés

Ante situaciones de necesidad, nuestro cuerpo, como mecanismo de defensa, aumenta toda su actividad, su potencial (mayor frecuencia respiratoria o cardiaca, etc.). Sin embargo, cuando se encuentra casi constantemente «activado», hablamos de estrés.

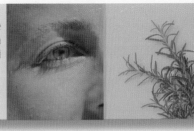

Origen

El estrés suele manifestarse con palpitaciones, aumento de la tensión arterial, nerviosismo, dolores de cabeza, irritabilidad, sequedad de boca, problemas para dormir e insomnio... Su origen se encuentra en una vida «con demasiadas cosas», exceso de preocupaciones, ansiedad y angustia, hechos luctuosos recientes, etcétera.

Tratamiento

INFUSIONES DE MANZANILLA, FLORES DE TILO, VALERIANA O ROMERO
Tómelas un par de veces al día.

FRIEGAS FRÍAS
Realícelas suavemente durante 5-10 minutos con una toalla pequeña antes de acostarse en cara, cuello, brazos y pecho.

BAÑOS DE MANZANILLA
Al baño de agua caliente añada cinco o seis bolsas de manzanilla. Permanezca en el baño entre 20 y 30 minutos, aprovechando para respirar profundamente.

GINSENG SIBERIANO
Es el eleuterococo, un poderoso antiestrés, principalmente para mujeres. Tome dos o tres comprimidos de 200 mg por día y mantenga la dosis hasta que la situación de estrés desaparezca.

RELAJE LOS MÚSCULOS
Es posible relajar los músculos que le están «aprisionando» practicando sencillos ejercicios de estiramiento (véase el capítulo de actividad física). Con ello se encontrará mejor y dará más vida a articulaciones y huesos.

Prevención

No se ocupe de demasiadas cosas por día, libere las angustias y la ansiedad sin tener que «tragarlas» a solas, practique una vida más relajada, coma sin prisas y siempre a las mismas horas, practique diariamente un poco de actividad física, dedique cada día unas horas a sus aficiones.

Sabía que...

en nuestros días el estrés es una de las causas fundamentales de problemas cardíacos (infarto, angina de pecho), hipertensión arterial, gastritis, úlcera gástrica, colon irritable y determinados cánceres.

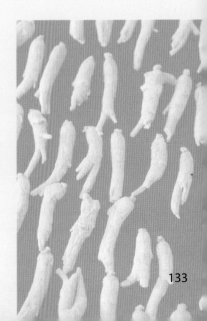

Expectorante

Los expectorantes son sustancias que ayudan a eliminar las secreciones que se acumulan en las vías respiratorias (sobre todo moco, pus, etc.) y que dificultan la entrada del aire y provocan tos a menudo.

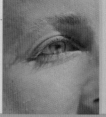
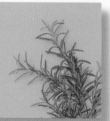

Sabía que...

en condiciones normales, las secreciones que tapizan las vías aéreas equivalen a una cantidad cercana al medio litro diario, cantidad que aumenta considerablemente en el caso de bronquitis crónica, enfisemas, etcétera.

Origen

La bronquitis crónica, las bronquiectasias, el asma, los enfisemas, etc., son enfermedades que aumentan la producción de secreciones que inundan los bronquios. Los expectorantes facilitan la salida de las secreciones y calman la tos debido a las acciones de algunos de los elementos de su composición, así como por el contenido líquido que les acompaña.

Tratamiento

MUCHOS ZUMOS Y LÍQUIDOS
Para humedecer las vías aéreas (utilícelos entre las comidas).

TOMILLO, LIMÓN Y MIEL
Sin calentarlo, vierta una cuchara de tomillo muy fino en medio vaso de agua. Deje que repose entre 10 y 15 minutos y cuélelo. Añada el zumo de medio limón y una cucharada de miel. Beba a sorbos.

INFUSIONES DE ÁRNICA
Utilice sus frutos cuando estén secos y tómelas una vez al día por la mañana.

INFUSIONES DE MALVA
Utilice las hojas y flores secas.

LIMÓN Y MANZANA
Exprima un limón y una manzana, y añada una cantidad igual de agua y una cucharadita de miel.

AJO
Un diente crudo por día mezclado con la comida.

CEBOLLA Y MIEL
En una botella de un litro ponga 500 g de cebolla picada y 150 g de miel. Complete con vino blanco, remueva y deje 48 horas. Cuele y tome una copita seis veces por día.

Prevención

Dieta rica en frutas y verduras; evite en lo posible tomar alimentos con alto contenido en azúcares (bollería, pastelería, etc.); nada de irritantes para las vías aéreas: tabaco, ambientes secos o contaminados, hablar mucho; respirar por la nariz para que el aire se limpie de agentes contaminantes.

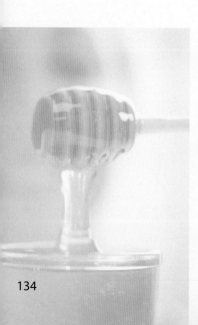

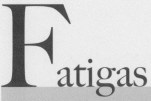atigas

Sensación de falta de energía o cansancio precoz ante esfuerzos poco intensos, que incluso pueden ir acompañados de dificultad para dormir, pérdida de apetito, agotamiento, irritabilidad, etcétera.

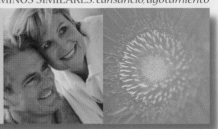

Origen

Las causas más frecuentes suelen ser de tipo orgánico o psicológico, además de un día agotador y con mucho trabajo. Entre las primeras se encuentran enfermedades que disminuyen la distribución del oxígeno que respiramos al resto del organismo (lesiones en el pulmón, patologías del corazón y vasos sanguíneos, etc.). Entre las alteraciones psicológicas podemos citar la depresión o estados depresivos, angustia, ansiedad, aburrimiento, etcétera.

Tratamiento

AGUA FRÍA Y CALIENTE
Utilice dos palanganas o cazuelas grandes e introduzca en una agua fría y en la otra agua caliente. Coloque un pie en la fría y otro en la caliente durante un minuto. Cambie los pies de palangana y repita la operación. Hágalo cinco veces por cada pie en la fría y otras cinco en la caliente.

FRIEGAS CON AGUA FRÍA
Utilice una toalla o algo similar, frotando cara, cuello, hombros, tórax, abdomen y piernas, por este orden.

BAÑO CALIENTE CON CLAVO
Añada al baño con agua templada seis gotas de clavo, lavanda, menta, salvia, tomillo o el zumo de un limón, y permanezca en él de 15 a 20 minutos.

COLA DE CABALLO
Hierva en un litro de agua dos pizquitas de cola de caballo durante 15 a 20 minutos. Déjelo reposar hasta que se enfríe. Sin colar, introdúzcalo en una jarra o botella. Tome el líquido resultante a lo largo de un día (desayuno, comida y cena).

Prevención

Consulte con un especialista y trate la enfermedad que facilita el cansancio (corazón, falta de riego, etc.); realice un poco de actividad física todos los días; dieta rica en frutas, zumos y verduras.

Sabía que...
la fatiga es un gran enemigo de la salud. No en vano muchos accidentes de tráfico, domésticos, laborales y de otra índole se producen bajo su influencia.

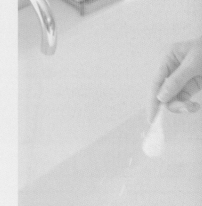

Fatiga visual

Los ojos se cansan con facilidad, por lo que impiden la visión nítida de las cosas, sobre todo cuando éstas se encuentran cerca de nosotros (el periódico, la aguja de punto, el televisor, etc.).

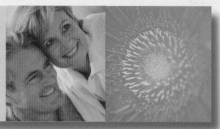

Sabía que...

la fatiga visual es el resultado del cansancio de los músculos que mueven los ojos y de la propia retina. Facilitamos más este tipo de fatiga cuantas más veces movemos los ojos (en lugar de la cabeza), o si cambiamos constantemente de visión cercana a lejana.

Origen

Por lo general, es el resultado de un mal uso de la vista (ambiente con poca luz, observación de cosas muy pequeñas y durante mucho tiempo, cansancio físico), o de lesiones oculares que, al no corregirse, fatigan con prontitud los ojos (miopía, hipermetropía, etc.).

Tratamiento

EUFRASIA
Prepare una infusión de esta planta y luego, tumbado, descanse durante 15 o 20 minutos con una gasa o compresa en los párpados, empapada en la infusión fría.

AGUA SALADA
Proceda de la misma forma que en el caso anterior, pero utilizando gasas empapadas en agua salada (previamente hervida) y fría.

BOLSITAS DE TÉ O MANZANILLA
Cuando use bolsitas de té y de manzanilla, no las tire, ya que son útiles para las fatigas visuales. Introdúzcalas en agua caliente y colóquelas encima de los párpados durante 15 minutos

EJERCICIOS OCULARES
Para relajar los ojos y mejorar su musculatura. Uno de ellos es parpadear con frecuencia durante un par de minutos (unas quince veces por minuto). También puede darse masajes en los ojos colocando las palmas de las manos sobre ellos y el dedo meñique al lado de la nariz (practíquelo durante 2 o 3 minutos).

Prevención

Utilizar siempre que haga algo (leer, coser, etc.) abundante luz para no forzar la vista; hacer ejercicios oculares casi todos los días; descanse el tiempo suficiente; si usa gafas, graduarlas con frecuencia (como mínimo cada año, y antes si tiene problemas visuales).

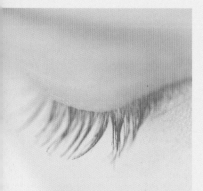

Faringitis

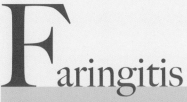

Con el paso del tiempo y la acción de ciertos factores agresores internos y externos, las capas profundas de la piel se alteran y mueren, surgiendo pliegues que se denominan arrugas.

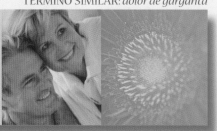

Origen

Cuando es aguda y surge «de repente», durando unos días, suele deberse a: respirar por la boca aire frío, seco o muy contaminado, consumir bebidas frías, fumar y hablar demasiado. En el caso de las faringitis crónicas, aquellas que duran mucho tiempo, se hallan relacionadas con el uso de tabaco o alcohol o con enfermedades crónicas cercanas (sinusitis, laringitis, etc.).

Tratamiento

GÁRGARAS CON INFUSIONES
De camomila, salvia o espliego, ligeramente saladas.

COMPRESAS TEMPLADAS
En la parte alta del cuello humedecidas con una infusión de malva, equinácea o espliego.

INFUSIÓN DE TOMILLO
Añadirle una cucharada de miel y el zumo de medio limón. Tómala con pajita, lentamente.

DIETA LÍQUIDA O SEMILÍQUIDA
Durante dos a tres días, hasta que se reduzcan los síntomas.

SI HAY FIEBRE
Debe tratar este síntoma (véase el apartado de fiebre) y, además, guardar reposo.

Prevención

Evite el tabaco, alcohol y bebidas frías. Para personas propensas a la faringitis: humedezca el ambiente de la casa con un plato lleno de infusión de eucalipto o menta; fortalezca las mucosas de la faringe con baños de sol, respiraciones nasales profundas en ambiente limpio, etcétera.

Sabía que...
una faringitis produce molestias al tragar el alimento, respirar, toser o hablar porque la faringe es un elemento común para los aparatos respiratorio y digestivo.

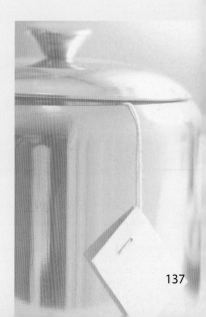

Fiebre

Aumento de la temperatura del cuerpo (38 ºC o más) que, a medida que se incrementa, provoca la alteración de los órganos del cuerpo y en particular del sistema nervioso y del sistema inmunitario (las defensas del cuerpo se debilitan).

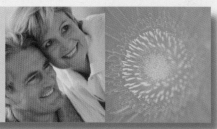

Sabía que...

hay que cuidar que la fiebre no supere los 39 ºC, aunque tampoco se la debe reducir por debajo de 38 ºC (si no lo hace por sí sola), ya que actúa como un mecanismo defensivo del cuerpo aumentando la producción de corticoides, endorfinas, adrenalina y otras sustancias que ayudan al cuerpo contra la infección.

Origen

La fiebre está relacionada casi siempre con un proceso infeccioso desarrollado por bacterias (faringitis, bronquitis, apendicitis, otitis, etc.). En estos casos, un fragmento o trozo de la bacteria, «navegando» por la sangre, llega hasta el cerebro y actúa sobre el llamado centro de la temperatura, elevando la temperatura del cuerpo por encima de lo normal.

Tratamiento

DIETA LÍQUIDA O SEMILÍQUIDA
A base de zumos, caldos vegetales, purés, yogur, etc. (para evitar la deshidratación).

GASAS O COMPRESAS
Humedecidas en agua fría, cubrir con ellas el cuero cabelludo, la frente y el tórax.

CEBOLLA
Aplique rodajas en las plantas de los pies o introdúzcalas en un calcetín y manténgalas pegadas a los pies; tome infusión de salvia durante el día.

AGUA DE CEBADA CON LIMÓN
Añada 50 g de agua de cebada a dos litros de agua y ponga a hervir hasta que el agua quede en la mitad. Cuele y añada una cucharada de miel y el zumo de un limón (no use este remedio si tiene muchos gases o sensación de hinchazón).

SOPA DE POLLO O DE GALLINA
Haga un caldo con la carne de estas aves y consúmalo durante un día.

Prevención

Trate adecuadamente cualquier proceso inflamatorio o infeccioso desde sus orígenes (primeros síntomas), y nunca se abrigue demasiado cuando padezca fiebre.

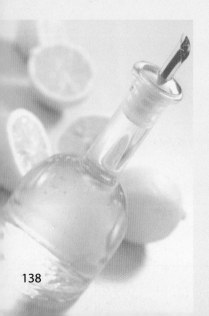

Fístula anal

Comunicación o conducto anormal que se establece entre el recto y la piel cercana al ano, que, a modo de túnel pequeño, puede permitir que restos de heces penetren en él, generando infecciones recurrentes.

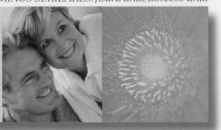

Origen

Las fístulas anales, al igual que otras que pueden aparecer en el cuello y en diversas regiones del organismo, tienen su origen en restos de tejidos embrionarios (cuando la persona se encuentra en el interior del seno materno) que forman un «tubo» anormal, comunicando dos zonas que nunca se encuentran unidas. Otras veces son el resultado de infecciones o traumatismos previos. En el caso de la fístula anal se unen el recto y la piel cercana al ano, con lo cual hay un riesgo muy elevado de infección y de que se generen abscesos (cúmulos de pus) u otras lesiones con cierta frecuencia, desencadenantes de dolor, hinchazón y enrojecimiento.

Tratamiento

FLOTADOR PARA SENTARSE
Mientras dure la inflamación, para no irritar la zona lesionada.

COMPRESAS CON ZUMO DE CEBOLLA
Corte una cebolla, hiérvala en un litro de agua y déjela reposar 10 minutos. Cuele el líquido y empape unas compresas que colocará, antes de acostarse, sobre la zona lesionada. Por la mañana quitará las compresas.

CATAPLASMA DE PATATA CRUDA
Pele una patata y, después de limpiarla «a conciencia», haga una ralladura que colocará, antes de acostarse, sobre la zona dolorida.

CEBOLLA ASADA
Ase cebollas y aplíquelas lo más caliente posible sobre la fístula, cámbielas varias veces al día hasta que se abra la fístula. Una vez abierta ésta, saque el pus y aplique miel para que no cierre en falso. Repita la operación cuantas veces sea necesario hasta que la fístula cicatrice y cierre bien.

ALGODÓN O GASAS
Colocarlos en la región interglútea o anal durante el día cuando hay hinchazón (para evitar la humedad y el roce de la piel).

Prevención

Mantenga siempre muy limpia la región anal e interglútea para evitar la infección; no utilice ropas muy ajustadas; evite estar mucho tiempo sentado; practique con regularidad una actividad física (no es aconsejable el ciclismo); utilice muchos alimentos con fibra (verduras, fruta, integrales).

Sabía que...
las fístulas anorrectales pueden tener uno, dos o varios trayectos, incluso parecerse a un pequeño árbol ramificado entre el recto y la región perianal, razón por la cual a veces hay que extirpar una parte importante de esta zona.

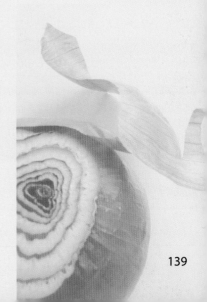

Flebitis

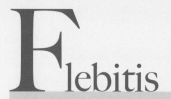

Proceso inflamatorio que afecta a una o varias venas (por lo general de las extremidades inferiores) provocando hinchazón, calor, enrojecimiento, fiebre, dolor al tocarlas y agrandamiento de las venas.

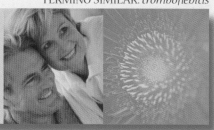

Sabía que...

las flebitis afectan sobre todo a las venas de las extremidades inferiores, donde en conjunto encontramos, en una persona adulta, más de 10 m de venas.

Origen

Hay dos tipos de causas fundamentales: traumatismos o golpes sobre la vena y, lo más frecuente, infecciones cercanas a la vena que permiten el acceso de gérmenes hasta ella y la contaminan (desde la piel, una articulación, un músculo, etc.). Aparte de las molestias que producen, el problema de las flebitis es el riesgo de que formen coágulos que luego se liberan a la sangre y pueden producir embolias que afectan al corazón o los pulmones.

Tratamiento

COMPRESAS FRÍAS
Aplíquelas sobre la zona afectada, con mucho cuidado y sin apretar.

REPOSO
Hasta que desaparezca la fiebre, si la hay.

MOVER LA PIERNA LESIONADA
Cuando fuere posible (aunque sólo sea encima de la cama) para que la sangre no se acumule y favorezca las embolias.

BAÑOS DE LINAZA
Hierva durante 20 minutos en tres litros de agua 50 g de linaza. Cuele el líquido y, cuando esté templado, extiéndalo sobre la flebitis con cuidado.

HOJA DE COL
Planche con un paño de algodón una hoja de col y aplíquela sobre la pierna caliente. Manténgala así toda la noche. Durante el día meta una castaña en el bolsillo.

Prevención

Cuide las varices y sobre todo las infecciones de la piel próximas para que no faciliten una flebitis; dieta rica en vitamina C (naranja, limón), en fibra (salvado con leche o zumos) y alimentos integrales; controle el peso; duerma con las piernas ligeramente elevadas y no use prendas que aprieten (cinturones, fajas, etc.); no fume.

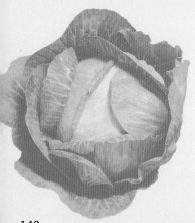

Forúnculos

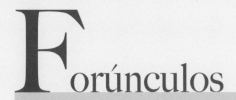

Son nódulos o pequeñas durezas inflamadas que pueden presentarse en la superficie o en la profundidad de la piel y que muestran dolor, enrojecimiento, hinchazón, dureza y, por lo general, formación de pus.

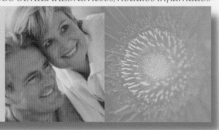

Origen

Siempre son infecciosos, y en particular debido a una bacteria llamada estafilococo. Los forúnculos suelen desarrollarse en cuello, mamas, cara, nalgas, nariz, oídos, dedos y axilas. Cuando los forúnculos se repiten con frecuencia, hablamos de forunculosis, y cuando afectan a los folículos pilosos (al pelo de la barba, al cuero cabelludo), se los denomina foliculitis.

Tratamiento

NO QUITE EL PUS NI «EXPRIMA» EL FORÚNCULO
Se corre el riesgo de destruir tejidos sanos y aumentar la infección (el contenido saldrá sólo cuando madure).

CATAPLASMA DE PAN Y MIEL
Con miga de pan y miel haga una especie de masa y colóquela, como si fuera una gasa, sobre la zona lesionada.

CATAPLASMA DE PEREJIL
Hierva un puñado de perejil hasta que las hojas estén tiernas. Luego, envuélvalas en una gasa y colóquela sobre el forúnculo. Proceda así dos veces por día.

COMPRESA DE MANZANILLA
Prepare una infusión de manzanilla y empape con ella una compresa, que colocará sobre el forúnculo.

Prevención

Buena higiene corporal; evite las prendas ajustadas, ya que aumentan el roce de la piel y la producción de humedad.

Sabía que...

los forúnculos pueden destruir la raíz del vello sobre el que se desarrollan dejando pequeñas zonas «calvas» después de su curación, sobre todo cuando aparecen en el pecho del hombre o en la barba.

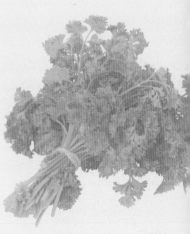

Fracturas

La fractura supone la pérdida de continuidad o «rotura» de un hueso, pudiendo presentar separación o no de los extremos óseos; pero siempre hay dolor e impotencia funcional o incapacidad para mover la zona afectada.

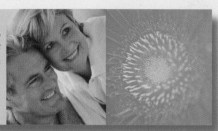

Sabía que...

la mejor manera de ayudar a un hueso fracturado es no permanecer inmóvil y moverse tan pronto como sea posible para que la circulación sanguínea y la actividad muscular, que son estímulos para el hueso, mejoren su vitalidad.

Origen

Por lo general hay un golpe o traumatismo previo que produce la rotura del hueso (una caída, un golpe contra un objeto, un atropello). Sin embargo, en las personas mayores y en particular en las mujeres, como consecuencia de la debilidad ósea producida por la osteoporosis, puede darse una fractura sin golpe previo, simplemente por efecto del peso corporal (primero la fractura y luego la caída). Esta situación es muy frecuente en el caso de la cadera.

Tratamiento

ATENCIÓN MÉDICA INMEDIATA
Inmovilice con algo rígido (una tabla) la zona afectada evitando que se mueva. Puede aplicar frío local para calmar el dolor.

Durante el postoperatorio pueden ayudar:
CÁSCARA DE HUEVO BLANCO
Para dar calcio al hueso; tómela nueve días seguidos por mes. Antes de acostarse sumerja un huevo limpio en una taza con zumo de limón. A la mañana siguiente tome en ayunas el líquido pastoso y blanquecino que encontrará alrededor del huevo.

INFUSIONES DE CONSUELDA
Ayudan a reparar el hueso por contener alantoína. Elabore infusiones con la raíz y las hojas de esta planta y tómela, una vez que esté fría, a un ritmo de dos a tres veces por día.

CACAO PURO
Tome cacao puro mezclado con yogur todos los días para consolidar las fracturas.

SOL
Aproveche el sol durante un paseo, o realice cortas exposiciones sentado, el sol ayuda a elaborar vitamina D y fortalece los huesos, consolidando antes las fracturas.

Prevención

Fortalezca los huesos con una dieta rica en calcio (derivados lácteos), practique con regularidad una actividad física y tome baños de sol (no más de media hora por día). Con ello ayuda al cuerpo a sintetizar la vitamina D y transportar el calcio al hueso. Reduzca el consumo de sal.

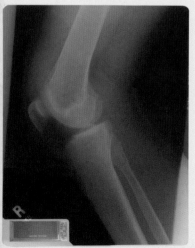

Frío

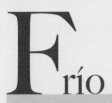

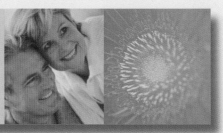

Bajas temperaturas del medio ambiente que pueden afectar a diversas partes de nuestro organismo facilitando el desarrollo de infecciones, inflamaciones e incluso congelaciones.

Origen

Nuestro organismo se encuentra aproximadamente a 37 ºC de temperatura interior, razón por la cual todo lo que procede del exterior debe ser calentado (bien en la boca, bien en las fosas nasales). Por ejemplo, cuando respiramos por la nariz el aire se calienta correctamente; si lo hacemos por la boca, no se calienta. El frío puede lesionar directamente la capa interna de la faringe, laringe o bronquios facilitando el desarrollo de gérmenes (faringitis, laringitis, bronquitis), o, en el caso de la piel, reducir el riego sanguíneo y provocar pequeñas congelaciones, sabañones e incluso úlceras.

Tratamiento y prevención

BUENA PROTECCIÓN
En ambientes fríos, proteja debidamente el cuerpo evitando que queden zonas expuestas (cuello, manos, piernas, etc.).

CUIDADO
Las partes más pequeñas y distales del cuerpo, que suelen ser las primeras en enfriarse y facilitar la enfermedad (orejas, nariz y pies).

RESPIRACIÓN NASAL
En ambiente frío respire siempre por la nariz, ya que es la única forma eficaz de calentar y filtrar el aire que se respira para que llegue en debidas condiciones a los pulmones.

NO PERMANECER QUIETO, SER ÁGIL
Cuando la temperatura ambiente es baja, la actividad de nuestros músculos nos proporciona muchas calorías (calor), siempre y cuando no permanezcamos quietos o caminemos muy lentamente.

Sabía que...
el frío obliga a que el corazón trabaje de forma más intensa que en un ambiente con temperatura agradable. Por esta razón, problemas como el infarto de miocardio o la angina de pecho son muy frecuentes durante las estaciones frías del año.

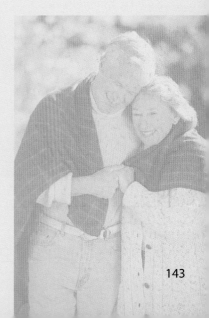

Gases

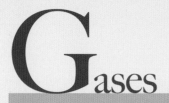

Los gases son depósitos de aire que se forman y acumulan en el aparato digestivo, principalmente en estómago, intestino delgado e intestino grueso.

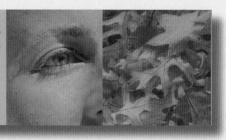

Origen

Su producción está relacionada con dos factores: las bacterias que tenemos en el intestino y el tipo de alimento que consumimos. En el intestino hay unas bacterias que se encargan de colaborar en la digestión de los alimentos para que podamos «sacarles todo el jugo». Durante su trabajo se producen gases por la fermentación. Estos gases se verán incrementados en el caso de utilizar productos con gas (agua, refrescos) o alimentos muy sólidos (garbanzos, alubias...). A veces pueden ser la consecuencia de una enfermedad digestiva (alteraciones de la vesícula biliar, del intestino, colon irritable). Debemos permitir que los gases salgan al exterior, ya que de lo contrario pueden formar «pelotas» dentro del intestino y producir pesadez y dolor. También podemos colaborar a la reducción de su formación...

Tratamiento

CUIDAR LA ALIMENTACIÓN
Ingerir menos azúcares, dulces, verduras crudas, patatas, café, té.

NO BEBER DURANTE LAS COMIDAS EN EXCESO

AJO Y ACEITE DE SOJA
Pique mucho un diente de ajo y añádalo a un vaso cubierto hasta la mitad por aceite de soja. Mezcle y dese un masaje en el estómago.

INFUSIÓN DE COMINO

SEMILLAS DE MOSTAZA
Mastique en ayunas unas pocas semillas, acompañadas de mucha agua.

Prevención

Comidas ligeras repartidas en cuatro o cinco ingestas por día; no beba durante las comidas; reduzca temporalmente el consumo de verduras y legumbres (para tomarlas debe dejarlas en remojo la noche anterior y añadir, cuando las prepara, un poco de tomillo o salvia).

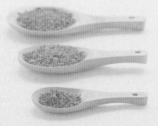

Gastritis

Proceso inflamatorio, agudo o crónico, que afecta a la pared interna del estómago (capa mucosa), y que se manifiesta por dolor sordo en el abdomen (después de comer), acidez, digestiones pesadas, náuseas, vómitos, etc. A veces apenas presenta síntomas, sobre todo en el caso de las de tipo crónico.

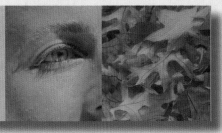

Origen

Las agudas, las que aparecen de repente, suelen deberse a efectos del alcohol, medicamentos, alimentos contaminados, comidas abundantes. En las crónicas, muchas veces la causa es desconocida, pero parece estar relacionada con los jugos biliares que retornan al estómago y lo irritan, o bien con situaciones de estrés. A veces, en caso de no cuidarse y no tratarlas, pueden evolucionar hacia la úlcera gástrica o el cáncer, y en otras ocasiones se curan solas.

Tratamiento

ARCILLA
Disuelva en un vaso de agua una cucharada de polvo de arcilla, deje reposar durante la noche y, en ayunas, beba sólo el agua arcillosa.

COMPRESAS DE AGUA CALIENTE CON CEBOLLAS RALLADAS
Aplíquelas durante 5 o 10 minutos sobre el abdomen. Repita la operación dos o tres veces por día.

BEBER ZUMO DE MANZANA
Mezclarlo con un poco de zumo de limón.

DIETA LÍQUIDA
Hasta que desaparezcan las molestias.

INFUSIÓN DE MANZANILLA
Debido a sus efectos antiinflamatorios y calmantes, reduce los síntomas.

VASO DE LECHE CON AZÚCAR
Para aumentar la protección del estómago.

PATATA RALLADA
Beba el jugo de una patata rallada antes de comer y cenar.

Prevención

No abuse de bebidas alcohólicas, tabaco, café, té, frituras; no se automedique, y menos con antiinflamatorios (aspirina), corticoides, etc.; evite la abundancia en la comida, así como especias, salsas y condimentos; no consuma productos muy fríos o muy calientes; reduzca las emociones y la irritabilidad («mal genio»).

Sabía que...
hay gastritis de tipo alérgico que se producen como resultado de una alergia a determinados productos, entre ellos ciertos medicamentos o alimentos.

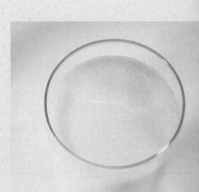

Glaucoma

El glaucoma se caracteriza en que la presión que existe dentro del ojo (que es como una pequeña pelota blanca) se encuentra aumentada por encima de lo normal e irrita elementos contenidos en el ojo.

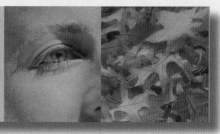

Origen

En el interior del ojo existe un líquido llamado humor acuoso que, como en una fuente, continuamente se produce y continuamente es absorbido, eliminándose. Las situaciones que propician una menor eliminación del líquido permiten que éste se acumule en el interior del ojo y «lo presione», afectando a órganos como la retina. Por esta razón la vista se altera en mayor o menor medida (incluso con pérdida de visión). A veces hay dolor de cabeza, náuseas, se ven luces, etc. El tratamiento suele ser quirúrgico, pero se puede ayudar a aliviar la situación.

Sabía que...

los glaucomas suelen ser más frecuentes en las mujeres, que aparecen después de los 40 años y que primero lesionan un ojo para, meses o años más tarde, afectar al otro.

Tratamiento

REPOSO EN CAMA
Durante la fase aguda o dolorosa.

DIETA A BASE DE LÍQUIDOS
En particular, zumos de frutas y caldos de verduras.

ALIMENTACIÓN
A base de frutas y alimentos crudos (verduras).

CATAPLASMA DE ARCILLA
Aplicar sobre el ojo (cubierto previamente con una pequeña tela de seda o una gasa); puede poner también un par de gotas de cebolla.

GIMNASIA OCULAR
Parpadee veinte veces durante un minuto, seguidas de respiraciones profundas (repita la operación varias veces por día).

CONSUMIR POCA SAL

BAÑOS DE EUFRASIA
Vierta media cucharada de eufrasia en una taza de agua y caliéntela. Cuando rompa a hervir, deje reposar. Aplíquela con una gasa sobre el ojo afectado.

Golpes

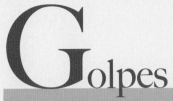

Lesiones superficiales (heridas, hematomas) o más profundas e importantes (fracturas), que son consecuencia de la actuación sobre el organismo de un traumatismo o «fuerza» de manera directa.

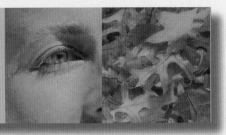

Origen

Siempre se deben al brusco contacto, de forma directa o indirecta, con un objeto: una caída, un atropello, un mueble... Hay que vigilar los golpes por sus posibles complicaciones, sobre todo cuando se producen en la cabeza, ya que, aunque la mayoría de las veces no pasan de una herida o un hematoma, otras pueden generar, a las doce o veinticuatro horas, una lesión cerebral.

Tratamiento

GOLPES EN UÑAS O DEDOS
Ponga el dedo debajo de agua fría y envuélvalo en compresas de agua fría o entre cubitos de hielo (meta y saque el dedo).

GOLPES EN LA PIEL SIN HERIDA
Empape una gasa con vinagre y aplíquela de tres a cuatro veces durante el primer día sobre la zona lesionada (evitará los hematomas y el dolor).

PARA EL DOLOR
Un día después del golpe, si tiene dolor, aplique calor sobre la zona afectada con gasas empapadas en agua caliente, o con la manta eléctrica, etcétera.

MANTEQUILLA Y PEREJIL
Trocee perejil, haga una pasta con la mantequilla y aplique en la piel una capa fina de la mezcla.

Prevención

No ponga muebles en zonas de paso dentro de la casa; precaución al cruzar las calles; cuidado con los suelos resbaladizos...

Sabía que...
en una persona mayor hay que explorar bien y vigilar la evolución de cualquier golpe, ya que el riesgo de fractura y de lesiones vasculares o de órganos internos es muy elevada.

Gota

La gota se caracteriza por la acumulación de ácido úrico en las articulaciones del cuerpo (sobre todo de las extremidades), provocando inflamación, «ataques» de dolor y deformación de la zona afectada.

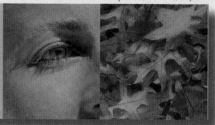

Sabía que...

en el organismo tenemos algo más de 1 kg de ácido úrico, lo que supone, en el caso de la sangre, entre 5 y 6 mg por cada 100 ml de sangre. La gota la padecen con mayor frecuencia los hombres y tiene un cierto componente genético.

Origen

Se debe por lo general a una dieta inadecuada (mucha carne grasa, alcohol, alimentos azucarados): nuestro organismo se inunda de ácido úrico y, como el riñón no puede eliminar todo lo que sobra, el ácido se almacena en las articulaciones (pie, tobillo, rodilla, mano, codo, hombro), e incluso en otros tejidos (dedos, orejas) produciendo nódulos o engrosamientos llamados tofos. El ácido úrico forma cristales que irritan e inflaman las articulaciones, produciendo mucho dolor e incapacidad para mover la zona afectada.

Tratamiento

DIETA SIN CARNE
Coma durante unos días sólo frutas, verduras, hortalizas y pescado blanco.

ZUMO DE PATATA CRUDA
Puede ser mezclado con otros zumos. Tómelo una vez al día.

COMPRESAS DE TREMENTINA
Vierta tres o cuatro gotas en una compresa y aplique ésta sobre la zona afectada (siempre y cuando no esté lesionada la piel).

AJO
Cueza tres o cuatro dientes de ajo cortados en un litro de agua, hasta que se ablanden. Cuélelo y tome tres vasos por día.

Prevención

Evite consumir alimentos ricos en ácido úrico (en particular carne grasa); utilice zapatos y calcetines amplios, no ajustados; evite el alcohol; controle el peso para prevenir la obesidad. Tome sandía y perejil, que son de mucha utilidad para aquellas personas que tienen con frecuencia ataques de gota.

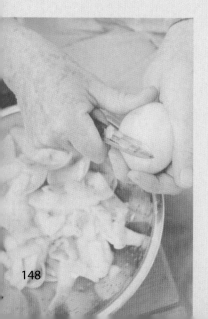

Grietas en la piel

La superficie de la piel es una barrera continua que nos defiende de posibles agresiones externas. Por diversos factores se altera y puede agrietarse, perdiendo su capacidad de defensa.

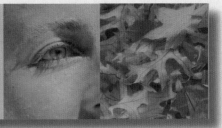

Origen

Hay varios factores que pueden alterar la conservación de la piel y facilitar las grietas, como mala circulación de la sangre, presencia de durezas, manos y pies sudorosos, piel seca o deshidratada, excesiva exposición al sol, etc. Estas situaciones traen consigo posibles infecciones debidas a gérmenes, e inflamaciones con origen en agentes diversos.

Tratamiento

COMPRESAS CALIENTES Y FRÍAS
Aplicar alternativamente, para mejorar el riego sanguíneo.

ZUMOS DE FRUTAS
Tómelos con frecuencia para aumentar los minerales que protegen la piel.

TINTURA DE MIRRA
Aplíquela con un suave masaje sobre la zona agrietada, hasta que mejore.

Prevención

Evite largas exposiciones al sol; tome con frecuencia zumos de frutas; mantenga una buena circulación de la sangre (practique ejercicio con regularidad).

Sabía que...

la piel de una persona adulta ocupa una superficie equivalente a casi 2 m² y tiene un espesor de entre 2 y 5 mm. Cuanto mayor es el espesor, mayor es la probabilidad de que se agriete.

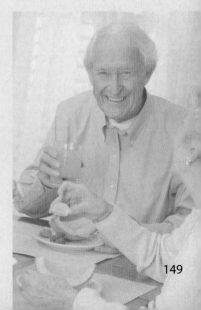

Gripe

Infección desarrollada por un virus que afecta casi por completo a todo el organismo, siempre durante los meses fríos y con síntomas muy diversos. Sólo se la experimenta una vez cada año (los resfriados o catarros pueden sufrirse más de una vez al año).

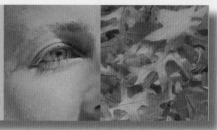

Origen

El frío, como ya indicamos en un apartado precedente, puede reducir nuestras defensas; en tal caso, nos invaden los virus como el de la gripe. Éste afecta primero a las vías respiratorias y más tarde a otras partes del cuerpo, razón por la cual aparecen síntomas como tos, malestar general, sequedad de las vías respiratorias, dolores musculares, dolor de cabeza, pérdida de fuerza, etc. A la vez, otros gérmenes pueden ver facilitada la producción de enfermedades como la neumonía, agudización de bronquitis crónicas, el aumento de alteraciones del corazón, etc. La mejor prevención es la vacuna antigripal pero se puede ayudar a aliviar la situación.

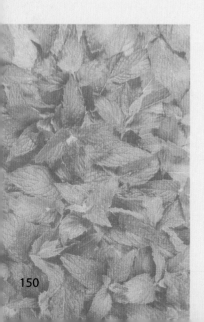

Sabía que... en 1998 casi 4 millones de españoles padecieron la gripe, cifra que podría haber sido mucho mayor de no existir la vacuna antigripal.

Tratamiento

MANZANA, MIEL Y LIMÓN
Ralle una manzana y viértala en medio vaso de agua. Cuando hierva, añada una cucharada de miel y el zumo de medio limón. Deje de 1 a 2 minutos y retire. Tómelo lentamente.

CEBOLLA
Para abrir las vías respiratorias y calmar la tos, corte una cebolla en trocitos y colóquela en un plato. Déjela sobre la mesilla de noche una hora antes de acostarse.

ACEITE DE MENTA
Vierta sobre un pañuelo unas gotas de aceite de menta y colóquelo en el cuello antes de acostarse.

LAVANDA
Tome infusiones de flor de lavanda un par de veces por día.

Prevención

Dieta rica en frutas y verduras, ya que aportan mucha vitamina C, que protege las vías respiratorias; abríguese bien ante el frío; respire por la nariz; vacúnese contra la gripe al iniciarse el otoño.

Hemorroides

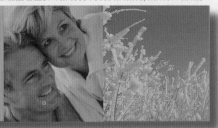

Las hemorroides están representadas por dilataciones de las venas situadas en el recto y en el ano de tal forma que obstruyen gran parte de su interior, siendo irritadas por las heces cuando se evacúa.

Origen

Las venas que se distribuyen por el recto y el ano se llaman hemorroidales y transportan la sangre hasta el abdomen (concretamente al hígado). La sangre se estanca cuando se hace mucha fuerza en el abdomen o hay algo que presiona: hacer fuerza al defecar (estreñimiento), toser mucho (bronquitis crónica), estornudar con frecuencia (alergias), obesidad y sobrepeso, lesiones del hígado y tumores abdominales. Las hemorroides corren riesgo de inflamarse (dolor al defecar), formar trombos e incluso producir pequeñas hemorragias que favorecen las anemias.

Tratamiento

PATATA PARA CALMAR EL DOLOR
Ralle muy fino una patata y, con la ayuda de una gasa y un esparadrapo, déjela en la zona afectada durante toda la noche e incluso durante el día.

DIETA LÍQUIDA
Para hacer más blandas las heces, evitando el estreñimiento y la inflamación.

BAÑO DE ASIENTO
Con agua tibia en el bidé durante 10 o 15 minutos.

HIELO
Aplique unos cubitos, con la ayuda de una gasa, sobre las hemorroides.

TOMATE
Cuando tenga dolor e inflamación, aplique una cataplasma de tomate muy maduro durante toda la noche y lávese a la mañana siguiente con agua de manzanilla. No se seque, deje que la piel se seque por sí sola.

Prevención

Evite el sobrepeso, practique una dieta rica en zumos, frutas y verduras, beba muchos líquidos. Nada de alcohol, especias, picantes y azúcar, y poca carne roja. Combata el estreñimiento, la tos y los estornudos como indicamos en otros apartados. Coma la fruta siempre con piel y lleve una castaña de Indias en el bolsillo.

Sabía que...

las profesiones que obligan a estar mucho tiempo sentado, como las de taxistas, conductores, oficinistas, ciclistas o amas de casa (por los embarazos y las características de las labores domésticas) favorecen el desarrollo de las hemorroides.

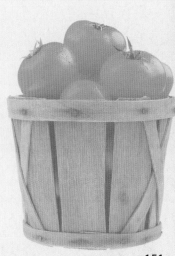

Hipo

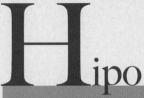

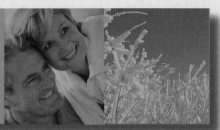

Es un ruido agudo que se produce de forma reiterada e involuntaria por irritación del músculo diafragma que provoca la entrada brusca de aire en el pulmón.

Origen

El diafragma, músculo que separa los pulmones del estómago y del hígado, puede irritarse por muchas circunstancias, dando lugar al hipo: acumulación de gases por hablar mientras come; consumir refrescos; tomar sustancias calientes o picantes; enfermedades como la neumonía u otras de estómago, esófago, intestino y vejiga urinaria; alteraciones psicológicas; reírse en exceso.

Tratamiento

VINAGRE
Una cucharada de vinagre tomada de golpe puede calmar el hipo.

AZÚCAR Y AGUA
Tome de golpe una cucharada de azúcar y luego un vaso de agua.

INFUSIONES DE VALERIANA
Ayudan a relajar la musculatura respiratoria y el hipo.

RESPIRACIÓN PROFUNDA
Eche la cabeza hacia atrás al máximo (para estirar todo lo posible el cuello) y respire profundamente de diez a quince veces. Así, el diafragma «se calmará» y cesará el hipo.

VASO DE AGUA
Beba un vaso del lado más alejado del que lo hace habitualmente.

Prevención

No abuse de los refrescos con gas, no hable mientras mastica, evite los alimentos calientes.

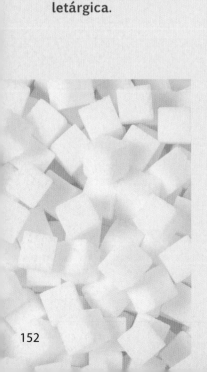

Hematomas

TÉRMINOS SIMILARES: *moratones, chichones, cardenales*

Los hematomas representan «almacenes» de sangre que pueden presentarse en la superficie o en el interior del organismo. Al presionar elementos próximos generan dolor, hinchazón, oscurecimiento de la piel y calor.

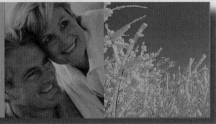

Origen

Siempre se deben a la acción de un golpe, un traumatismo o una presión continuada (agarrar algo durante mucho tiempo) sobre una zona del cuerpo, lo que facilita la rotura de las venas de esa región, permitiendo la salida de sangre. En el caso de venas superficiales (varices) o de zonas expuestas a los golpes (dedos), su producción es más frecuente. El hematoma cambia de color a medida que la sangre es «reabsorbida» y las células desaparecen: primero color rojo oscuro-azul, luego verdoso y finalmente amarillo (a los cinco o seis días).

Tratamiento

COMPRESAS FRÍAS
Sobre la zona golpeada, para que las venas «se cierren» y salga poca o ninguna sangre.

COMPRESAS DE INFUSIÓN DE CALÉNDULA
Para reducir el dolor y la hinchazón. Aplíquelas de dos a tres veces por día y, sobre todo, después de producirse la lesión.

COMPRESAS DE INFUSIÓN DE HAMAMELIS
Para facilitar la reabsorción y eliminación de la sangre acumulada.

Prevención

Las mismas medidas que en el caso de las caídas y golpes.

Sabía que...

el tiempo que tarda en formarse un hematoma es muy variable, pudiendo oscilar entre unos pocos minutos y un par de días. Así, por ejemplo, un hematoma en las proximidades del cerebro puede tardar en ello más de 24-48 horas.

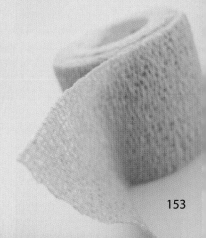

Hemorragia

En las hemorragias un vaso sanguíneo (arteria o vena) se rompe y permite la salida de sangre que puede dirigirse hacia el exterior (por corte, fractura o proximidad de conductos naturales como estómago o pulmón) o hacia el interior (entre músculos, en la cavidad abdominal, etc.).

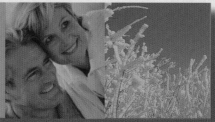

Origen

Casi siempre es provocada por un traumatismo o golpe directo con agentes cortantes que actúan sobre la superficie corporal (cuchillo). Otras veces se debe a aumento de la presión de una zona que rompe las venas pequeñas (bronquios y pulmones al toser; nariz al estornudar) o alargamientos o estiramientos de un vaso sanguíneo (las arterias renales si se salta desde una altura considerable). El problema de la hemorragia es la pérdida de sangre que origina (y, con ello, la llegada de menos oxígeno y alimento a células tan sensibles como las del cerebro o el corazón) o la acumulación de sangre que, como en los hematomas, comprime zonas próximas. Debe tratarla el médico, pero mientras tanto...

Sabía que...

el cuerpo humano adulto tiene entre 4 y 5 litros de sangre, pudiendo perderse sin apenas mostrar síntoma alguno entre 150 y 250 ml de sangre (como en una transfusión).

Tratamiento

REDUCIR LA HEMORRAGIA
Presionar sobre la herida o corte con la ayuda de unas compresas limpias.

POSICIÓN DE SEGURIDAD
El lesionado debe estar tumbado y con los pies ligeramente elevados para asegurar la llegada de sangre al corazón y al cerebro.

BEBER LÍQUIDOS
Si el enfermo no vomita y está consciente, que beba mucha agua para reponer líquidos en la sangre.

BONIATOS
Si ha tenido o tiene hemorragias con cierta frecuencia, tome mucha vitamina K que favorece la coagulación de la sangre. El boniato tiene mucha vitamina K (tómelo licuado).

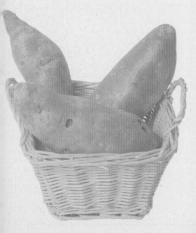

Hemorragia nasal

TÉRMINO SIMILAR: *epístasis*

Pérdida de sangre que se produce por la nariz, con mayor o menor frecuencia, en forma de goteo continuo.

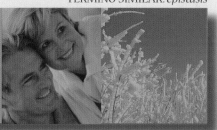

Origen

Las fosas nasales cuentan en sus paredes con numerosas venas pequeñas que tienen como misión calentar el aire que respiramos, como si fueran un termostato o calentador. Estas venas presentan paredes muy finas y frágiles. Ya sea por un golpe directo sobre la nariz, por una tensión arterial elevada que rompe las pequeñas venas de sus paredes o por un aumento de la presión intranasal (estornudar), se quiebran y permiten la salida de sangre, sin otro tipo de síntomas.

Tratamiento

PRESIONAR LAS PAREDES NASALES
Apretar con los dedos para «aplastar» las venas, facilitando así la coagulación de la sangre y con ello impedir la pérdida de sangre.

COMPRESA CON AGUA FRÍA
Introdúzcala como un bastoncillo en la fosa nasal sangrante para reducir el tamaño de las venas y con ello la hemorragia.

COMPRESA CON JUGO DE LIMÓN
Aplíquela en la fosa nasal sangrante. Cesará la hemorragia.

CATAPLASMA DE PEREJIL
Colóquela en la nuca.

SANGRAR DESPUÉS DE UN GOLPE EN LA CABEZA
Acudir rápidamente al médico aunque no se tengan otros síntomas, ya que puede sugerir una fractura de la base del cráneo.

Prevención

Practique de vez en cuando un baño de agua caliente en los pies y coloque unas compresas frías en la frente (tonifica el ritmo de cierre y apertura de los vasos sanguíneos y con ello la «reparación» en caso de hemorragia); vigile la tensión arterial; evite el estrés; reduzca los estornudos; no eche la cabeza hacia atrás: la sangre puede ir a la garganta y al estómago, provocando el vómito.

Sabía que...
en las personas mayores dos de las causas más frecuentes de hemorragia nasal son la hipertensión arterial o los cambios bruscos de tensión, sobre todo en el caso de las mujeres después de la menopausia.

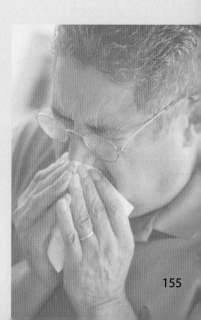

Hepatitis

Inflamación del hígado con destrucción de un buen número de sus células (hepatocitos), que le produce un notable aumento de tamaño y alteraciones en sus funciones.

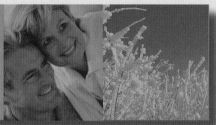

Sabía que...

el color amarillo de la piel y las mucosas típico de la hepatitis se debe a una sustancia que el hígado produce: la bilirrubina. En condiciones normales se la elimina con los jugos biliares (por eso estos jugos son amarillo-verdosos), pero en el caso de la hepatitis la bilirrubina «inunda» la sangre y, con ella, el organismo.

Origen

Por lo general es de tipo infeccioso, en concreto debido a la invasión del hígado por los virus de la hepatitis, de los cuales existen muchas variantes (A, B, C, D, E...). En unos casos se transmite por vía digestiva (alimentos, cubiertos, etc.), como sucede con la hepatitis A. En otros, el contagio es por vía sanguínea (transfusiones de sangre, jeringas), como la hepatitis B. Esta enfermedad dificulta la función hepática y con ello la digestión de los alimentos, la formación de elementos defensivos para el organismo, la síntesis de proteínas, etc., razón por la cual hay debilidad, fatiga, infecciones frecuentes y muchos alimentos nos sientan mal. Además de estos síntomas, también se observa ictericia (color amarillo de los ojos, mucosas —boca— y piel), dolor en el hígado, fiebre, náuseas y vómitos.

Tratamiento

DIETA LÍQUIDA Y LIGERA
Puesto que el hígado no puede depurar bien los alimentos, hay que tomar comida ligera (caldos, purés, yogur, alimentos cocidos) y muchos líquidos. Todo ello en varias ingestas por día y en pequeñas cantidades cada vez.

COCCIÓN DE COLA DE CABALLO
Hierva un litro de agua destilada con dos pizcas de cola de caballo durante 20 minutos. Déjelo reposar y guárdelo en una jarra. Tome un tercio con el desayuno, otro con la comida y otro con la cena, colando el líquido antes de beberlo. Siga esta práctica diez días seguidos por mes.

EVITAR
Nada de alcohol, café, tabaco, frituras, salsas, especias, alimentos picantes, etc.

ALCACHOFAS
Tomar el agua de alcachofa que habitualmente tiramos.

DESMODIUM
Tómela en infusión (esta planta se encuentra en herbodietéticas y farmacias).

Prevención

Dieta equilibrada a base de frutas, verduras, zumos, etc.; cuidado con los contagios en el caso de la hepatitis A (precaución con cubiertos, platos, ropa de cama, etc.); no debilite el hígado con bebidas alcohólicas, exceso de alimentos grasos, etcétera.

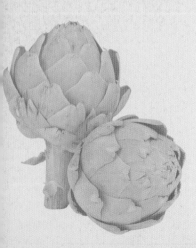

Heridas

Lesiones de diferente aspecto y forma que surgen en la piel y que pueden estar acompañadas de inflamación e infección de los tejidos orgánicos próximos.

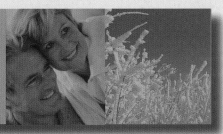

Origen

Por lo general, son de origen traumático (golpe directo o indirecto de algún objeto sobre la piel). A veces las heridas son la consecuencia de lesiones internas que afectan a la piel próxima como las varices, la falta de riego en las piernas, etc. Las heridas más frecuentes son superficiales y amplias cuando están producidas por objetos romos, sin punta (una raspadura, una caída). Las heridas profundas y con bordes muy separados se producen por objetos punzantes, cortantes (cuchillo, mordedura, clavo). Las heridas deben ser tratadas con cuidado para evitar la inflamación y la infección (por gérmenes que acompañan al objeto que lesiona) y facilitar la recuperación.

Tratamiento

LIMPIAR BIEN LA HERIDA
Ya sea con abundante agua, agua oxigenada o agua con jabón, aplicándola a manera de chorro para que «arrastre» todas las impurezas.

PROTEGER LA HERIDA
Con gasas y una venda para evitar la contaminación. Cambie la gasa cada dos días (no antes), para favorecer la cicatrización.

ACEITE DE TOMILLO
Aplique tres gotas en una gasa y empape con ella la herida con suavidad (mejora la cicatrización y evita la infección).

HOJAS DE CARDOSANTO
Prepare una infusión con ellas y, tras colar el líquido, empape una gasa y aplíquela directamente encima de la herida durante unos minutos (desinfecta, alivia el dolor y favorece la cicatrización).

PICOR EN LA HERIDA O CICATRIZ
Introduzca la mano durante 10 a 15 segundos en el congelador.

Sabía que...

la importancia de una herida no depende tanto de la extensión sino del lugar donde se ha producido. Por ejemplo, una herida entre las costillas puede ser mortal porque entra aire del exterior del cuerpo al tórax y colapsa los pulmones, impidiendo la respiración.

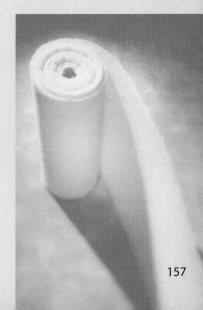

Hernia

Salida anormal de un órgano del cuerpo por una vía o conducto artificial (producido por heridas, debilidad de músculos, etc.) O natural (ombligo, conducto inguinal, etc.).

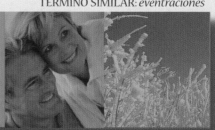

Sabía que...

la hernia más frecuente es la de tipo inguinal y que la padecen con más frecuencia los hombres que las mujeres como consecuencia de las condiciones de trabajo, la influencia del tabaco (tos), etcétera.

Origen

La formación de vías o conductos en las paredes de nuestro cuerpo se relaciona con la realización repetida de esfuerzos importantes, que debilitan músculos y ligamentos. Por ejemplo, toser mucho debilita la ingle y favorece la hernia inguinal; doblar la columna para cargar pesos favorece la hernia discal (salida del espacio entre las vértebras de una «lente» llamada núcleo pulposo, que comprime los nervios próximos); por obesidad, tos, etc., el esófago puede «ascender» y atravesar el diafragma: hernia de hiato. Otras veces hay debilidad desde el nacimiento: hernia umbilical. El problema de la hernia es que se comprimen e irritan órganos próximos (nervios) y que el conducto de salida, como es estrecho, puede presionar los vasos sanguíneos que salen por la hernia y dejar sin sangre la parte herniada, dando lugar a la gangrena. Aunque el tratamiento es siempre quirúrgico, se puede aliviar la situación.

Tratamiento

CALMAR EL DOLOR
Aplique compresas calientes o una bolsa de agua caliente sobre la zona dolorida.

TRATAR LA TOS
Para evitar el aumento de presión abdominal y la salida de órganos.

FORTALECER LOS MÚSCULOS
Practique con regularidad algunos ejercicios correctores (véase el capítulo de actividad física).

PROTEGER LA ZONA AFECTADA
Utilizar un pequeño corsé, braguero o elemento similar, que refuerza la pared debilitada.

Prevención

Trate las infecciones de las vías respiratorias para toser menos; no coja muchos pesos o evite hacerlo con frecuencia; realice una actividad física con regularidad; controle el peso.

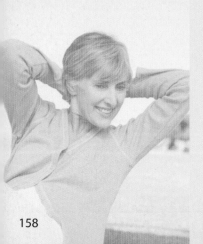

Hipertensión arterial

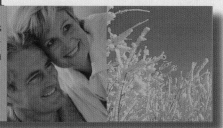

La presión a la que se encuentran sometidas las paredes de las arterias es superior a la normal. Se considera hipertensión cuando la tensión mínima (diastólica) se sitúa por encima de 8,5 cm de mercurio y la tensión alta (sistólica) supera los 13,5 cm de mercurio.

Origen

Sus principales causas se relacionan con un aumento del líquido sanguíneo (beber muchos líquidos, abuso de la sal que con ella arrastra agua) o con el hecho de que las paredes, que tienen pequeños músculos, muestran «cierta» contracción y con ello más presión (nerviosismo, estrés, deterioro de las paredes por arteriosclerosis, diabetes, etc.). El problema de la hipertensión es que al circular la sangre a tanta presión puede lesionar aún más las paredes arteriales y facilitar roturas de pequeñas arterias en el cerebro, embolias, etcétera.

Tratamiento

PEPINO, ZANAHORIA Y PEREJIL
Licúe un pepino, dos zanahorias y un poco de perejil. Beba el líquido nada más hacerlo. Practique este remedio de dos a tres veces por semana.

AJO
Cueza dos cabezas de ajo en un litro de agua y, después de colarlo, guarde el líquido en una jarra y beba un vaso dos o tres veces por día.

PELADURAS DE PATATA
Pele cuatro o cinco patatas y cueza las peladuras en un litro de agua durante 15-20 minutos. Cuele el líquido y tome tres vasos por día.

HOJAS DE OLIVO
Cueza un puñado de hojas de olivo en un litro de agua. Cuele el líquido y tome dos vasos por día.

Prevención

Elimine la sal y la grasa (frituras, salsas, etc.); consuma muchos zumos y verduras (sobre todo apio); no beba líquidos en exceso; evite los excitantes tipo café, té, tabaco, alcohol; reduzca el estrés y el nerviosismo; controle el peso y prevenga la obesidad.

Sabía que...

una de cada dos personas mayores tiene problemas con la tensión arterial. Lo más lamentable es que sólo el 20% de las personas con hipertensión sigue los consejos de su médico y, en particular, el tratamiento que se le indica.

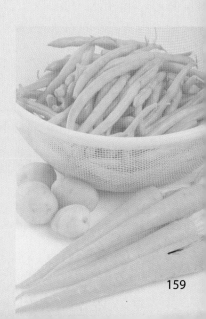

Hipotensión arterial

La presión a la que fluye la sangre por las arterias se situa por debajo de lo normal y, en determinadas circunstancias, le cuesta llegar al cerebro.

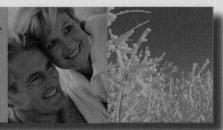

Sabía que...

hay dos situaciones en las que con frecuencia se producen episodios de hipotensión arterial: durante o después de un baño/ducha con agua caliente y al levantarse tras estar mucho tiempo sentado o tumbado. En estos casos hay que tener sumo cuidado, ya que el mareo puede facilitar caídas y con ello consecuencias más graves (fracturas, heridas).

Origen

La hipotensión no suele ser un trastorno crónico, sino que se manifiesta en determinadas circunstancias y bajo diferentes factores: medicamentos, deshidratación por perder mucha agua y con ello volumen sanguíneo, hemorragias. Otras veces es de origen desconocido, y debido a una mala regulación de la presión sanguínea desde los nervios, al levantarnos puede aparecer la hipotensión. Con la falta de llegada de sangre al cerebro hay mareos, inestabilidad, confusión mental, alteraciones visuales y, a veces, pérdida de conocimiento.

Tratamiento

CANELA
Hierva un litro de agua con un ramo de canela. Guarde el líquido en una jarra y beba un vaso cada día.

EN URGENCIAS, ALGO DULCE
Cuando note síntomas de hipotensión tome leche con un poco de azúcar o miel.

ZANAHORIA CON MIEL
Tome en ayunas zumo de zanahoria con miel.

EN CASO DE MAREOS
Siéntese y sitúe la cabeza entre las rodillas para que la sangre llegue más fácilmente al cerebro. También es útil tumbarse con los pies un poco elevados.

INFUSIÓN DE ROMERO
Tómela tres veces por día.

Prevención

No se levante bruscamente de la cama, de sillas, del suelo, etc.; evite sudar en exceso (para no perder agua); coma con regularidad cuatro o cinco veces por día y poco en cada comida; beba muchos líquidos.

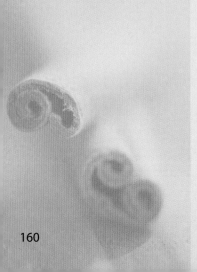

Hongos

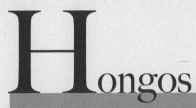

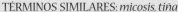

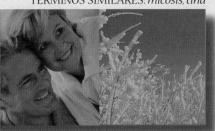

Los hongos son microorganismos que tienen capacidad para producir enfermedades (micosis) cuando las defensas del organismo se encuentran débiles.

Origen

Muchos hongos se encuentran en el organismo, ocultos (especialmente en la piel y los conductos que comunican con el exterior: vagina, boca), y cuando disminuyen las defensas o encuentran el medio para proliferar (humedad, descuido en la higiene, invasión en grandes cantidades por contacto con zonas afectadas) desarrollan la enfermedad. Las micosis pueden ser internas o externas. Estas últimas son las más frecuentes y pueden afectar a pelo, uñas, grietas de la piel, durezas...

Tratamiento

LIMÓN Y RICINO
Vierta en medio vaso de aceite de ricino unas gotas de zumo de limón y sumerja en él los dedos para aliviar la infección de las uñas. Mantenga 3 o 4 minutos las uñas sumergidas.

CORTAR EL PELO
Para la tiña, además de tratamiento médico, es muy útil cortar el pelo y lavarse la cabeza diariamente con agua templada a la que se añadirá unas gotas de aceite de ricino.

LAUREL
Lávese con el agua de la cocción de laurel, muy efectiva en hongos vaginales.

PLÁTANO
Coja una peladura de plátano y, tras quitar la capa blanda de dentro, donde están las fibras, frote suavemente sobre las micosis que puedan afectarle la piel. Hágalo dos veces todos los días.

Prevención

Mantenga una dieta equilibrada con abundantes frutas, verduras y fibra; evite la humedad en zonas como el pelo, las uñas y los espacios que hay entre los dedos; séquese bien después de la ducha o el baño.

Sabía que...

de los miles de hongos conocidos en la naturaleza, apenas llegan a 50 las especies que son patológicas para el hombre. De estas patologías o micosis sólo las que se producen en la superficie del organismo (uñas, zonas entre los dedos) se transmiten de unas personas a otras.

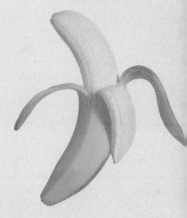

Huesos

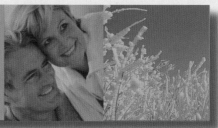

Los 205 huesos que configuran el esqueleto del cuerpo humano representan las partes más duras del cuerpo y sirven, además de para «sujetar» al resto del organismo, para formar muchas células sanguíneas y facilitar el movimiento junto con los músculos.

Origen

Los huesos están formados por miles de láminas muy finas de células y gran cantidad de minerales, como bicarbonatos, fosfatos, etc. Destacan las elevadas cantidades presentes de calcio, elemento fundamental para conservar el hueso. El calcio se deposita en el hueso durante las primeras décadas de la vida (hasta los 30-35 años). La cantidad que se tenga en ese momento será la máxima; luego se comenzará a perderla poco a poco (en grandes cantidades si no nos cuidamos), apareciendo la osteoporosis.

Sabía que...

en el cuerpo humano hay 205 huesos, pudiendo observarse algunos más o menos en función de los llamados huesos sesamoideos, pequeños huesos de forma esférica que hay en la base de los dedos.

Tratamiento

MANTENGA UNA DIETA RICA EN CALCIO
En particular de cacao puro y productos lácteos (queso, yogur, etc.), sin olvidar el sésamo, perejil, verduras de hoja verde (acelga, berro, col, brócoli, algas combu), almendras, legumbres, arroz integral.

EJERCICIO REGULAR
La actividad física fortalece los huesos aportándoles más calcio y facilitando su renovación celular.

SOL
Tomar baños de sol (paseando) favorece el hueso, ya que con él se facilita la formación de provitamina D en la piel. Esta vitamina se encarga de transportar el calcio hasta los huesos.

ACEITE DE OLIVA CRUDO
Para acompañar las ensaladas y otros alimentos. Es un gran remineralizante de los huesos.

NO TOMAR
Evitar productos como alcohol y tabaco; y los excesos de café y té, ya que dificultan el aporte de calcio a los huesos. Reduzca el consumo de azúcar refinado y bollería (disminuyen la absorción de calcio en el intestino).

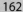

Impotencia

Disfunción sexual ligada por lo general a la incapacidad del varón para conseguir o mantener una erección del pene suficiente con miras a la relación sexual normal.

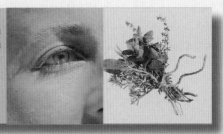

Origen

La respuesta sexual adecuada depende de tres factores: una situación emocional estimulante, la erección del pene por aumento de la llegada de sangre y la eyaculación. Estos dos últimos mecanismos son de tipo reflejo, involuntarios, y, sobre todo el primero y el segundo de ellos, son responsables de la impotencia en la mayoría de las ocasiones. La llegada de sangre y con ello la erección pueden no ser suficientes por factores psíquicos (90% de los casos: ansiedad, estrés), debilidad general, cansancio, diabetes, alcohol, medicamentos de tipo sedantes, antihipertensivos y tranquilizantes.

Tratamiento

ALIMENTOS RECOMENDADOS
Ajo, apio, almendras, cebolla, espárragos e hinojo facilitan la circulación de la sangre, y así pueden mejorar la erección. Tome alguno de ellos durante quince o veinte días seguidos y luego de vez en cuando.

TOMATE Y COMINO
Tome tres rodajas de tomate con aceite y ajo picado espolvoreadas con comino. Es la viagra natural.

INFUSIONES
Las de equinácea, menta o verbena producen efectos similares a los anteriores. Tome una de ellas durante siete días seguidos, y más tarde, de vez en cuando.

DUCHA DIARIA DE AGUA FRÍA
Tomada durante 1 o 2 minutos y con un buen secado. Estimula la circulación de la sangre y favorece la erección en un ambiente adecuado.

Prevención

RELAJARSE y evitar las situaciones de estrés, ansiedad o irritabilidad. Deje a un lado las preocupaciones.

CUIDAR LA DIETA aumentando la presencia de frutas, verduras y reduciendo las grasas y frituras.

VIGILAR LA MEDICACIÓN que se consume, por sus efectos secundarios, que a veces dificulta la erección.

Sabía que...

a la hora de valorar la impotencia hay que considerar el porcentaje de contactos no consumados sobre los intentos, no sólo los que se han realizado, ya que esta última situación depende de las costumbres, hábitos y estado personal de cada cual. Un porcentaje normal se sitúa en torno al 40% de los intentos realizados

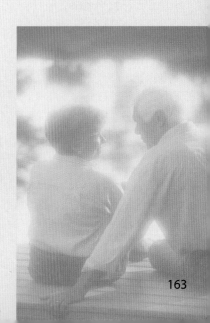

163

Incontinencia urinaria

TÉRMINO SIMILAR: *enuresis*

Pérdida involuntaria de una cierta cantidad de orina, en una o varias ocasiones, durante el día o durante la noche.

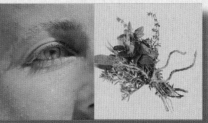

Sabía que...

en España más de medio millón de personas padecen este trastorno, especialmente mujeres después de la menopausia, situación que provoca numerosos obstáculos psicológicos que, poco a poco, hay que superar.

Origen

Las pérdidas pueden ser por urgencia o por rebosamiento (la vejiga urinaria se llena de orina, rebosa y salen algunas gotas). También hay incontinencia por estrés (situaciones de angustia, nerviosismo); por insuficiencia del esfínter urinario (los músculos que cierran la vejiga urinaria se han debilitado y no cierran bien la vejiga); por alteraciones neurógenas (de los nervios que regulan la musculatura de la vejiga). La incontinencia, además de suponer un problema psicológico y «estético», puede favorecer cierto tipo de infecciones en la región genitourinaria.

Tratamiento

PRACTICAR EJERCICIOS PERINEALES
Para mejorar el estado de los músculos y esfínteres de la vejiga urinaria, practique dos veces al día un ejercicio consistente en contraer veinte veces los músculos situados entre los muslos (como si estuviese defecando) en posición de pie, luego sentado y después, tumbado.

VINAGRE
Tome todos los días un poco de vinagre acompañando a los alimentos.

CANELA
Mastique un poco de canela todos los días (o casi todos) antes de acostarse.

COLA DE CABALLO
Coja 35 gr y viértalos en un litro de agua hirviendo. Después de un par de minutos, quite del fuego y deje enfriar. Cuele y guarde para tomar tres cucharadas, una con cada comida.

SALVIA
Vierta un poco de salvia en una cazuela con agua y cueza durante 5 minutos. Cuele y tome la infusión muy caliente. Haga lo propio casi todos los días.

CAL
Ponga un plato de cal debajo de la cama e introduzca una bolsita de lúpulo en la almohada.

Prevención

REGULARIDAD en las horas de micción para evitar el rebosamiento.

PRACTIQUE LOS EJERCICIOS perineales ya descritos un par de veces por semana.

REDUZCA EL CONSUMO de líquidos, sobre todo por las tardes-noches, así como la sal y los alimentos semilíquidos.

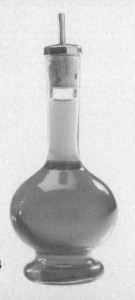

Infarto de miocardio

En el infarto de miocardio una parte del músculo cardíaco se está muriendo (por eso da dolor) y, por lo tanto, deja de funcionar.

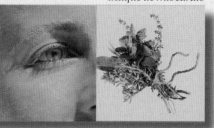

Origen

En el infarto, por diversos motivos, la sangre no se distribuye bien por las arterias coronarias a todo el corazón, a todo el músculo cardíaco, y en consecuencia falta el oxígeno imprescindible para las fibras musculares. Cuando esto sucede, el músculo «chilla» en forma de dolor y en pocos minutos las fibras mueren, alterando la contracción cardíaca. Si la extensión del infarto es amplia, o el ritmo de contracción se altera mucho (fibrilación), el corazón no manda sangre y fallece. Las causas fundamentales de que las arterias coronarias se obstruyan son la arteriosclerosis, la hipertensión arterial, el estrés, la alimentación grasa, la diabetes, etcétera.

Tratamiento

ACTIVIDAD FÍSICA
Es el mejor método para rehabilitar, poco a poco, las arterias coronarias. Comience por paseos de 500 m, siga con otros de 1.000, etc. Más tarde practique natación, gimnasia... (véase el capítulo dedicado a la actividad física). El deporte ayuda a «limpiar» las arterias.

AJO
Colabora a mejorar la circulación de la sangre. Tome dos dientes al día, crudos.

EJERCICIO MANUAL
Varias veces al día, lentamente, cierre la mano con fuerza y luego ábrala estirando los dedos todo lo que pueda. Hágalo 2 minutos cada vez.

MUÉRDAGO
Tome una infusión, de vez en cuando, de esta planta. Ayuda a regular la presión sanguínea y la llegada de sangre al corazón.

ESPINO ALBAR
Tomar en infusión.

ALIMENTACIÓN
Incluya todos los días lecitina en el desayuno y tome aceite de salmón de perlas.

Prevención

CONTROLE los alimentos que consume y, en particular, reduzca las frituras, la grasa animal, etc.

NO al consumo de tabaco, y disminuya la ingesta de alcohol, café, té y similares. Practique una actividad física con regularidad. A ser posible, ingiera ajo o cebolla crudos todos los días.

Sabía que...

un infarto supone una cicatriz en el corazón; dos infartos, dos cicatrices; tres... son ya demasiadas. Por eso debemos ser constantes y prevenir su aparición.

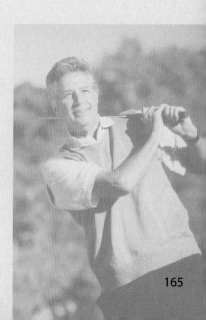

Infarto cerebral

TÉRMINOS SIMILARES: *ictus, embolia cerebral, trombo cerebral*

Al igual que sucede en el caso del infarto al corazón, cuando una zona del cerebro no recibe sangre se muere dando lugar al infarto cerebral.

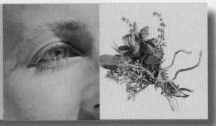

Sabía que...

aunque el infarto cerebral provoca la muerte de una parte del cerebro, la rehabilitación posterior, que suele durar años, puede ayudar a recuperar parte de las funciones perdidas, en especial el habla y variadas funciones motoras.

Origen

Alteraciones diversas que dejan sin sangre una zona del cerebro. Cuando se da esta circunstancia, basta con dos minutos para que algunas células del cerebro comiencen a morir, al cabo de ocho minutos han muerto todas las incluidas en la región afectada. Esto se debe a la extrema necesidad de oxígeno que tienen las células del cerebro (neuronas), que apenas pueden vivir sin él. El porqué de que no llegue sangre por las arterias hay que buscarlo en la arteriosclerosis, la hipertensión, los problemas cardíacos, la diabetes, etc., situaciones muy similares a las observadas en el caso del infarto.

Tratamiento y prevención

ACTIVIDAD FÍSICA
Realice todos los días algún paseo, un poco de natación, gimnasia, bailar...

CONTROLAR Y EVITAR
El tabaco, el alcohol, la hipertensión arterial, el colesterol, el estrés, la obesidad y el sobrepeso.

DIETA VEGETARIANA
Limite el consumo de grasa, sal, hidratos de carbono, etc., y aumente el de alimentos crudos, hortalizas, frutas y verduras.

HIDROTERAPIA
Todas las mañanas frote su cuerpo con una esponja húmeda (y en particular del ombligo hacia arriba), y por la noche tome un baño caliente (38 ºC) de medio cuerpo. Estas prácticas estimulan y mejoran la circulación de la sangre.

INFUSIÓN DE NARANJA O LIMÓN
Realizarla con la piel de estas frutas. Tome un par de ellas cada semana, ya que mejoran el estado de los capilares (los vasos sanguíneos más pequeños).

INFUSIÓN DE ESPINO ALBAR
Tome lecitina todos los días en el desayuno, así como un poco de aceite de salmón en perlas.

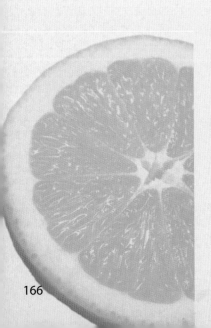

Inflamación

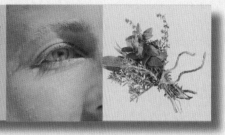

Respuesta del organismo ante una agresión externa o interna, que se caracteriza por hinchazón, dolor, enrojecimiento y calor en la zona afectada.

Origen

Cuando un grupo de células son alteradas y agredidas por gérmenes (un flemón), un golpe (artritis traumática), etc., liberan unas sustancias que tratan de aumentar la llegada de sangre a ese territorio (produciendo enrojecimiento y calor), irritan las terminales de los nervios cercanos (dolor) y permiten la salida de líquido desde los vasos sanguíneos (edema, hinchazón). Con ello, el organismo pretende rehabilitar lo más rápidamente la zona afectada.

Tratamiento

ESTIGMAS DE MAÍZ
Prepare infusiones con los estigmas secos y, con una gasa humedecida en el líquido, moje la zona inflamada dos veces al día.

FLORES DE BREZO
Con las flores secas de esta planta prepare infusiones y practique gargarismos dos veces al día (para los flemones) o frote la zona inflamada con una gasa para la piel.

FRUTOS SECOS DE ÁRNICA
Cueza durante 10 minutos unos cuantos frutos secos en un litro de agua. Cuele el líquido resultante y empape la inflamación con una gasa, dos veces por día. Con ello reducirá la inflamación.

CALOR HÚMEDO
Aplique gasas o compresas empapadas en agua caliente sobre la inflamación y manténgalas hasta que se enfríen.

COLA DE CABALLO
Prepare una infusión con sus ramas secas y frote la inflamación con ayuda de una gasa.

Prevención

Limpiar bien las heridas para evitar la infección y con ello la inflamación; ante cualquier golpe, aplicar frío (cubitos en una bolsa de plástico, agua fría a chorro) para evitar la reacción inflamatoria.

Sabía que...
aunque la inflamación es una respuesta muy complicada del organismo ante una agresión externa, tarda pocas horas en producirse y varios días en desaparecer.

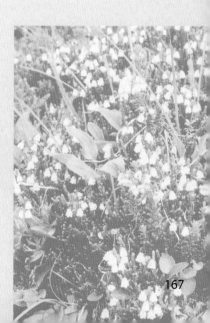

Inmunidad

TÉRMINOS SIMILARES: *sistema inmunitario, defensas*

Conjunto de células y proteínas especiales (anticuerpos) que se encargan de proteger al organismo de agresiones externas e internas.

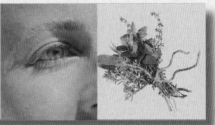

Sabía que...

durante los primeros meses de vida las defensas del bebé son las transmitidas por la madre en la gestación. A partir del sexto mes de vida, su sistema inmunitario es autónomo y fabrica sus propias defensas.

Origen

Además de la piel y las mucosas de la boca, las vías respiratorias y el tubo digestivo, el organismo cuenta con otras defensas que le protegen de agentes extraños: el sistema inmunitario. En él se encuentran células como los linfocitos, leucocitos o glóbulos blancos, células plasmáticas y anticuerpos (proteínas especiales que fabrican las células plasmáticas). Cuando penetra un agresor, por ejemplo un germen, primero lo atacan los leucocitos (infección aguda), y más tarde los anticuerpos y, si persiste días, semanas o meses, los linfocitos (infecciones crónicas). Estos últimos son los responsables de la memoria «defensiva»; por ello hay enfermedades que sólo padecemos una vez en la vida. Las vacunas tratan de estimular al sistema inmunitario (linfocitos) y crear defensas contra la enfermedad de la que nos protegen. Las células del sistema inmunitario se producen principalmente en la médula ósea de los huesos, y en bazo, hígado y ganglios linfáticos.

Tratamiento

PRACTIQUE UNA ACTIVIDAD FÍSICA
Con regularidad, ya que con ello mejora el estado de la médula ósea, el hígado, los ganglios, etc., y, en conjunto, el sistema inmunitario.

CONSUMA YOGUR
Casi todos los días, y en particular el que incluye lactobacilus y otros agentes «bío».

RÍASE CON FRECUENCIA
El humor incrementa el estado de nuestras defensas, de la misma manera que la depresión puede debilitarlas.

ALIMENTACIÓN EQUILIBRADA
y rica en alimentos crudos (fruta, verduras, hortalizas, legumbres) y pobre en grasa animal, frituras y alimentos refinados (azúcar blanco).

EVITE EL ESTRÉS
y situaciones similares, ya que reducen las defensas.

PLANTAS
que aumentan nuestra inmunidad y nuestras defensas ante la enfermedad: equinácea, uña de gato, áloe vera, rabos de cereza, polen, tomando una cucharadita todos los días en el desayuno.

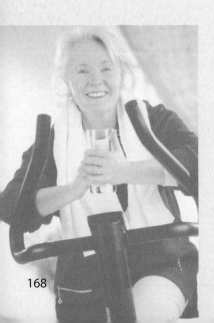

Insomnio

Dificultad para conciliar el sueño, ya sea después de acostarse o tras despertarse durante la noche. En conjunto, se duerme menos tiempo de lo normal.

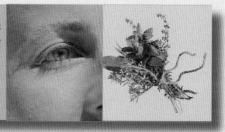

Origen

Con la edad, el número de horas de sueño se ve reducido poco a poco, al tiempo que puede tardarse más en conciliar el sueño o interrumpirlo durante la noche en varias ocasiones, o despertarse antes de lo habitual. Éstas son las distintas situaciones de insomnio que tienen, a la vez, orígenes diversos. El tardar en dormir suele deberse a tensiones emocionales, estrés, preocupaciones, ansiedad, depresión. El despertarse durante la noche puede deberse a depresión, uso inapropiado de sedantes, apnea del sueño (ronquidos), etc. El insomnio acarrea muchos problemas: debilidad, depresión del sistema inmunitario, somnolencia durante el día, etcétera.

Tratamiento

INFUSIONES ANTES DE DORMIR
De tila, melisa o manzanilla.

MIEL
Tome antes de acostarse dos cucharadas de miel seguidas de un vaso de agua caliente.

LAVANDA
Aplique unas gotas de la esencia de esta planta en la almohada antes de acostarse.

BAÑO CON ROMERO
Envuelva un puñado de romero en un pañuelo y deposítelo en la bañera cubierta hasta la mitad con agua caliente. Tome el baño durante unos minutos, media hora antes de acostarse.

ZUMO DE LECHUGA
Pase por la licuadora tres o cuatro hojas de lechuga y tome el zumo que se libera antes de irse a la cama.

MANZANA
Tome una con piel media hora antes de acostarse, o ingiera una infusión de cáscara de naranja al tiempo de ir a la cama.

Prevención

Asegúrese una buena digestión y no se acueste inmediatamente después de cenar; dé un paseo de media hora antes de acostarse; deje al margen, en lo posible, preocupaciones, tabaco y estrés; no tome excitantes como tabaco, alcohol, café, té... Utilice lo menos posible somníferos y medicamentos para dormir.

Sabía que...
hay personas que con cuatro horas de sueño tienen suficiente para que descanse su cuerpo, mientras que otras necesitan ocho o diez como mínimo.

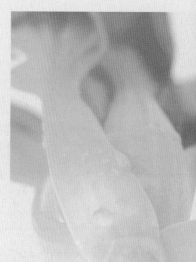

Jaqueca

Es un dolor de cabeza que aparece de forma recurrente; de carácter agudo, penetrante, taladrante, puede ir (o no) acompañado de trastornos visuales y gastrointestinales.

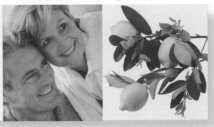

Origen

En el fondo desconocemos su origen, si bien es cierto que parece estar relacionada con alteraciones de la llegada y distribución de la sangre por el cráneo (por dilatación de las arterias) y elementos próximos (músculos de la cabeza, meninges que protegen el cerebro, etc.). Suele haber antecedentes familiares, e incluso, antes del ataque, podemos observar estados depresivos, irritabilidad, estrés, inquietud. El dolor de la jaqueca suele afectar a toda la cabeza, pudiendo durar horas, días o meses, o repetirse cada semana, e ir acompañado de náuseas, vómitos, irritabilidad y aislamiento.

Tratamiento

CAFÉ Y LIMÓN
Cuando sienta que puede llegarle la jaqueca, tome una taza de café con un poco de zumo de limón.

ACEITE DE MENTA
Masajee las sienes suavemente y durante unos minutos con un poco de aceite de menta.

COMPRESAS FRÍAS Y CALIENTES
Aplíquelas de forma sucesiva en la frente y en la nuca. De esta forma estimulará la circulación de la sangre y la normalizará.

CALOR O HIELO
Coloque una bolsa de agua caliente en la zona de mayor dolor, o bien unos cubitos de hielo envueltos en una bolsa de plástico.

AISLAMIENTO
Túmbese con la boca hacia arriba y las manos sobre el abdomen, en una habitación oscura y sin ruidos. Respire profundamente notando cómo el aire penetra en sus pulmones.

BAÑOS FRÍOS
Aplique baños fríos en los genitales durante 10 minutos antes de acostarse. Tome una infusión de pipas de girasol sin tostar, previamente machacadas.

Prevención

Evite el estrés, la falta de descanso o su exceso (dormir demasiado), demasiada luz, comida abundante (sobre todo con especias y picantes) y alteraciones de la tensión arterial.

Sabía que...
las jaquecas pueden comenzar a cualquier edad pero sobre todo en mujeres de entre 10 y 30 años. Eso sí, muchas veces desaparecen poco a poco a partir de los 50 años de edad.

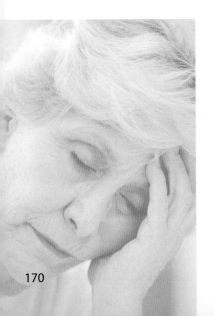

Laringitis

Inflamación de la laringe que suele ir acompañada de alteraciones de la voz (ronquera, afonía) por estar en ella las cuerdas vocales.

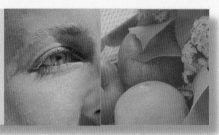

Origen

La laringitis es la consecuencia de la irritación o infección de la laringe por agentes como el frío, el tabaco, hablar o gritar mucho, el desarrollo de bacterias o virus, etc. Por lo general dura varios días y va acompañada de dolor en el cuello, que aumenta al tragar alimento; se observa ronquera o afonía, fiebre si hay infección por bacterias, tos acompañada de expectoración purulenta, etcétera.

Tratamiento

DIETA LÍQUIDA
Durante dos o tres días para facilitar las secreciones de la pared interna de la laringe y eliminar los productos residuales.

COMPRESAS DE AGUA FRÍA
Colóquelas tres veces al día en el cuello, sobre la piel, donde más duele o molesta; aliviarán la inflamación y calmarán el dolor.

AJO Y MIEL
Corte en rodajas dos dientes grandes de ajo y déjelos reposar toda la noche en un plato con miel. Al día siguiente, tome antes de cada comida una cucharada de la miel, disuelta en un vaso de agua caliente o templada.

ESPLIEGO
Haga una infusión con esta planta y efectúe gargarismos tres veces al día, añadiendo antes a la infusión una pizquita de sal.

INFUSIÓN DE TOMILLO
Tomar con una cucharada de miel y limón.

Prevención

No fuerce la voz; evite irritantes como el tabaco, ambientes contaminados, alcohol; fortalezca la mucosa de la laringe con baños de sol (paseando) y ejercicios de respiración al aire libre; consuma alimentos ricos en vitamina A (los de color naranja: cítricos, zanahoria); respire siempre por la nariz, para calentar bien el aire que va a los pulmones.

Sabía que...
el primer síntoma de una lesión en la laringe son los cambios de voz: sensación de aspereza, necesidad constante de aclararse la voz, ronquera o afonía.

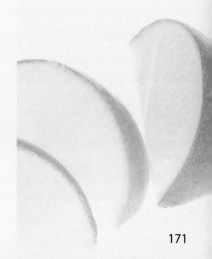

171

Lombrices

Gusanos que se desarrollan en el intestino humano u otros órganos del cuerpo y que, sin llegar a producir la muerte, resultan muy molestos.

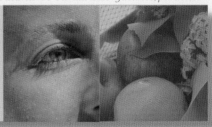

Origen

Los gusanos pueden llegar al intestino del hombre con las verduras y hortalizas, el agua, el suelo (tierra del jardín o de la huerta), la carne de cerdo o de vaca, la de algunos pescados de agua dulce; o desde otra persona contaminada (por las manos, los minúsculos huevos que pueden dejar en la ropa interior, etc.). Cuando llegan al intestino comen los alimentos que hay en él y crecen. Muchos se quedan en el intestino, pera otros invaden el hígado, el pulmón o el páncreas. Entre los síntomas que producen destacamos el dolor abdominal (a veces de tipo cólico, intenso), y pérdida de peso, diarrea y picor en el ano.

Tratamiento

INFUSIÓN DE AJENJO
En un litro de agua hirviendo ponga una cucharada de hierba seca de ajenjo y manténgala de 2 a 3 minutos. Luego, retire del fuego y deje reposar. Después de colar, tome tres tazas por día hasta que desaparezcan los síntomas (una semana).

SEMILLAS DE CALABAZA
Tome todos los días un puñado de semillas de calabaza.

AJO
Tome dos dientes de ajo crudos, cada uno de ellos en distintas comidas.

NO COMA NADA CRUDO
Sobre todo pescado o carne.

LECHE Y AJO
Tome durante nueve días, en ayunas, un vaso de leche en el que habrá tenido seis dientes de ajo en maceración por la noche.

NO RASQUE LA REGIÓN ANAL
Puede contaminarse aún más. Mantenga esta zona limpia, aplicando las mayores medidas de higiene.

Prevención

Lave bien las verduras, las hortalizas y la fruta (echando a cada litro de agua un par de gotas de lejía); no consuma ningún alimento que no cumpla con todas las normas de higiene (sobre todo en la compra ambulante); lávese bien las manos antes de cada comida y, sobre todo, después de trabajar «con la tierra» (huerta, tiestos, etc.); no beba agua «de cualquier» fuente.

Sabía que...
dos gusanos, la tenia saginata y la tenia del pescado, cuando están en el intestino del hombre en su forma adulta pueden llegar a medir ¡9 m!

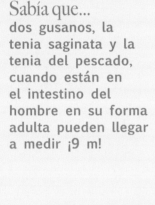

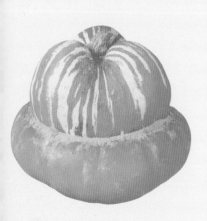

Lumbago

Dolor pesado e irritante que ocupa la región baja de la espalda (la lumbar, por eso se llama lumbago) o la sacroilíaca (región glútea). A veces va acompañado de dolor que baja por la parte de atrás de las piernas (ciática o lumbociática).

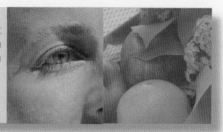

Origen

La mayoría de las veces se debe a que las vértebras de esta región han degenerado y se han aplastado, comprimiendo los nervios que salen entre ellas, causa del dolor, e incluso de la ciática. Otras veces se debe a la salida o hernia del disco que hay entre vértebra y vértebra, el disco intervertebral. Otras posibles razones son infecciones próximas, fisuras de las vértebras por golpes o traumatismos, fisuras o roturas de músculos próximos, contracturas de los músculos por posturas inadecuadas, etcétera.

Tratamiento

ORTIGAS
Llene el baño de agua caliente e introduzca un puñado de ortigas. Báñese de 10 a 15 minutos (reduce el dolor de manera considerable).

PRACTIQUE UNA ACTIVIDAD FÍSICA
Casi todos los días (natación, paseos, gimnasia, etc.).

ESTIRE LA ESPALDA
Todos los días, tumbado boca arriba y con el cuerpo estirado, encoja las rodillas y cójalas con la mano. Repítalo quince veces en cada sesión.

FRÍO Y CALOR
Aplique compresas de agua caliente, y, luego, fría. De esta manera se insensibilizan los nervios y se reduce el dolor.

MASAJES
Maniobras de amasado, con suavidad y en círculos.

INFUSIÓN DE MUÉRDAGO
Utilice hojas y tallos de esta planta para realizar una infusión y tome dos tazas por día. Alivia rápidamente el dolor.

CEBOLLA
Corte una cebolla por la mitad y dese con ella masajes durante 10 minutos (repita la operación a la hora y media).

Prevención

Cuidar las posturas que adopta al sentarse o cuando está de pie, para no forzar la columna vertebral; evite cargar pesos; no doblar la columna al agacharse; tome muchos alimentos ricos en calcio (cacao, derivados lácteos: queso, yogur); disfrute de baños de sol.

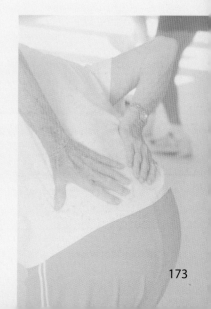

173

Manchas en la piel

Con la edad, junto con las arrugas aparecen numerosas manchas en la piel parecidas a las pecas, pero más grandes, que se distribuyen sobre todo en las zonas expuestas al sol, como frente, cara, cuello y manos.

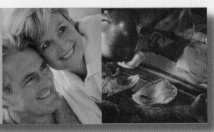

Origen

En su aparición colaboran sobre todo agentes como radiaciones solares, degeneración de la piel por exceso de productos residuales de las células, abuso de cosméticos y otros productos que irritan la piel, una dieta desequilibrada con abundantes productos refinados, dulces y pocos crudos (fruta, verdura), etcétera.

Tratamiento

LAVANDA
Añada cinco gotas de aceite de lavanda a una copa pequeña llena de aceite de almendra. Mezcle bien y aplique el preparado sobre las manchas con un suave masaje, dos veces por día.

ENEBRO
Practique la misma operación anterior pero con aceite de enebro en lugar de lavanda, y aplique tres o cuatro veces por día.

NIEVE
Coja nieve caída en primavera, deje que se licúe, ponga la misma cantidad de aceite de oliva virgen de primera en frío y agite fuertemente antes de aplicar el preparado. También tome el sol con esta protección.

CEBOLLA ROJA
Contiene una serie de sustancias que, a medida que frotamos las manchas con ella, pierden poco a poco su color. Hágalo dos veces por día.

Prevención

Evite los rayos solares: debe exponerse a ellos durante poco tiempo y siempre con el uso de cremas protectoras; dieta rica en alimentos con vitamina A y E (naranja, zanahoria, calabaza, etc.); no abuse de alimentos refinados y en particular de azúcar blanco y dulces, alcohol, café, té; evite las situaciones estresantes, nerviosismo o angustia.

Sabía que...
las manchas que aparecen con la edad sobre todo en cabeza, cara, cuello y manos suelen ser benignas aunque aumentan de tamaño cada año que pasa.

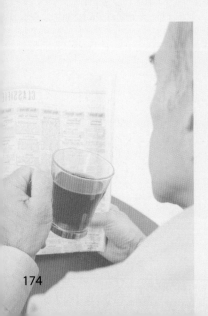

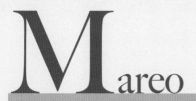areo

Sensación de inestabilidad, de que las cosas se mueven a nuestro alrededor, y de debilidad, que puede ir acompañada de palidez, sudor frío, náuseas y vómitos.

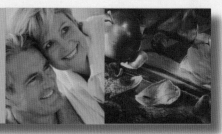

Origen

Se debe casi siempre al movimiento más o menos rápido y ondulante (transporte en coche, barco, etc.) que, actuando sobre el oído interno (los canales semicirculares), lo irrita, produce mediante mecanismos reflejos, involuntarios, cierta sensación de oscilación. Otras veces es producido por irritar la misma zona algunos medicamentos, el cansancio o enfermedades del oído.

Tratamiento

LEVADURA DE CERVEZA
Antes de iniciar un viaje (mejor, medio día antes) tome tres o cuatro cucharaditas de levadura de cerveza.

FRUTOS SECOS O REGALIZ
Tomados antes de viajar, evitan la sensación de mareo.

SI TIENE ALGÚN SÍNTOMA DE MAREO
Chupe un limón fresco o beba un poco de zumo de limón.

MANZANILLA
Tome una infusión para que calme las primeras náuseas.

ASPIRINA
Descalzo, coloque una de ellas en el ombligo con un esparadrapo antes de iniciar un viaje.

Prevención

No lea durante un viaje; procure torcer el cuello lo menos posible; mire al frente y a lo lejos, al horizonte (por ser la zona que menos se mueve); evite las comidas, sobre todo las abundantes, así como los dulces. Respire aire fresco profundamente. No fume.

Sabía que...
los niños muy pequeños y los lactantes apenas se marean. Sin embargo, en las personas mayores el mareo afecta mucho al corazón, ya que éste late rápidamente, con débiles contracciones y la tensión arterial baja.

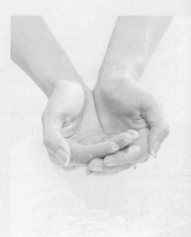

Memoria

Capacidad de recordar hechos que han sucedido hace poco (hoy, ayer: memoria reciente) o mucho tiempo atrás (meses, años: memoria retrógrada). Con los años, y sobre todo a partir de los 40, la memoria tiende a perder facultades y aparece la amnesia o pérdida de memoria.

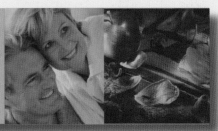

Sabía que...

hay una prueba muy sencilla para valorar el estado de la memoria. Se le dicen a una persona 5 números o palabras, y pasados 2-3 minutos (en los que hablamos con ella de otras cosas) debe repetir los 5 números o palabras.

Origen

La mayoría de neuronas o células que forman nuestro cerebro nacen ya con nosotros. Esto significa que a los 20 años tienen 20 años; a los 40, 40 años; y a los 60, 60 años; con la particularidad de que por diversos motivos (mala alimentación, tabaco, alcohol, etc.) muchas de estas neuronas comienzan a morir y pocas son sustituidas por otras nuevas. Las zonas encargadas de la memoria son de las más afectadas por este motivo.

Tratamiento y prevención

ACEITE DE OLIVA VIRGEN
Consuma todos los días un poco para prevenir la pérdida de memoria.

AJO CRUDO
Un diente por día facilita al cerebro sustancias que fortalecen la memoria.

INFUSIÓN DE ROMERO
En un cuarto de litro de agua hirviendo, vierta una cucharada de hierbas de romero. Deje 1 minuto, retire y permita que se enfríe durante 10 minutos. Cuele y tome una vez por día con un poco de miel.

EJERCITE LA MEMORIA
Leyendo todos los días; haga un resumen mental de lo leído o coméntelo con los amigos. Resuelva crucigramas y operaciones matemáticas sencillas; y aprenda números de teléfono.

POLEN Y MIEL
Cada mañana, en ayunas, mezcle una cucharada de polen de abeja y otra de miel de romero. Tómelo directamente.

RECETA DE GRANOS DE TRIGO
Prepare por la noche tres vasos, cada uno con dos dedos de agua y siete granos de trigo. La primera mañana tome el agua y mastique los granos del primer vaso. Rellene el vaso y colóquelo en último lugar. La segunda mañana repita el proceso con el segundo vaso. Continúe este proceso durante tres meses.

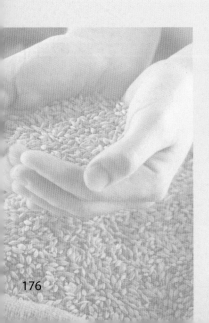

Migraña

Dolor de cabeza intenso que aparece con cierta frecuencia y afecta a un lado de la cabeza, siendo acompañado a veces de anomalías visuales que se presentan antes del dolor (luces, colores que destellan), náuseas y vómitos.

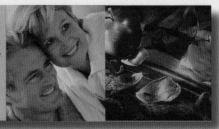

Origen

Casi siempre es la alteración de la llegada de sangre al cerebro, o bien a zonas próximas al mismo (músculos). Factores como el estrés, el cansancio, la menstruación, el alcohol, el chocolate, cambios en el horario del sueño, cambios en el tiempo (clima) pueden favorecer su aparición. En cada persona predominan unos factores determinados.

Tratamiento

ACUPRESIÓN
Presione unos segundos la parte interna de los dos ojos y el ángulo externo de ambos al mismo tiempo (una mano en un ojo y la otra en el otro). Pare y repita la operación.

INFUSIÓN DE MATRICARIA
Tome un té o una infusión de esta planta al comenzar los primeros síntomas.

INFUSIONES DE AQUILEA Y CALÉNDULA
Hierva un puñado de una de estas plantas en un cuarto de litro de agua durante 2 o 3 minutos. Apague el fuego, deje reposar de 2 a 5 minutos y tome una taza caliente (dos al día).

ACUPRESIÓN
Busque el punto más alto de la cabeza entre las dos orejas y presione con el dedo unos segundos hasta producir un «poquito» de dolor; luego, sin soltar, haga masajes en círculo en sentido contrario a las agujas del reloj.

LAS MANOS
Métalas en agua caliente por encima de las muñecas, o lávese los genitales con agua fría durante 10 minutos antes de acostarse.

CAFÉ
Hecho con semillas tostadas de girasol, o café amargo con zumo de medio limón.

Prevención

Dieta rica en frutas y verduras, alimentos ricos en magnesio como nueces, cereales; pobre en frituras, dulces (sobre todo chocolate), quesos curados o ketchup (contienen todos ellos tiramina, sustancia que favorece la migraña). Evitar el alcohol, la tensión nerviosa, el estreñimiento, la falta de sueño o los cambios de horario a la hora de dormir.

Sabía que... la migraña es una enfermedad frecuente. No en vano casi 4 millones de españoles la padecen alguna vez en su vida.

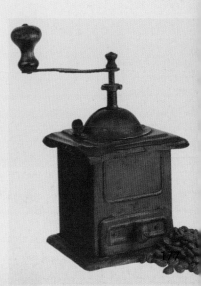

Náuseas

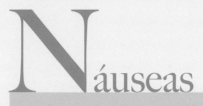

Sensaciones desagradables que preceden al vómito y que van acompañadas de malestar abdominal y abundante salivación en la boca.

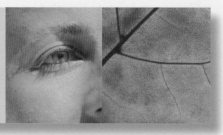

Origen

Las náuseas están representadas por movimientos bruscos de la musculatura del estómago y el esófago. Estos movimientos pueden estar provocados por alteraciones del aparato digestivo (irritación gástrica, del intestino, de la vesícula biliar), alteraciones de los oídos (sobre todo del interno por su relación con los mareos) e incluso alteraciones de tipo psicológico (angustia, ansiedad, nerviosismo, una fuerte impresión desagradable).

Sabía que...
la forma más sencilla de eliminar las náuseas consiste en chupar un poco de limón.

Tratamiento y prevención

ACOSTARSE
En posición horizontal y boca arriba. Cierre los ojos y respire profundamente.

COMER ACEITUNAS
Tienen una sustancia llamada tanino que disminuye la secreción de saliva.

COMPOTA DE MANZANA Y YOGUR
Si las náuseas son frecuentes, haga una dieta durante dos a tres días a base de estos alimentos.

COMPRESAS FRÍAS Y CALIENTES
De forma alternativa, aplíquelas sobre la región abdominal.

ACUPRESIÓN
Presione un punto que se encuentra en la parte interna de la muñeca y que controla las náuseas y los vómitos. Hágalo hasta que note que se reducen los síntomas.

INFUSIONES
De manzanilla, tila o menta son apropiadas para reducir las náuseas. Tome dos al día, hasta que éstas desaparezcan.

COMER
Sólo cantidades pequeñas cuatro o cinco veces por día, y sobre todo alimentos blandos o líquidos.

BEBIDAS NO ALCOHÓLICAS
Tómelas cuando haya náuseas; ayudan a eliminarlas.

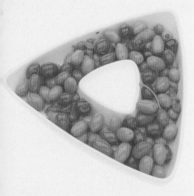

Neuralgias

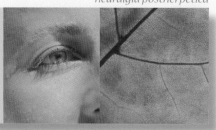

Inflamación de uno o varios nervios que provoca dolor de carácter agudo, penetrante e intenso, que comienza en un punto y poco a poco abarca una zona no muy extensa.

Origen

Casi siempre, como sucede en el caso del nervio trigémino que se extiende por la cara y duele en esa zona, el origen de la enfermedad es desconocido, aunque a veces se lo relaciona con nerviosismo, estrés, infecciones (como sucede en el herpes zóster y las neuralgias entre las costillas), deficiencia de calcio o de vitamina B (que protege los nervios), exceso en el consumo de alcohol, alteraciones de las vértebras, etcétera.

Tratamiento

AURICULOTERAPIA
Consiste en presionar con el dedo durante unos segundos una zona de la oreja que se relaciona con el nervio afectado. En el caso del trigémino, presione en el borde inferior del lóbulo de la oreja, más abajo del orificio de los pendientes. Si le duele el nervio ciático (ciática), presione el segundo cartílago de la oreja (el que rodea la entrada al oído), justo en la parte interna, donde nace.

INFUSIÓN DE HIERBA DE SAN JUAN
Prepare un litro de esta infusión y tome un vaso tres veces por día.

MASAJE EN LA ZONA DOLOROSA
Con aceite de manzanilla.

COMPRESAS CALIENTES Y FRÍAS
Para mejorar la llegada de sangre a esa zona y aliviar el dolor.

ALIMENTACIÓN
Rica en verduras, pescado cocido, derivados lácteos y huevos.

Prevención

Evite sustancias excitantes como el alcohol, el tabaco, el café, el té. Reduzca la tensión emocional y el estrés. Proteja sus nervios con vitamina B (B_1 y B_{12} especialmente), que puede obtener del pescado, huevos, leche, carne, verduras, nueces y alimentos integrales.

Sabía que...
las neuralgias siempre duelen en el trayecto del nervio que está afectado (como un río que siempre tiene el mismo curso y de vez en cuando se desborda). Los períodos de dolor van acompañados de otros de anestesia en los que no se siente nada en el territorio del nervio.

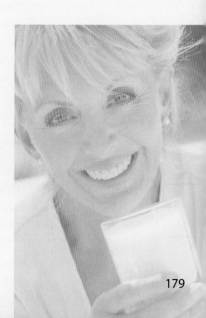

O besidad

Aumento del volumen corporal, desproporcionado en relación con la talla o altura del sujeto.

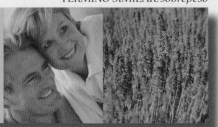

Sabía que...

el sobrepeso y la obesidad acortan la vida y empeoran la calidad de la misma. Con 20 kg de más, podemos perder más de quince años de vida.

Origen

Para conocer su volumen corporal, divida su peso por su altura en metros al cuadrado (peso/altura). Si el resultado está entre 20 y 25, su peso es normal; si está entre 26 y 29, tiene sobrepeso, y si supera 30, presenta obesidad. En el 99% de los casos el sobrepeso y la obesidad se deben a comer más de lo que se necesita o se gasta (moverse menos de lo que se debería). El exceso de grasa afecta negativamente al organismo, favoreciendo problemas cardiovasculares, de respiración, ciertos cánceres, alteraciones digestivas y articulares, etc. Por eso debemos evitar y, en su caso, tratar el sobrepeso y la obesidad.

Tratamiento y prevención

CUIDAR LA DIETA

Más que comer menos, hay que cuidar ciertos hábitos como no comer frituras, salsas, dulces, embutidos y otras grasas animales. Utilice más frutas, verduras, legumbres...

EJERCICIO

Ya que con él asegura un mayor gasto de calorías almacenadas debajo de la piel. Todos los días haga algo como gimnasia, pasear, natación, baile, golf, petanca...

VINAGRE DE SIDRA

Antes de cada comida añada dos cucharaditas de este vinagre a un vaso de agua y tómelo rápidamente.

FIBRA

Tome muchos alimentos con fibra (fruta entera y cruda, vegetales y hortalizas de color verde, cereales, pan integral). Con la fibra combate el estreñimiento, absorbiendo en el intestino menos grasa; a la vez, mejora la flora de bacterias del intestino que ayudan a la digestión, reduce la entrada de calorías en el cuerpo y produce con anterioridad una sensación de «llenazo» o saciedad.

AGUA ENTRE HORAS

Tome mucha agua entre las comidas, evitando «picotear» (dos litros por día).

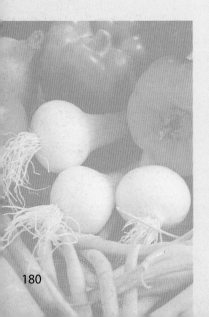

Dieta para tratar la obesidad

DÍA 1

DESAYUNO: tres cucharadas soperas de copos de avena (puestos en remojo la noche anterior). Un yogur natural sin azúcar. Cuatro fresones.
MEDIA MAÑANA: 6 fresones y/o un caldo vegetal.
COMIDA: crema de avena con tomate a la menta. Una manzana rallada con dos cucharadas de queso fresco.
MEDIA TARDE: una infusión a libre elección.
CENA: crema de avena a la espinaca. Compota de manzana con dos cucharadas de queso fresco.

DÍA 2

DESAYUNO: tres cucharadas soperas de copos de avena. Un plátano. Un yogur natural sin azúcar. Café americano o té.
MEDIA MAÑANA: 6 fresones y/o un caldo vegetal.
COMIDA: crema de avena con brócoli y alcachofa. Una manzana asada con un yogur natural sin azúcar.
MEDIA TARDE: una infusión.
CENA: crema de avena con espárragos. Una manzana rallada con dos cucharadas de queso fresco.

DÍA 3

DESAYUNO: tres cucharadas soperas de copos de avena. 200 g de fresones troceados pequeños. Un yogur natural sin azúcar. Café americano o té.
MEDIA MAÑANA: 6 fresones y/o un caldo vegetal.
COMIDA: crema de avena con espárragos. Una manzana rallada con nueces y queso fresco.
MEDIA TARDE: una infusión.
CENA: crema de avena a la espinaca. Una manzana rallada con piñones.

DÍA 4

DESAYUNO: tres cucharadas soperas de copos de avena. Medio plátano. Seis fresones. Café americano o té.
MEDIA MAÑANA: 6 fresones y/o un caldo vegetal.
COMIDA: crema de avena con corazón de cebolla y judías tiernas: Una manzana rallada con avellanas.
MEDIA TARDE: una infusión.
CENA: crema de avena con guisantes y espinacas. Una manzana cortada a tiras con queso fresco.

DÍA 5

DESAYUNO: tres cucharadas soperas de copos de avena. Una naranja troceada con 6 fresones. Medio yogur natural sin azúcar. Café americano o té.
MEDIA MAÑANA: 6 fresones y/o un caldo vegetal.
COMIDA: crema de copos de avena con alcachofa y 20 g de guisantes. Una manzana.
MEDIA TARDE: una infusión.
CENA: crema de avena con un puerro. Una manzana rallada con 3 nueces y 6 avellanas.

PREPARACIÓN DE LA CREMA DE AVENA

Hervir la avena en dos vasos de agua durante 10 minutos, se le puede añadir un poco de sal. A continuación, se añade un chorrito de aceite de oliva virgen de 1.ª presión en frío y se pasa por la batidora en el mismo cazo de la cocción, y ya está listo.
En cuanto a las cremas, se puede comer la cantidad que se desee.

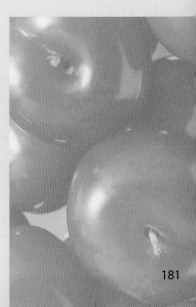

Orzuelo

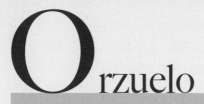

Inflamación aguda de las glándulas situadas en la base u origen de las pestañas. Presenta hinchazón, dolor, enrojecimiento y pus.

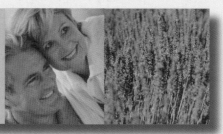

Origen

Es siempre producido por unas bacterias llamadas estafilococos, que invaden las glándulas cuando las erosionamos por el rascado o situaciones similares. La hinchazón de la glándula puede orientarse hacia fuera (se ve desde el exterior) o hacia dentro, «raspando» el ojo y la conjuntiva, por lo que resulta aún más doloroso. Si no lo cuidamos y tratamos debidamente, puede ser recurrente y aparecer con frecuencia.

Sabía que...
si los orzuelos se producen con frecuencia, suele ser esto un indicativo de una alimentación inadecuada.

Tratamiento

NO RASCAR LA ZONA LESIONADA
Evita que se extienda aún más la infección.

INFUSIÓN DE CALÉNDULA
Para reducir el dolor: añada 25 g de pétalos (existen en herbolarios y establecimientos similares) en medio litro de agua hirviendo. Cuele y empape una compresa con el líquido sobrante. Colóquela sobre el párpado afectado. Realice la operación una vez por día hasta que desaparezca la inflamación.

LLAVE ANTIGUA
Déjela al sereno y pásela por el orzuelo a la mañana siguiente. Sirve también para las boqueras.

AGUA DE MAR
Lave los ojos todos los días con agua de mar o salada (medio litro de agua hervida con una cucharada de sal).

COMPRESAS CALIENTES DE ÁCIDO BÓRICO
Caliente medio litro de agua con un poco de ácido bórico. Cuando hierva, apague. Empape una compresa y, con el párpado cerrado, instálela sobre el ojo durante unos minutos. Practique esta operación dos veces por día.

Prevención

REDUZCA el uso de cosméticos; evite el rascado en las pestañas, para no provocar erosiones.

DIETA CRUDA a base de alimentos de tipo frutas, verduras y hortalizas, cereales, pan integral, durante unos días por mes.

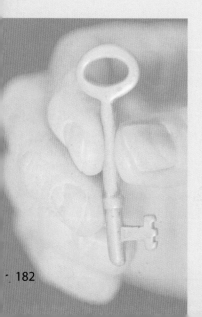

Osteoporosis

TÉRMINOS SIMILARES: *huesos porosos, osteomalacia*

Enfermedad que debilita poco a poco los huesos y los convierte en «esponjas», ya que lentamente pierden los minerales que les proporcionan dureza, como calcio, bicarbonatos, sulfatos, fosfatos, etcétera.

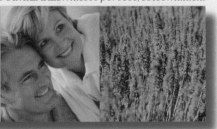

Origen

Hay tres elementos que favorecen fundamentalmente la osteoporosis. La menopausia en el caso de la mujer, ya que con la bajada y casi desaparición de unas hormonas llamadas estrógenos los huesos reciben menos calcio, y el que tienen lo pierden. Otra causa es la inactividad, ya que la falta de movimiento facilita la pérdida de calcio (por eso en una persona que está en la cama mucho tiempo, o apenas se mueve, sus músculos se atrofian y los huesos se debilitan). El tercer factor es una alimentación pobre en calcio, como en el caso de aquella que incluye pocos derivados lácteos (queso, yogur...). La osteoporosis facilita la rotura de los huesos, la artrosis y otras lesiones óseas.

Tratamiento

PEREJIL, ALIMENTOS INTEGRALES
Apio y pescado son fuentes ricas en minerales que fortalecen el hueso. Tome, alguno de ellos, todos los días.

CASTAÑAS Y FRUTOS SECOS
Un día sí y otro no, tome seis castañas cocidas o algunos frutos secos (almendras, avellanas, nueces).

HUEVO Y ZUMO DE LIMÓN
Sumerja un huevo entero y limpio en un vaso de agua lleno de zumo de limón (hunda el huevo con la cáscara del limón). Deje reposar durante la noche y, al día siguiente, saque el huevo y tome el líquido (es muy rico en calcio y minerales). Hágalo tres veces por semana.

MAGNESIO
Añada a su alimentación diaria productos ricos en magnesio (verduras y cereales integrales), o añada sales de magnesio al baño con agua caliente (dos veces por semana).

Prevención

Hay que llevar a cabo todos los días un poco de actividad física, ya que con ella el calcio llega con más facilidad a los huesos (pasear, nadar, bailar, etc.). La dieta debe incluir muchos derivados lácteos (al menos un litro de leche enriquecida por día o dos yogures), sin olvidar que espinacas, pescado, cacao y cereales también incluyen el calcio en su composición en gran cantidad. Tome baños de sol paseando siempre que pueda (activa la formación de vitamina D en la piel y, con ello, el transporte de calcio al hueso).

Sabía que...
comer todos los días un poco de cebolla cruda previene la osteoporosis, ya que impide que el calcio salga de los huesos.

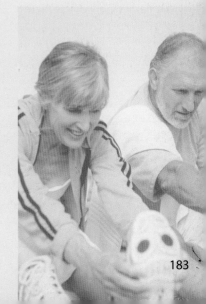

Otitis

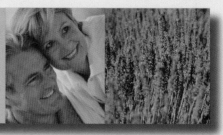

Inflamación de una parte del oído (sobre todo del llamado oído medio, donde están los huesecillos) que produce dolor constante, disminución de la audición, formación de pus y, a veces, fiebre.

Origen

Casi siempre es de origen infeccioso, bacterias que desde la garganta y otras zonas próximas (faringitis, sinusitis, rinitis) se dirigen hacia arriba, por la trompa de Eustaquio, hasta el oído medio. A veces también llegan desde fuera, por el conducto auditivo externo (por tapones de cera, agua en el oído, etc.).

Tratamiento

BOLSITA CON SAL
Llene una bolsita de tela con sal y caliéntela en el horno durante 30 minutos. Luego, aplíquela en el oído dolorido. Este mismo remedio se puede hacer con una bolsa de agua caliente.

ACEITE DE OLIVA
Caliente un poco en una cazuela y, con un algodón, aplique unas gotas en el oído y déjelo allí.

BAYAS DE ENEBRO
Machaque un puñado de bayas en un mortero, viértalas en un frasquito y llene éste con aceite de oliva. Caliente el frasco al baño María durante dos horas. Dejar reposar nueve días en lugar seco y oscuro (al fresco por la noche). Cuele y aplique el líquido, tres gotas, en el oído dolorido. Puede guardar el frasco para otras ocasiones, en lugar oscuro.

ZUMO DE CEBOLLA
Licúe una cebolla, o machaquela sobre una compresa y exprímala. Empape un algodón (bien con el líquido de la licuadora, bien al exprimir la compresa) y póngalo en el oído.

Prevención

Séquese bien los oídos después de cada baño, cuide las infecciones de garganta para que no progresen hacia el oído, mantenga una buena higiene de los oídos, vigile el estado de los auriculares.

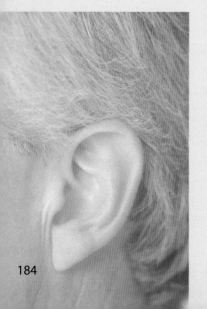

Palpitaciones

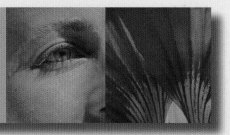

Aceleración de la frecuencia de la contracción cardiaca, notándose cada latido de forma molesta en pecho y cuello.

Origen

Sus causas son muy diversas; entre ellas podemos distinguir situaciones de estrés o fatiga, circunstancias emocionales imprevistas (la llegada de alguien, una operación, etc.), y situaciones posmenopáusicas, alteraciones del ritmo cardíaco, e incluso problemas de tipo infeccioso como fiebre reumática.

Tratamiento

ACEITE DE ALBAHACA

Vierta en la mano unas gotas de este aceite y masajee la mitad izquierda del pecho, encima del corazón, haciendo círculos de dentro afuera y de fuera adentro. Practique lo mismo mañana y noche hasta que mejoren o desaparezcan los síntomas.

BAÑO DE AZAHAR

Tome todos los días un baño de azahar añadiendo cinco gotas al agua caliente.

LECHE DE BORRAJA

Pique tres hojas de borraja y añada tres cucharadas de leche y una de miel. Remueva todo y tome tres cucharaditas por día (mañana, mediodía y noche) hasta que los síntomas remitan.

Prevención

Evite las situaciones de nerviosismo o estrés, trate y vigile las alteraciones cardíacas, controle los procesos infecciosos y su evolución.

LAUREL: añada al guiso una hoja de laurel, y ocasionalmente, cuando tenga palpitaciones, tome una infusión de perejil o de cáscara de naranja.

Sabía que...

los excesos en el consumo de alcohol té, tabaco o café son algunas de las causas más frecuentes de palpitaciones, sobre todo en el caso de nuestros mayores.

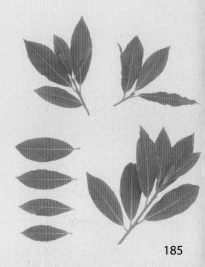

Parkinson

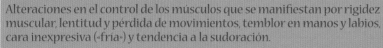

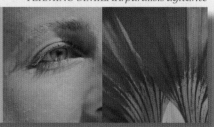

Alteraciones en el control de los músculos que se manifiestan por rigidez muscular, lentitud y pérdida de movimientos, temblor en manos y labios, cara inexpresiva («fría») y tendencia a la sudoración.

Sabía que...

muchas personas conocidas han sufrido o sufren Parkinson, como el papa Juan Pablo II, el boxeador Cassius Clay, el palestino Yasser Arafat, el presidente francés Charles de Gaulle, el general Franco, etcétera.

Origen

La causa principal es el deterioro de una serie de elementos situados en el cerebro y en el tronco cerebral que controlan la coordinación de los movimientos y el tono muscular. Esos elementos, como la sustancia nigra, pierden estructuras que les permiten funcionar bien, como la dopamina. El deterioro inicial es desconocido en su origen, no sabemos muy bien su causa, pero puede ser el resultado de una mala circulación de la sangre en esa zona, embolias, traumatismos craneales, empleo de medicamentos «tranquilizantes» (reserpina, fenotiacinas, haloperidol), etc. Los tratamientos médicos basados en electroestimulación y cirugía poco invasiva suelen dar buenos resultados, pero podemos ayudar a disminuir los síntomas atendiendo a cuidados que señalamos a continuación.

Tratamiento y prevención

ACTIVIDAD FÍSICA

Para mejorar el riego sanguíneo cerebral e impedir el deterioro de la sustancia nigra, etc. Aconsejamos el paseo diario de media hora (como mínimo), gimnasia del cuello para mejorar las arterias que circulan por esa zona, natación, bailar.

DIETA RICA EN ALIMENTOS CRUDOS Y DE HOJA VERDE

Proporcionan muchos productos que tienen precursores de las sustancias que utiliza el cerebro para sus funciones.

QUESO

Conviene que tome todos los días un poco de queso en cualquiera de sus variedades, ya que aporta elementos imprescindibles en el cerebro para coordinar los movimientos.

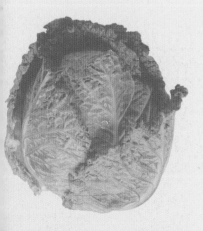

Pelo (calvicie)

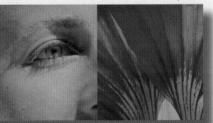

Pérdida de los folículos pilosos del cuero cabelludo, ya sea de forma parcial (en una parte de la cabeza) o total (en la mayor parte de ella).

Origen

Son muchas las causas que dan paso a la alopecia, como factores genéticos o hereditarios, infecciones del cuero cabelludo, traumatismos con cicatriz, factores hormonales, trastornos emocionales, tratamientos médicos (quimioterapia antitumoral), etc. Algunas veces la pérdida del cabello no es definitiva (quimioterapia), pero en la mayor parte de los casos sí. El pelo que se pierde nunca más vuelve a salir, razón por la cual debemos cuidar y prevenir la caída del que poseemos.

Tratamiento y prevención

SECADOR
Cuando emplee el secador de pelo, sitúelo a más de un palmo de la cabeza para que el calor no dañe la raíz o folículo piloso de los pelos.

VINAGRE DE SIDRA
Después de lavarse el pelo, aplique sobre toda la cabeza la mezcla de un vaso de agua con una cucharada de vinagre de sidra. Aplique este líquido masajeando la raíz del cabello. Después, aclare el pelo.

JUGO DE REPOLLO
Tome un vaso de jugo de repollo al día (para conseguirlo utilice la licuadora), durante una semana por mes.

DIETA
Incluya en su alimentación productos que ayudan a la conservación del cabello, como frutas y verduras.

SELENIO
Es una sustancia que ayuda mucho a la vitalidad del cabello; puede obtenerlo de cebollas, ajos y mariscos.

Sabía que...
la calvicie relacionada con la herencia (antecedentes familiares) se inicia muchas veces ya en la adolescencia por efecto de las hormonas sexuales masculinas (andrógenos).

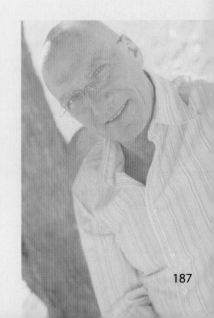

Pérdida de impulso sexual

Disminución del apetito o deseo sexual que lleva consigo una reducción de los contactos sexuales.

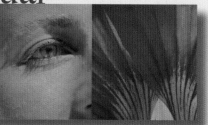

Origen

Son muchas las razones que pueden conducir al fracaso o reducción del deseo sexual, como trastornos psicológicos (estrés, depresión, ansiedad), alteraciones vasculares de la región genital, trastornos del sistema nervioso y en concreto de los nervios que se dirigen a los órganos genitales, disfunciones hormonales, e incluso excesos en el consumo de alcohol, tabaco, café, etc. También hay medicamentos que pueden interferir en las relaciones sexuales (tranquilizantes, antidepresivos).

Sabía que...
como consecuencia de nuestros hábitos nocivos cada vez hay más personas con alteraciones del apetito sexual.

Tratamiento

ACEITE DE ROMERO
Con unas gotas de aceite de romero masajee, formando círculos, toda la región genital. Practíquelo un par de veces por semana.

BAÑOS DE ASIENTO
Utilizando el bidé, aplique sobre la región genital un baño de agua caliente (5 minutos) y seguidamente otro de agua fría (1 minuto). De este modo se estimula la llegada de sangre a la región genital. Puede realizar la operación una o dos veces por semana.

RABOS DE CEREZA
Coma unos pocos masticando bien. Ya lo hacían las egipcias para ser más fogosas y ardientes en el amor. Para el hombre, tome infusión de menta con canela.

EJERCICIOS PÉLVICOS
Contraiga los músculos del suelo de la pelvis, los de la región genital, tirando de ellos «hacia arriba». Practique sucesivas contracciones y relajaciones, hasta un total de veinte. Hágalo sin prisas. Practique este ejercicio todos los días.

Prevención

Hay que evitar o procurar reducir todos los factores que puedan interferir en el apetito sexual, y en particular las situaciones emocionales preocupantes, estresantes y de cansancio o fatiga intensa. Controle periódicamente la tensión arterial. Elimine o reduzca al mínimo el consumo de alcohol, tabaco, café y productos similares.

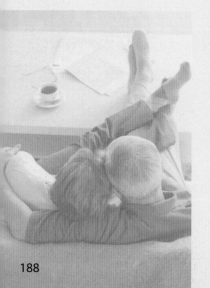

Picaduras

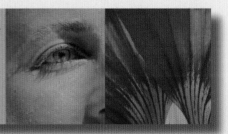

Lesiones inflamatorias que aparecen en la piel, de evolución muy rápida y caracterizadas por una gran hinchazón, enrojecimiento y dolor.

Origen

Siempre responden a la agresión de un animal, como arácnidos (del tipo araña viuda negra, tarántula, escorpión), serpientes (víboras y diversas culebras), avispas, abejas, abejorros y animales marinos (araña de mar, medusa). El problema no es el pinchazo, sino las sustancias que inyectan con la picadura, que en general son destructoras de los tejidos con los que entran en contacto; por eso la zona se inflama con rapidez. Además, otras sustancias utilizan la sangre para llegar a los centros nerviosos y alterar funciones vitales, como la respiración o el funcionamiento cardíaco. Una serie de remedios puede ayudar al afectado hasta que reciba tratamiento médico adecuado al tipo de picadura.

Tratamiento

PICADURA DE AVISPAS
Frote con aceite de canela puro varias veces al día (como las avispas no dejan el aguijón dentro, basta con calmar las molestias). Otro remedio: aplique zumo de limón, vinagre o alcohol (varias veces al día). Si los síntomas no calman, acuda a urgencias.

PICADURA DE ABEJAS
Intente sacar el aguijón (en él está el veneno) con unas pinzas o una aguja dispuesta paralela a la piel. Mantenga la zona bajo agua fría o vendaje con compresas frías para reducir el dolor. También sirve aplicar un poco de bicarbonato sódico o miga de pan con leche y miel.

AVISPAS Y ABEJAS
Frote con ajo o con jabón neutro durante 10 minutos.

MOSQUITOS
Aplique en la zona afectada ajo triturado, vinagre, cebolla troceada, zumo de cebolla o zumo de limón.

PICADURA DE INSECTOS
Aplique patata cruda rallada con una venda o vinagre de vino en compresas; o frote con la parte blanca del puerro en la picadura.

Prevención

NO USE COLONIAS, perfumes u otros olores fuertes y «atrayentes». Para ahuyentar los insectos es útil el humo (como el del tabaco) o una bolsa de agua colgando de la puerta. Para capturarlos, sirve un plato con vinagre o vino sobre la mesa.

Sabía que...

en caso de picadura de serpiente (sobre todo de víboras) hay que hacer un torniquete o vendaje muy apretado por arriba de la mordedura para que el veneno no llegue al cerebro.

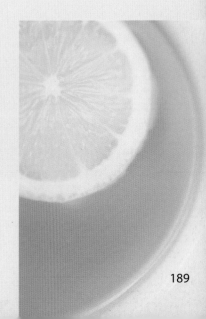

Picor

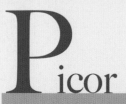

Pinchazos que aparecen en la piel y que el paciente tiende a reducir con el rascado.

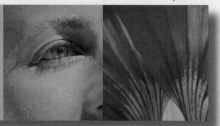

Sabía que...

cuando la piel está seca (por baños en exceso, exposiciones prolongadas al sol, uso de jabones fuertes, etc.) se pierde la capa de grasa que la protege y aparece un intenso picor, situación frecuente en muchas personas mayores.

Origen

Puede deberse a enfermedades de la piel o a un síntoma de lesiones profundas o en otros órganos del cuerpo. Lesiones de la piel con intensos picores por picaduras, dermatitis, quemaduras solares, urticaria, pediculosis (piojos), sarna... Entre las enfermedades internas podemos citar los problemas de vesícula biliar, reacciones alérgicas, hemorroides, gusanos en el intestino, leucemias y, también, el consumo de medicamentos del tipo de barbitúricos. Algunas alteraciones psicológicas pueden generar picor, como el estrés, la ansiedad, etc. El picor suele ser producido por una sustancia llamada histamina, y su mayor problema es el rascado, ya que facilita infecciones de la piel por bacterias.

Tratamiento

VAHOS DE MANZANILLA, COLA DE CABALLO Y SAÚCO
Hierva dos litros de agua y vierta en ellos un puñado de manzanilla, otro de flores de saúco y otro de cola de caballo. Retírelo tras 3 o 4 minutos y tome vahos con una toalla durante unos 10 o 15 minutos.

VINAGRE DE MANZANA
Utilícelo en sustitución del jabón cuando se duche, o en el baño.

AYUNAR
Cuando los picores son por todo el cuerpo, tomando la cantidad que se desee de sólo una de las siguientes frutas: sandía, piña, uva, melón, más abundante agua (dos litros, como mínimo, por día).

ZUMO DE AJO
Ponga un diente de ajo sobre una compresa y macháquelo. Doble la compresa y apriete para obtener el jugo. Con la compresa húmeda, frote suavemente la zona que pica.

Prevención

Evite los jabones fuertes (con ph extremo), que alteran la piel. Dieta rica en frutas y verduras para proporcionar mucha vitamina A, que protege la piel. Reduzca los niveles de estrés.

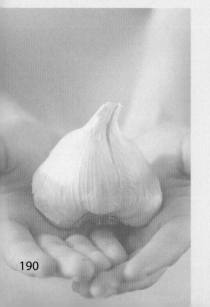

Pies sudorosos

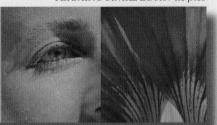

Producción excesiva de sudor en los pies que, al ser degradado o modificado por las bacterias de la piel, produce mal olor.

Origen

La cantidad de sudor que producen las glándulas sudoríparas de los pies depende de aspectos genéticos o hereditarios y de diversos hábitos. Hay personas que «de familia» sudan mucho, tanto en los pies como en otras zonas del cuerpo. La utilización de calzado estrecho, poco transpirable y además con calcetines, aumenta también la producción de sudor. En cualquier caso, si el sudor no es eliminado rápidamente (cambio de calcetines, lavado de los pies todos los días) las bacterias atacan el ácido úrico y otros elementos que lo integran, dando lugar a un desagradable olor característico.

Tratamiento

ÁCIDO BÓRICO

Una vez al mes, antes de acostarse y tras lavarse con jabón los pies, aplique polvos de ácido bórico entre los dedos de los pies, la planta y el puente. Luego, póngase unos calcetines limpios y acuéstese con ellos.

BICARBONATO

El remedio anteriormente descrito puede realizarlo empleando bicarbonato en lugar de ácido bórico.

ACEITE DE CIPRÉS

Masajee todos los días los pies con la ayuda de unas gotas de aceite de ciprés.

Prevención

Lávese los pies todos los días. Utilice calzado amplio, poco ajustado y que permita respirar al pie (transpirable). Calcetines de algodón. No utilice zapatos con suelas de goma, plástico u otro material que no sea natural: cuero, esparto, madera.

Sabía que...

muchas veces la persona que tiene mal olor en los pies no se da cuenta de ello, ya que, en el plazo de 2 minutos, nuestra nariz se acostumbra a cualquier olor y lo siente «menos».

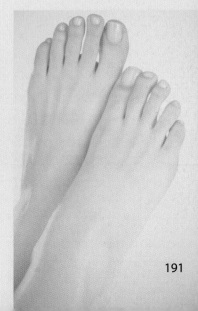

Próstata

Órgano masculino situado debajo de la vejiga urinaria, dentro de la cavidad pélvica, del tamaño de una castaña y que colabora en las funciones de reproducción liberando parte de las sustancias que acompañan a los espermatozoides en la eyaculación.

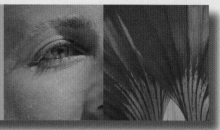

Origen

A partir de los 50 años, con el progresivo descenso de la hormona masculina por excelencia, la testosterona, la próstata se ve «desprotegida» y puede alterarse creciendo de tamaño o sufriendo inflamaciones (prostatitis). Cuando aumenta de tamaño podemos encontrarnos con una lesión benigna denominada hipertrofia de próstata, o con el cáncer de próstata, tumoración de crecimiento muy lento y que pocas veces provoca la muerte del enfermo. Para cuidar la próstata y sus lesiones podemos adoptar diversos remedios.

Tratamiento

CASTAÑAS COCIDAS
Cinco o seis por día protegen la próstata contra la mayor parte de lesiones.

SEMILLAS DE CALABAZA
Tome todos los días unas cuantas para fortalecer la próstata.

POLEN DE ABEJA
Tome un poco todos los días en el desayuno. Se cree que tiene testosterona y que por ello protege la próstata en aquellos años de la vida en los que esta hormona desaparece poco a poco.

Prevención

NO CONSUMA productos como café, alcohol, azúcar, sal y condimentos en las comidas.

EVITE EL ESTREÑIMIENTO, ya que favorece la absorción en el intestino de unas toxinas que lesionan la próstata (véase el apartado de estreñimiento).

PRACTIQUE UNA ACTIVIDAD FÍSICA: para aumentar el riego sanguíneo en la región genital y, con ello, una mejor conservación de la próstata. Evite el sedentarismo o estar mucho tiempo sentado, ya que con ello se estrangulan los vasos sanguíneos que van a la próstata, pudiendo deteriorarse más rápidamente.

Prótesis de cadera

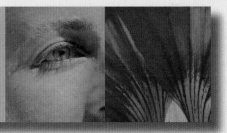

Estructura artificial con forma de hueso que sustituye a parte del hueso ilíaco o del fémur formando una nueva articulación coxofemoral o de la cadera.

Origen

En las personas mayores la fractura de un hueso, y en particular de la cadera, tarda mucho tiempo en recuperarse de forma natural; ello sólo es posible con escayola, ya que los huesos se encuentran débiles (osteoporosis) además de tener que estar mucho tiempo sin movimiento, por lo que el cuerpo se debilita más aún. Por eso se recurre a las prótesis. Con éstas la recuperación es mucho más breve y segura, recuperándose la movilidad en pocas semanas. Para facilitar la fijación de la prótesis al hueso y su conservación hacemos algunas propuestas.

Tratamiento

CÁSCARA DE HUEVO Y LIMÓN
Aporte calcio y otros minerales a su organismo para recibir mejor la prótesis. Para ello limpie bien un huevo e introdúzcalo en un vaso lleno de zumo de limón. Hunda el huevo con la cáscara en el limón y déjelo reposar toda la noche. A la mañana siguiente quite el huevo y beba el líquido que queda. Repita esta práctica un día sí y otro no durante quince días.

CATAPLASMA DE HUEVO Y ARCILLA
Pique dos cebollas en un plato hondo. Añádales dos huevos enteros (con cáscara) y mezcle bien todo. Agregue tres cucharadas de arcilla y mézclelo hasta formar una pasta. Coloque la pasta en una tela limpia y deposítela sobre la cadera, fijándola con una venda. Manténgala así durante sesenta horas. Repita el remedio un mes más tarde.

Prevención

ACTIVIDAD FÍSICA: desde el momento en que pueda mover la cadera, realice ejercicios sencillos todos los días. Con el paso del tiempo realizará movimientos más complejos, caminar, pasear, etcétera.

DIETA RICA EN CALCIO: sobre todo con leche enriquecida, derivados lácteos, cacao, etcétera.

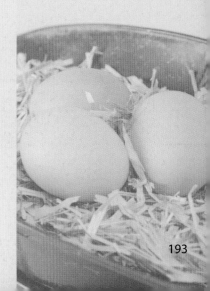

193

Psoriasis

Enfermedad crónica y recurrente que afecta a la piel y que se caracteriza por una producción excesiva de células en las capas más externas de la piel, formando una especie de «placas» de color blanco con pérdida constante de células en escamas y aparición, en brotes, de inflamación con fuertes picores.

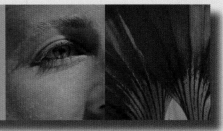

Origen

No conocemos las causas exactas que producen la psoriasis. Hay factores que tienden a facilitar su aparición, como aspectos genéticos o hereditarios, situaciones de estrés, alteraciones hormonales, deficiencias dietéticas o alimenticias por consumir poca fruta, verduras y hortalizas, etc. Suele aparecer en las zonas de «roce» del cuerpo, como manos, dedos, cabeza, codos y rodillas. Cuando se complica puede dar lugar a inflamaciones de las articulaciones (artritis).

Sabía que...
más de un millón de españoles mayores de 10 años padecen psoriasis en alguna de sus formas.

Tratamiento

BAÑO CON ACEITE DE OLIVA Y LECHE
Añada al agua caliente del baño un vaso de leche grande con dos cucharadas de aceite de oliva bien mezclado. Alivia considerablemente el picor.

PESCADOS GRASOS
Estos productos ayudan a controlar los «brotes» o agudizaciones de la psoriasis. Los más utilizados son atún, caballa, sardinas y salmón.

CREMAS HIDRATANTES
Conviene utilizarlas con cierta frecuencia para que la piel no se reseque ni dé lugar a lesiones con psoriasis.

BAÑO TEMPLADO DE SAL
Es de gran ayuda para controlar la inflamación y, sobre todo, para el picor.

CREMA ESPECIAL
Deje un vaso de orina 24 horas al sereno y durante el día en un sitio fresco. También necesita 250 cm³ de aceite de almendras dulces o de oliva virgen, 200 g de cera virgen de abejas y 30 gotas de esencia de aprolis o de tomillo. Ponga al baño María la cera con el aceite y cuando se derrita añada la esencia y la orina, removiendo con una cuchara de palo.

Prevención

Evite factores que estimulen los brotes de psoriasis, como el estrés, el alcohol, el exceso de café y otros excitantes, no emplee ropa ajustada, para impedir el roce con la piel y el aumento del picor. Los baños de sol ayudan a controlar la psoriasis.

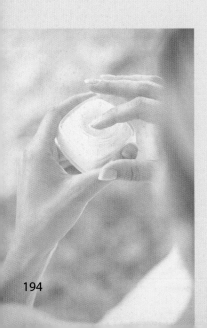

Quemaduras por fuego

Son lesiones de la piel que adquieren distintas características según su gravedad, y que oscilan desde un simple enrojecimiento (quemadura de primer grado) o formación de una ampolla (segundo grado) hasta la destrucción de una zona de la piel y tejidos próximos (tercer grado).

Origen

La causa siempre es una fuente intensa de calor: fuego, agua hirviendo, aceite caliente, radiadores, estufas, braseros, etc. De acuerdo con la «cantidad» de calor y el tiempo que estemos expuestos a él, primero hay una dilatación de los vasos sanguíneos (enrojecimiento, primer grado), luego, esos vasos sanguíneos pierden agua (ampollas, segundo grado), y, si hay mucho calor, la piel y los vasos sanguíneos se queman, rompen y mueren (herida, tercer grado). Para ayudar al enfermo, sobre todo en los casos de quemaduras de primer y segundo grado, ofrecemos algunas consideraciones.

Tratamiento

ESPONJA CONGELADA
Ponga sobre la zona afectada una esponja congelada con el fin de que los vasos sanguíneos no se dilaten y se reduzcan el picor y la irritación. Igual efecto se puede conseguir con unos cubitos de hielo.

VINAGRE DE VINO
Aplíquelo sobre la quemadura haciendo círculos y con la ayuda de un algodón. Disminuye los síntomas y las complicaciones. Repita la operación cada media hora hasta que no se noten molestias.

CLARA DE HUEVO
Separe una clara de huevo y aplíquela directamente sobre la quemadura. Déjela durante una hora.

AGUA FRÍA
En chorro abundante sobre la zona quemada (10 minutos); añada luego un poco de pasta dentífrica.

PATATA CRUDA
Troceada y machacada, como una pasta, se pone sobre la lesión con la ayuda de una venda.

MIEL
Lave con agua fría la zona afectada y ponga un poco de miel. Tape la miel con una pequeña venda y mantenga así durante 12 horas.

SI HAY AMPOLLAS
Lave con agua y vinagre, pase por la zona una crema hidratante y cubra con una venda.

VINO TINTO EN LA AMPOLLA
Para reducir su tamaño y disminuir los síntomas.

Sabía que...
las quemaduras de primeros y segundo grado, si no se infectan, no producen cicatriz. Las de tercer grado, sí.

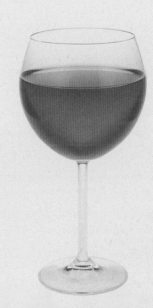

Quemaduras solares

Lesiones que aparecen en la piel, de iguales características que las de las quemaduras por fuego (primero, segundo y tercer grados), con síntomas diversos que van desde picor hasta muerte de una parte de la piel.

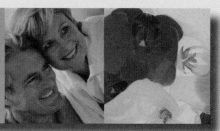

Sabía que...

los rayos solares que recibe nuestra piel «se suman» a lo largo de la vida, por lo que aquellas personas que en la juventud toman mucho el sol ya han cubierto «su cupo» para el resto de su vida si no quieren facilitar lesiones más graves en la piel (como los tumores).

Origen

La causa directa es una excesiva y prolongada exposición a los rayos solares y, en particular, a los ultravioleta. Lo más frecuente son lesiones de primer grado, que se manifiestan con enrojecimiento y picor de una zona más o menos amplia de la piel que se ha deshidratado (desde, por ejemplo, puntitos en el vientre hasta zonas rojas en la espalda). Por lo general la piel muere días más tarde, descamándose («pelándose»). Las lesiones de segundo grado muestran ampollas con líquido transparente en diversas zonas del cuerpo. Las de tercer grado, consecuencia de una exposición muy prolongada, incluyen grietas, heridas y pequeñas «ulceraciones» en zonas delicadas como los labios, pómulos, dorso de las manos, etcétera.

Tratamiento

LECHE Y VINAGRE
Añada a un vaso de leche una cucharada de vinagre y mézclelo. Cuando se haya cortado la leche, aplique la mezcla sobre la zona afectada de la piel. Con ello evitará picores, dolores y ampollas.

VINAGRE DE VINO
Aplíquelo con un algodón sobre las zonas enrojecidas y con picor. Con ello disminuirán los síntomas. Repita la operación cada media hora.

BAÑO DE AGUA TEMPLADA
Masajear suavemente (nunca frotando) la zona afectada, después, seque con «palmadas» con una toalla y utilice abundantemente cremas hidratantes.

Prevención

Debe procederse a la exposición al sol en breves períodos de tiempo, nunca más de media hora. Siga siempre la regla de los «5»: el primer día, 5 minutos; el segundo, 5 minutos más, 10 minutos; el tercero, 5 más, 15 minutos; el cuarto, 20, y el quinto y último día, 25 minutos. Utilice cremas de protección con índices de 25 o 30 y no olvide aplicarlas sobre todo en partes tan delicadas como labios, nariz, etc. El sol tiene mayores efectos, aunque no lo notemos, en la montaña, si hay viento, en la playa y, sobre todo, con brisa.

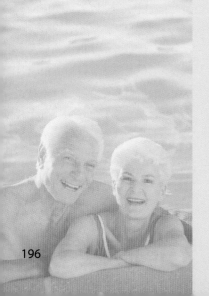

Relajación general

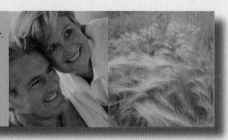

Consiste en facilitar al organismo un cierto estado de «bienestar», eliminando tensión, pesadez y agarrotamiento.

Origen

Las situaciones de estrés, ansiedad, fatiga, etc., tienden a «contraer» nuestro organismo, limitando su actividad tanto desde un punto de vista físico como emocional o psicológico, destacando una sensación de falta de fuerza, tendencia a la irritabilidad, ideas constantes que secuestran nuestra relación con los demás, etc. Para reducir esta situación tenemos varias posibilidades.

Tratamiento

BORRAJA, LECHE Y MIEL

Pique tres hojas de borraja en trocitos muy finos, viértalas en un plato hondo y añádales tres cucharadas de leche y una de miel. Mezcle bien todo el contenido y tome de tres a seis cucharadas todos los días.

INFUSIÓN DE MELISA

Añada una pizca de melisa a agua hirviendo. Deje reposar 5 minutos y cuele. Después, tómela. Esta infusión no sólo sirve para cuando uno desea relajarse, sino también cuando debe enfrentarse a situaciones estresantes o muy impactantes (un funeral, exámenes, una cita, etc.).

INFUSIÓN DE MANZANILLA

Realizar con las mismas características que la anterior.

GOTAS DE AJO

Conviene tener a mano una botellita con tintura de ajo. Elaborarla es fácil: llene una botella con trozos de ajo y luego eche aguardiente hasta arriba. Déjelo entre 15 y 30 días en la cocina y luego cuele el líquido, que conservará en un frasco. Para relajarse tome diez gotas de este líquido en un vaso de agua.

Sabía que...
debería reducir sus compromisos y ocupaciones. Nunca se lleve trabajo o preocupaciones a casa. Dedique todos los días unas horas a sus *hobbies* y aficiones. Practique con regularidad una actividad física.

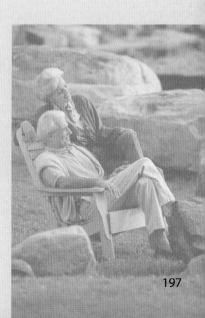

Relajación muscular

Consiste en disminuir el tono o grado de contracción de nuestros músculos, que se encuentran agarrotados y pesados.

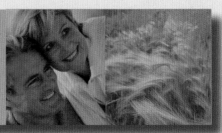

Sabía que...

la pérdida de talla
que se produce
a partir de los
50 años se debe
al «aplastamiento»
de los huesos de
las extremidades
y de la columna
vertebral que
se «doblan» o
«curvan» porque
los músculos tiran
como cuerdas
y los doblan.

Origen

Todos tenemos malos hábitos a la hora de sentarnos, tumbarnos en la cama, estar en un coche, agacharnos a coger un objeto del suelo, llevar bolsas o paquetes, etc. Estas situaciones, que reproducimos todos los días, hacen que nuestros músculos se atrofien y poco a poco se conviertan en «cuerdas» que «tiran» de los huesos deformando el cuerpo y generando dolores.

Tratamiento

BAÑO CON FLORES DE HENO
Añada dos o tres puñados de estas flores a dos litros de agua. Ponga todo al fuego y, cuando llegue a ebullición, baje a fuego lento, en el que lo mantendrá durante media hora. Luego, viértalo en la bañera con agua muy caliente. Permanezca en ella durante 15 a 20 minutos. Practique esta operación una vez por semana.

ESTIRAMIENTOS
Estos ejercicios permiten una mejor llegada de sangre a los músculos y, con ello, una mayor vitalidad, impidiendo la sensación de pesadez y la deformación del cuerpo. Cada zona del cuerpo tiene sus estiramientos; practique diariamente los que más le interesen según las molestias (véase el capítulo relativo a la actividad física).

Prevención

Siéntese con la espalda recta contra el respaldo de la silla; nunca doble la espalda para coger algún objeto del suelo, hágalo doblando las rodillas todo lo que pueda; evite estar muchas horas sentado; practique estiramientos todos los días durante 5 o 10 minutos.

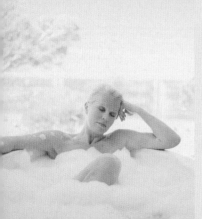

Resfriado

Proceso inflamatorio que afecta a las vías aéreas superiores (nariz, garganta, laringe) y que suele ir acompañado de estornudos y abundantes secreciones nasales.

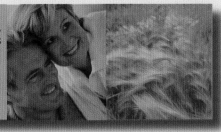

Origen

Casi siempre está producido por virus. Las mucosas o paredes de las fosas nasales, garganta y laringe se ven invadidas por ciertos virus que, al reproducirse, las irritan, dilatando los vasos sanguíneos, por lo que se incrementan las secreciones. Estas secreciones producen el estornudo (o tos) y el «moqueo» nasal. Los resfriados se diferencian de la gripe en los síntomas y en que la gripe sólo se experimenta una vez cada invierno. Los resfriados pueden complicarse con la llegada de bacterias y generar otras infecciones, como bronquitis, laringitis, neumonía, etcétera.

Tratamiento

AGUA CON SAL
Vierta en un vaso de agua caliente un poco de sal y, con la ayuda de una gasa o compresa, aplíquela en las fosas nasales. Con ello reducirá el tamaño de los vasos sanguíneos y la producción de moco.

CEBOLLA Y LIMÓN
Corte una cebolla e introdúzcala en una cazuela pequeña. Mézclela con zumo de limón hasta cubrirla. Deje reposar durante toda la noche. Cuélelo y tome dos vasos calientes por día.

AJO TRITURADO
Machaque un ajo sobre una gasa doblada. A continuación, efectúe un segundo doblez y, apretando, aplique una gota en cada fosa nasal. Luego, realice diez respiraciones profundas. Despejará la nariz durante muchas horas.

COCCIÓN DE RAÍZ DE ZARZAPARRILLA
Coja unas raíces de esta planta y hiérvalas en un litro de agua. Cuélelo y tome dos vasos al día.

Prevención

Alimentación rica en frutas y verduras (por las vitaminas A y C, que mejoran el estado de las mucosas y nuestras defensas); respiración siempre nasal; evite los ambientes contaminados; no fume (esto disminuye las defensas de las vías aéreas); protéjase del frío (el frío reduce muchas de nuestras defensas en las mucosas, e incluso en la sangre).

Sabía que...

cada vez que tose o estornuda, una persona con resfriado o catarro expulsa al exterior pequeñas gotas de líquido acompañadas de miles de virus. Por eso hay que toser sobre un pañuelo y cambiarlo cada día.

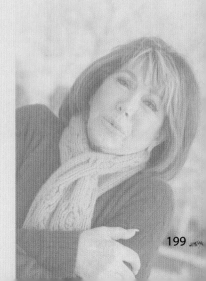

Reuma

Es un conjunto de molestias de carácter crónico o de larga duración que se caracteriza por un dolor agudo que afecta a varios músculos, huesos y/o articulaciones, saltando de unas regiones a otras de forma aleatoria.

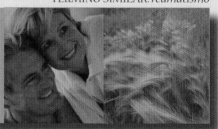

Sabía que...

la enfermedad más frecuente en las personas mayores es el reuma, ya que, en sus diferentes formas, afecta a más del 55% de las personas con más de 50 años (una de cada dos).

Origen

El reuma agrupa por lo general muchas enfermedades distintas que afectan al aparato locomotor, las cuales tienen como denominador común la inflamación que afecta a músculos y/o articulaciones. El origen de la inflamación puede ser una infección (fiebre reumática por el estreptococo), depósitos de residuos celulares o alteraciones del metabolismo (gota por el ácido úrico, osteoporosis, osteomalacia), funcionamiento anormal del sistema inmunitario que «ataca» nuestras articulaciones (artritis reumatoide, lupus eritematoso, polimiositis), exceso de presión o tensión sobre músculos y articulaciones (artrosis, tendinitis), siendo también de causa desconocida (espondilo-artrosis).

Tratamiento

INFUSIONES DE PIE DE LEÓN
Tómelas cada día cuando empiecen los primeros dolores y durante los cuatro o cinco días siguientes.

INFUSIONES DE ROMERO
Realícelas utilizando sus flores y hojas y tómelas con igual frecuencia que la infusión anterior. También puede utilizar la infusión de romero para aplicar masajes diarios sobre la zona dolorida.

ENEBRO
Mastique tres bayas de enebro antes de las comidas e ingiera unos granos de mostaza después. Haga lo propio con caldo de patata hervida.

CATAPLASMA DE COL Y ARCILLA
Para realizarla machaque un puñado de arcilla y mézclelo con el líquido resultante tras cocer una col. Se formará una especie de barro que debe aplicar sobre la zona dolorida, sujetándola con una venda y manteniéndola durante toda la noche.

SAL Y PIMENTÓN
Vierta en medio litro de agua una taza de sal y una cucharada de pimentón. Empape en el líquido resultante una gasa y aplíquela sobre la zona dolorida cubierta con una toalla o algo similar. Mantenga la protección durante una hora.

Prevención

Con el fin de evitar y prevenir el proceso inflamatorio de músculos o articulaciones, conviene incluir en la dieta alimentos ricos en magnesio, como verduras y cereales integrales. Incluya también en su dieta mucho apio. Hay factores que facilitan la aparición del dolor reumático, como el frío, mojarse las zonas afectadas, ambiente húmedo, estados de fatiga y traumatismos.

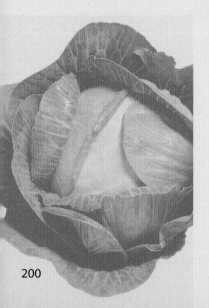

Rinitis

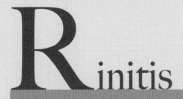

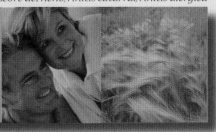

TÉRMINOS SIMILARES: *fiebre del heno, rinitis catarral, rinitis alérgica*

Proceso inflamatorio que afecta a la mucosa que tapiza por dentro las fosas nasales y que puede evolucionar con carácter agudo (unos pocos días) o de forma crónica (durante un tiempo prolongado o en episodios).

Origen

Por lo general, la inflamación de la mucosa nasal puede responder a infección (rinitis catarral producida por virus), procesos alérgicos (rinitis alérgica) e incluso alteraciones de la mucosa por sustancias irritantes externas (rinitis seca). Las rinitis suelen verse favorecidas por situaciones como desviaciones del tabique nasal, infecciones frecuentes en zonas próximas (faringe, cavidad bucal...), etc. En la mayoría de las rinitis existen secreciones de moco purulento (en las infecciosas) o de líquido abundante (rinitis alérgica o fiebre del heno). Siempre hay dificultad para respirar por la nariz y alteraciones en el habla: las palabras se pronuncian de forma «apagada». En las formas crónicas hay formación de costras o pastillas en la mucosa nasal. De no ser tratada debidamente, una rinitis puede facilitar otros problemas como sinusitis, otitis...

Tratamiento y prevención

LAVADOS NASALES
Realizar con agua salada (un litro de agua con una cucharada de sal) aplicados tres veces por día.

MANZANILLA Y ESPLIEGO
Tome en ayunas una infusión de manzanilla y espliego antes de levantarse. Suprima los lácteos durante el tratamiento.

COMPRESAS EN FRENTE Y OJOS
Empapadas en una infusión de flores de espliego u hojas de naranjo dulce.

TRATE LOS FACTORES FAVORECEDORES DE LA RINITIS CRÓNICA
Tratar los problemas como desviaciones del tabique nasal, procesos alérgicos, uso del tabaco, respirar en ambientes contaminados.

DIETA
Incluir mucha vitamina C (cítricos, pimientos, kiwi, patata).

DIETA LÍQUIDA
Basada en zumos y caldos y carente de alimentos de origen animal.

DESCONGESTIONE LA NARIZ
Realice inhalaciones con infusiones de manzanilla.

Sabía que...

en las rinitis crónicas, y sobre todo en las que presentan abundantes costras o pastillas en la mucosa nasal casi siempre hay halitosis con un olor muy desagradable alrededor del paciente. De igual modo, durante la menstruación las mujeres tienen una mucosa nasal más sensible, con abundantes secreciones y mayor facilidad de sangrar.

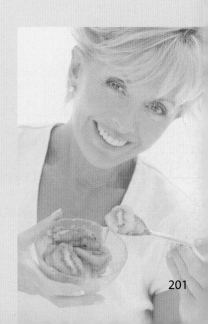

Ronquidos

Ruidos estridentes generados por una persona mientras duerme, que se producen durante la espiración o salida del aire de los pulmones.

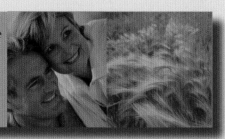

Sabía que...

los ronquidos pueden resultar muy peligrosos si se producen con mucha frecuencia durante el sueño, ya que con ellos la respiración y la llegada de oxígeno a los pulmones no es muy efectiva, provocando en ciertas ocasiones falta de oxígeno en el cerebro, lo que se denomina apnea del sueño.

Origen

Las razones fundamentales son dos factores: respiración por la boca y un estrechamiento en la región de la campanilla, en el fondo de la cavidad bucal, que suele producirse cuando la persona se encuentra tumbada y boca arriba. Estas situaciones dificultan la salida del aire y, al pasar éste con fuerza por la zona estrangulada, se producen los ruidos o ronquidos. El estrechamiento puede ser resultado de acumulación de grasa (personas con sobrepeso u obesidad), procesos infecciosos o inflamatorios, una campanilla demasiado grande, músculos del paladar o techo de la boca demasiado débil que «cae» destruyendo esta zona, etcétera.

Tratamiento

DORMIR
Colocarse de lado o boca abajo; de esta manera el estrechamiento no se produce, o es menos intenso, con lo cual apenas se dificulta la salida del aire.

PONER UNA LLAVE ANTIGUA DEBAJO DE LA ALMOHADA

DESPEJAR LA NARIZ
Antes de acostarse si se encuentra obstruida, aplicar en el interior de las fosas nasales una gasa mojada en agua con sal.

SITUAR UNA ALMOHADA EN EL CUELLO
Obliga a que éste se encuentre en una posición completamente recta y el aire fluya mejor al exterior.

RESPIRACIÓN NASAL
Evita que el aire circule por la boca y por el estrechamiento.

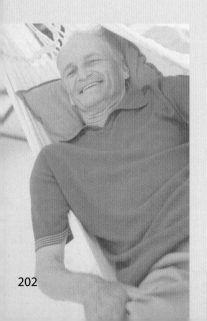

Rozaduras

Desprendimientos de parte de la piel (en particular de su capa más superficial, la epidermis) ya sea en forma lineal, circular, en colgajo, etcétera.

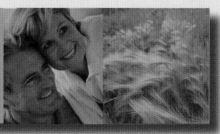

Origen

La causa fundamental de las rozaduras es un exceso de presión sobre la piel lesionada, ya sea por golpe directo (traumatismo en una caída o choque, con un objeto), presión constante de un objeto (los zapatos durante una larga caminata) o bien por fricción (durante un masaje realizado de forma brusca, como puede suceder tras una congelación). Las rozaduras dejan al descubierto las capas internas de la piel y, con ellas, pequeños nervios y vasos sanguíneos. Por esta razón son zonas muy sensibles, producen dolor al mínimo roce y pueden infectarse con facilidad, favoreciendo las cicatrices.

Tratamiento

EMPLASTO DE HIEDRA Y AJOS
Trocee cuatro hojas de hiedra y añádales un diente de ajo bien picado. Machaque la mezcla y aplique la pasta resultante sobre la rozadura con una gasa durante 24 horas. Estos productos ayudan a la regeneración de la piel y evitan la infección.

EMPLASTO DE PEREJIL
Siga el mismo método que el indicado en el apartado anterior y durante el mismo tiempo.

CÁSCARA DE HUEVO
Saque la piel de una cáscara de huevo y con la ayuda de una tirita manténgala durante un día sobre la rozadura.

Prevención

Proteja de forma adecuada aquellas zonas del organismo que se encuentren sometidas a gran presión, como las manos cuando transporta objetos, o al cavar y al cortar hierba; proteja bien los pies en caso de largos paseos (calcetines de algodón, calzado flexible), etcétera.

Sabañones

TÉRMINO SIMILAR: *perniosis*

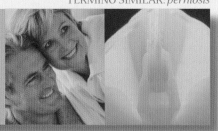

Lesiones de color rojo o violáceo ligeramente elevadas que presentan calor y picor, dispuestas por lo general en el dorso de dedos de manos y pies, y en nariz y orejas.

Sabía que...

en el origen de los sabañones hay un cierto componente hereditario o familiar, padeciéndolo con mayor frecuencia las mujeres, especialmente aquellas que desarrollan algún tipo de actividad a la intemperie (taxistas, agricultores en la huerta, policías, etc.).

Origen

La causa fundamental es un trastorno en el riego sanguíneo de algunas zonas del cuerpo (manos, nariz, orejas, pies) que hace que en el caso de existir frío se produzca primero un cierre de los vasos sanguíneos y, luego, una brusca apertura de los mismos llegando mucha sangre a la zona afectada (al llegar mucha sangre tienen estas zonas una coloración rojiza y desprenden calor). Se presentan en las épocas frías del año (otoño e invierno) y evolucionan a brotes o por episodios.

Tratamiento

INFUSIONES DE MUÉRDAGO
Emplee las hojas y el tallo. Tome dos o tres por día.

RECETA
Deje un vaso de orina al sereno durante 24 horas en un sitio fresco, con 250 cm^3 de aceite de almendras dulces o de oliva virgen, 200 g de cera de abejas, 30 gotas de esencia de aprolis o de tomillo; ponga al baño María la cera con el aceite y, cuando se derrita, añada la esencia y la orina removiendo con una cuchara de palo.

CALDO DE APIO
Una vez elaborado como si fuera una infusión, introduzca en el caldo la zona que presenta los sabañones. Con ello aliviará el picor de forma inmediata.

TINTURA DE MIRRA
Masajee dedos, orejas u otras zonas donde estén los sabañones con la tintura, para que disminuyan los síntomas.

AJO
Dé un ligero masaje con un diente de ajo.

ZUMO DE LIMÓN
Aplicado sobre los sabañones es un buen método para reducir la inflamación, sobre todo si se practica dos veces al día.

ORINA
Aplicar compresas de orina en la zona afectada.

Prevención

Sobre todo en el caso de las mujeres, hay que proteger las zonas distales del cuerpo (pies, manos, nariz, orejas) durante las épocas de frío. También se debe regular la circulación sanguínea con una dieta rica en frutas y verduras, así como con dosis elevadas de vitamina D (leche, yogur, queso...).

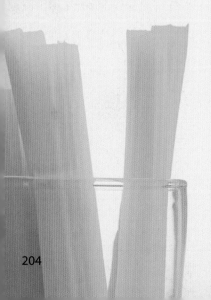

Sinusitis

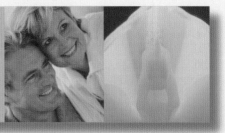

Los huesos de la cara, y en particular los que se encuentran alrededor de las fosas nasales, tienen en su interior unas cavidades llenas de aire que se denominan senos. Cuando estos senos se infectan e inflaman por la llegada de gérmenes, hablamos de sinusitis.

Origen

Los senos paranasales tienen por dentro una cubierta de piel muy similar a la de la boca y producen una secreción que es eliminada continuamente por medio de las fosas nasales. Cuando llegan determinados gérmenes como el estafilococo, el estreptococo o el haemofilus, la mucosa de los senos se inflama y produce más secreciones (por lo general de carácter purulento, similar al pus) que inundan los senos. Los gérmenes pueden proceder de las fosas nasales, la raíz de una pieza dental cariada, un traumatismo, etc. Los síntomas más frecuentes son secreciones de pus por las fosas nasales, dolor en la zona del seno, dolor de cabeza, alteraciones de la fonación (voz «taponada»), respiración bucal, etc. Las sinusitis pueden ser agudas o crónicas.

Tratamiento y prevención

HABAS SECAS
Machaque bien unas cuantas habas y añádales una clara de huevo. Antes de acostarse, coloque parte de la mezcla resultante sobre el seno afectado (en la frente, a un lado de la nariz) con ayuda de una gasa. Repita la operación durante una semana.

TORTILLA DE VERBENA
Fría un poco la verbena en aceite de oliva, ponga la clara de un huevo a punto de nieve, haga una tortilla de verbena, envuélvala en un paño fino y aplíquela directamente en la frente lo más caliente que pueda soportar.

INHALACIONES CON ACEITE DE EUCALIPTO
A un litro de agua caliente añádale unas gotas de aceite de eucalipto y, con la ayuda de una toalla, practique inhalaciones durante 10 minutos dos veces por día hasta conseguir mejorar los síntomas.

SUEÑO
Duerma con dos almohadas para elevar ligeramente la cabeza y con ello facilitar la salida de secreciones desde el seno afectado hasta las fosas nasales.

TOME UN DIENTE DE AJO
Ingerirlo al día con el fin de reducir el proceso infeccioso.

Sabía que...
si las sinusitis no se tratan de forma adecuada pueden dar lugar a complicaciones muy graves, como meningitis, encefalitis y otras infecciones de elementos del sistema nervioso central ya que en el fondo los senos de la cara se encuentran muy cerca del cerebro (apenas separados por unas finas láminas de hueso).

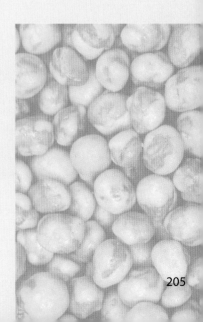

Tos

La tos es una contracción brusca de la musculatura respiratoria que «estruja» de forma intensa el pulmón facilitando la salida, a gran velocidad, del aire y de las secreciones acumuladas en los bronquios (esputos, etc.).

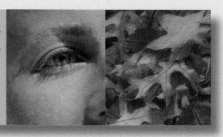

Sabía que...

en cada golpe de tos las cuerdas vocales vibran centenares de veces, razón por la cual la tos irrita las mismas y aparecen alteraciones de la voz, incluidas la ronquera y la afonía.

Origen

Cuando las secreciones inundan los bronquios de pequeño y mediano tamaño (sobre todo en el caso de infecciones como bronquitis, gripe, etc.) se irritan las terminales nerviosas que hay en ellos y se provoca, de forma refleja (sin querer), la contracción muscular del pecho que provoca la tos. En otras ocasiones se trata de agentes irritantes que llegan a los bronquios y los alteran (humo de tabaco, gases tóxicos). En el fondo, la tos es un mecanismo defensivo empleado por los pulmones y los bronquios para «eliminar» sustancias que dificultan su actividad; por eso no hay que anularla por completo, aunque sí conviene reducir su intensidad porque, entre otras cosas, puede facilitar la aparición de hernias (inguinal, etc.).

Tratamiento y prevención

JUGO DE AJO
Machaque sobre una gasa un par de dientes de ajo y, una vez doblada la misma con el contenido, respire su aroma durante varios minutos (no más de 10).

CEBOLLA
En un litro de agua hierva una cebolla troceada durante 2 o 3 minutos. Moje un paño en el líquido resultante y aplíquelo sobre el pecho hasta que se enfríe.

CEBOLLA PICADA
Media hora antes de acostarse, pique en trozos muy pequeños media cebolla y deposítelos sobre un plato que debe colocar en su mesilla de noche. Los gases que desprenderán durante la noche le ayudarán a respirar y a calmar la tos.

PARA COMBATIR UN ACCESO DE TOS
Tome directamente un poco de zumo de limón acompañado de igual cantidad de aceite de oliva.

PAÑUELO CON ALCOHOL
Colocado en el cuello, el calor que reporta ayuda a calmar la tos.

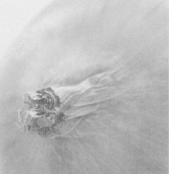

Trombosis

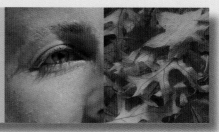

Enfermedad caracterizada por la formación de coágulos o pequeñas «pelotitas» de sangre en las paredes de las arterias y/o venas, formando los llamados trombos. Cuando estos trombos se rompen y circulan libres por el torrente sanguíneo, reciben el nombre de embolias.

Origen

Entre las causas de la trombosis destacan fundamentalmente tres. En primer lugar, las alteraciones de la capa interna de la pared de los vasos sanguíneos como consecuencia de traumatismos o golpes, heridas, congelaciones, quemaduras, etc. En esta situación las células que producen la coagulación de la sangre, las plaquetas, se pegan a la zona lesionada formando el trombo. Una segunda causa es el estancamiento de la sangre (varices, personas que están mucho tiempo en cama, alteraciones del ritmo del corazón como en el caso de infarto) que facilita, por falta de velocidad, que unas plaquetas se unan con otras. La tercera causa son las alteraciones en la composición de la sangre, como el exceso de colesterol, de plaquetas o de hematíes.

Tratamiento y prevención

AJO
Contiene sustancias vasodilatadoras (agrandan las venas o arterias), evitando que los vasos sanguíneos se cierren por los trombos. Es recomendable el ajo crudo todos los días, acompañando a otros alimentos.

TORONJIL Y REGALIZ
Tome diez gotas de cada extracto tres veces al día.

INFUSIÓN DE MELISA
Tres veces al día, añadiendo a cada infusión ocho gotas de extracto de melisa.

LECITINA DE SOJA
Consúmala con ensaladas y otras verduras u hortalizas. Tiene efectos similares al ajo y conviene usarla con frecuencia.

EJERCICIO FÍSICO
En función de la situación de cada uno (gimnasia, paseo, bolos, golf, natación, etc.) para estimular la actividad del sistema cardiocirculatorio. La contracción de los músculos favorece el «ordeño» de arterias y venas.

EVITE EL SEDENTARISMO
Estar mucho tiempo sentado o en cama hace más lenta la circulación de la sangre.

Sabía que...

los trombos que están en las venas, cuando crecen mucho y cierran la vena, estancan la sangre y llenan de líquido los tejidos que se encuentran «detrás» de ellos, provocando su hinchazón (edema). Si los trombos se sitúan en una arteria, no llega sangre a los tejidos donde ésta debería hacerlo, con lo que se produce un infarto tal como acontece en el infarto de miocardio o el infarto cerebral.

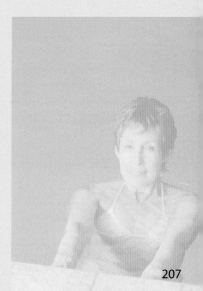

Úlcera de piel

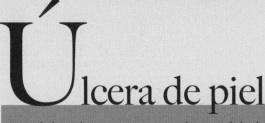

TÉRMINOS SIMILARES: *ulcus, ulceración, úlcera*

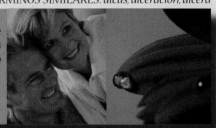

Zona de la piel que presenta una clara pérdida de materia orgánica que afecta a la piel y la grasa subcutánea, pudiendo llegar a los músculos situados debajo. La herida se caracteriza por una curación lenta, e incluso tiende a extenderse y aumentar su tamaño antes de cicatrizar.

Sabía que...

todas las úlceras, cuando cicatrizan, tienden a hacerlo formando cicatrices exageradas en su tamaño, adquiriendo formas variadas (lineales, en zigzag, estrelladas) y siempre de carácter retráctil (limitan mucho el movimiento de esa zona).

Origen

Hay diversos tipos de agresores que actúan sobre la piel propiciando las úlceras. Por ejemplo, agentes físicos como quemaduras, radiaciones, congelaciones; sustancias químicas como ácidos y otros cáusticos, o falta de oxígeno en las células por un mal riego sanguíneo (varices muy dilatadas que facilitan úlceras en los pies), falta de riego sanguíneo, largo tiempo en cama que provoca úlceras en las zonas de apoyo como cadera, codos, talones. Una última causa es de tipo infeccioso, ya que los gérmenes pueden contaminar una herida y hacer muy lenta su curación (muy frecuente en las úlceras de los nódulos tuberculosos, en la sífilis...).

Tratamiento

LIMPIE TODOS LOS DÍAS
Lavar la herida con un buen chorro de agua oxigenada y cúbrala con una gasa para evitar su contaminación por gérmenes (no ponga algodón, ya que sus «hilillos» pueden pegarse a la herida).

CREMA DE CALÉNDULA
Aplique en la herida todos los días un poco de crema de caléndula ya elaborada (ayuda a cicatrizar).

INFUSIÓN DE PAMPLINA
Empape una gasa en una infusión de esta planta y aplíquela suavemente sobre la úlcera, repitiendo la operación todos los días.

HOJAS DE AGRIMONIAX
Aplíquelas machacadas en la herida. Por muy antigua y maligna que sea la úlcera, ésta se cierra en nueve días.

Prevención

Trate adecuadamente cualquier herida o lesión en la piel para evitar su infección; en el caso de las personas que están mucho tiempo en cama, se debe facilitarles los movimientos de las extremidades y del tronco cambiándolas con frecuencia de postura. Evite el sedentarismo; controle debidamente las alteraciones del riego sanguíneo.

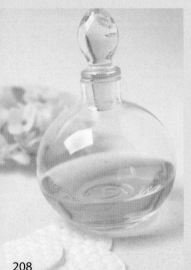

Úlcera gástrica o duodenal

TÉRMINOS SIMILARES:
ulcus gástrico, ulcus duodenal, úlcera péptica

Heridas que aparecen en la pared interna del estómago o del duodeno, produciendo malestar, quemazón y dolor.

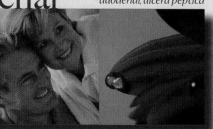

Origen

En la úlcera gástrica suelen existir factores que disminuyen las defensas de la pared interna del estómago (en particular, la disminución de una capa de moco), con lo que los ácidos del estómago «cavan» la úlcera en la pared. En este proceso puede colaborar un germen llamado *Helicobacter pylori*, presente en el estómago de muchas personas. En la úlcera duodenal suele existir un exceso de ácidos en el duodeno que, poco a poco, agujerean la pared. Tanto en el estómago como en el duodeno hay ciertos factores que favorecen las lesiones, como el alcohol, el tabaco, las comidas picantes o con muchos ácidos, alimentos muy calientes o muy fríos. El síntoma típico es el dolor o quemazón que aparece después de comer en la región superior del abdomen, que puede durar días o semanas, y que se calma con la ingesta de leche o productos similares y es más frecuente en otoño y primavera.

Tratamiento y prevención

ORÉGANO
Administrado en pequeñas cantidades con la comida casi todos los días, reporta notables efectos preventivos y curativos.

ZUMO DE OLMO ROJO
Elabore una pasta mezclando olmo rojo molido con igual cantidad de miel; añádale medio vaso de agua y otro medio de leche (ambos calientes) y mézclelo bien. Del líquido resultante tome tres veces por día una cucharada, siempre un poco caliente. Tome zumo de col (berza) para cicatrizar la úlcera de estómago; lo mismo con zumo de patata.

RAÍZ DE GENCIANA
Todos los días, antes de comer (en particular en aquellos en los que más nota las molestias de la úlcera), vierta dos cucharaditas de raíz en polvo de genciana en un vaso de agua y tómelo.

CONTROLAR
Reducir el uso de tabaco, alcohol, comidas abundantes o picantes, alimentos muy calientes o muy fríos, etcétera.

DISTRIBUIR LAS COMIDAS
Repartir las comidas del día en cuatro o cinco ingestas con una cantidad reducida en cada una de ellas.

Sabía que...
en España hay cerca de dos millones de personas con úlcera, y que desde que hace algo más de diez años se descubrió el *Helicobacter pylori* como responsable de numerosos casos de úlcera gástrica, muchos enfermos la han curado con tres semanas de tratamiento, mientras que antes estaban obligados a tomar medicamentos casi de por vida.

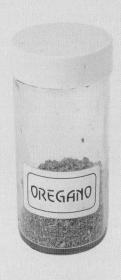

Varicela zóster

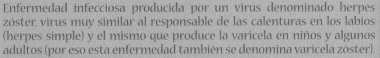

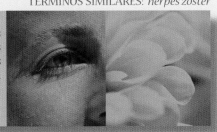

Enfermedad infecciosa producida por un virus denominado herpes zóster, virus muy similar al responsable de las calenturas en los labios (herpes simple) y el mismo que produce la varicela en niños y algunos adultos (por eso esta enfermedad también se denomina varicela zóster).

Sabía que...

los niños que han tenido varicela han creado una inmunidad de por vida contra el virus y no tendrán varicela zóster. Y a la inversa, si han padecido la varicela zóster de niños o adultos, no volverán a ser afectados por la varicela en el resto de su vida.

Origen

El virus tiene especial predilección por invadir los nervios de carácter sensitivo que hay en cara, cuello y costillas; por ello el primer síntoma es el dolor a lo largo del trayecto del nervio afectado. Al mismo tiempo aparecen vesículas de contenido transparente en el recorrido del nervio, vesículas que van acompañadas de intenso picor (no hay que rascar las vesículas ya que dentro se encuentra el virus y podemos trasladarlo, con los dedos, a otras zonas del cuerpo como cara, ojos, etc.). Las vesículas se secan y caen en dos o tres días. Los dolores de los nervios pueden existir después de la desaparición de las vesículas, incluso meses más tarde, aunque poco a poco van desapareciendo.

Tratamiento

CALAMINA CONTRA EL PICOR
Para combatir con eficacia el picor, aplique con la ayuda de un algodón un poco de loción de calamina sobre las vesículas.

BAÑO CON AGUA CALIENTE
Añadirle medio vaso de vinagre, medio de bicarbonato y medio de aceite. Permanezca en el baño unos 25 o 30 minutos. Muy útil para eliminar el picor y el dolor.

UTILIZAR PRENDAS LIGERAS
Evita la rotura de las vesículas, la dispersión del líquido y la aparición de posteriores manchas.

VERBENA
Cueza en un poco de agua 50 g de esta planta; deposite en un paño la mezcla y, una vez doblado éste, sitúelo encima de la piel afectada.

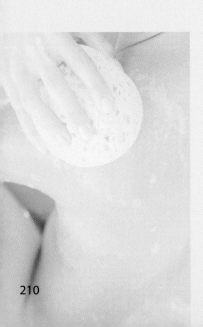

Varices

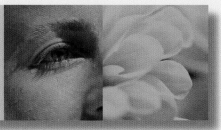

Dilataciones o ensanchamientos de las venas que hacen más lenta la circulación de la sangre, provocan abultamientos en la piel y facilitan la formación de trombos y embolias.

Origen

Las varices pueden ser internas (varices esofágicas, intestinales, en las piernas cerca de los huesos, hemorroides) o superficiales (se observan debajo de la piel, sobre todo en las piernas). Por lo general, el origen de las varices es un obstáculo en el trayecto de la vena que obliga a cierta retención de la sangre que hay en su interior; al acumularse la sangre, la vena se dilata. Esto es lo que sucede en el caso del embarazo, que dificulta el regreso al corazón de la sangre de las piernas; en la cirrosis hepática, que vuelve más lenta la circulación en las venas de los intestinos delgado y grueso, facilitando las hemorroides; en las personas que están mucho tiempo de pie, en quienes el ascenso de la sangre hacia el corazón es más lento porque debe ir «hacia arriba», etc. Los principales síntomas de las varices son cansancio, dolor sordo en la región donde están las varices, calambres y, otras veces (sobre todo en las varices internas), dolor agudo cuando se irritan (dolor durante la defecación en el caso de hemorroides).

Tratamiento y prevención

CASTAÑAS COCIDAS
Todos los días, pero particularmente en aquellos en los que hay más molestias, tome tres o cuatro castañas cocidas.

AJOS Y LIMÓN
Prepare una pasta cortando seis dientes de ajo en láminas e introdúzcalos en un tarro con el zumo de un limón y dos cucharadas de aceite. Deje macerar la mezcla durante 12 horas. Más tarde, y antes de acostarse, utilice una de las láminas de ajos y masajee las varices realizando círculos en sentido ascendente (en el que se dirige la sangre, hacia el corazón). Practique esta operación todos los días.

PATATA RALLADA
Para el dolor aplique una cataplasma de patata rallada, también tome una infusión de castaño de Indias y lleve una castaña en el bolsillo.

VINAGRE DE MANZANA
Masajee las varices en sentido ascendente antes de acostarse.

COLA DE CABALLO
Añada 100 g de esta planta a medio litro de agua y hiérvala durante 15 minutos en una olla. Cuélelo, y con el líquido resultante haga masajes en las varices, siempre en sentido ascendente.

PIERNAS ELEVADAS
Mantenga las piernas elevadas, sobre todo cuando esté sentado o acostado.

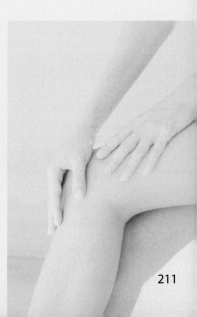

Verrugas

Relieves que aparecen en la piel como resultado de la proliferación de elementos cutáneos y que siempre tienen carácter benigno.

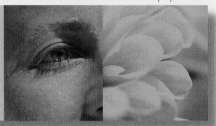

Sabía que...

los papilomas, por ser consecuencia directa de la proliferación de una serie de virus, no deben ser frotados o rascados ya que se corre así el riesgo de transportar el virus a otras zonas y facilitar el crecimiento de más papilomas.

Origen

Las verrugas aparecen siempre de forma múltiple y se localizan sobre todo en zonas expuestas (manos, pies, cara, cuello). Forman elevaciones redondas (en la cara suelen ser afiladas y en el cuello generalmente muestran como el tallo de un árbol) y son duras e indoloras. Cuando aparecen en la planta de los pies tienen un aspecto aplanado y crecen hacia dentro, produciendo un fuerte dolor. Son por lo general el resultado del crecimiento exagerado de la capa más superficial de la piel, la que tocamos, la capa córnea, que, al parecer, prolifera por efecto, entre otras cosas, de ciertos virus. En el caso de los papilomas, sus características son similares, salvo que siempre están desarrollados por virus, su tamaño es más pequeño y suelen aparecer agrupados (tres a cuatro juntos).

Tratamiento y prevención

CEBOLLA
Corte una cebolla en rodajas y déjelas macerar durante dos días en vinagre de vino. Aplique cada noche una de las rodajas sobre la verruga con la ayuda de un esparadrapo, dejándolo durante toda esa noche.

ACEITE DE RICINO
Vierta unas gotas sobre una gasa y aplíquela sobre la verruga tres veces al día durante 30 minutos cada vez.

AJO
Corte un ajo y, con la parte central, el corazón, frote durante un par de minutos la verruga. Repita la operación todos los días hasta que desaparezca la verruga.

LIMACO
Aplique en una gasa o tirita la baba de un limaco (babosa) sobre la verruga y no la retire en 24 horas. El limaco lo atravesamos con un palo y lo ponemos debajo de una piedra.

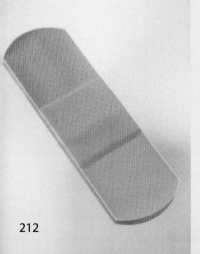

Vesícula biliar

Es una pequeña bolsa situada debajo del hígado en la que se almacenan los jugos biliares que el propio hígado produce antes de ser liberados al intestino para que ayuden al proceso de la digestión (sobre todo de las grasas).

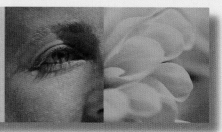

Origen

Cuando los jugos biliares llegan a la vesícula desde el hígado, lo primero que ésta hace es quitarles el agua para que puedan ser almacenados y concentrados más fácilmente. Si su producción es elevada y se concentran mucho, pueden facilitar la formación de arenilla y piedras (cálculos). La cantidad de jugos biliares elaborada depende del contenido de grasas en la dieta: cuantos más alimentos grasos tomemos, más debe trabajar la vesícula y más jugos biliares necesitaremos. La vesícula biliar, cuando enferma, puede producir procesos inflamatorios, piedras e incluso algunos tumores.

Tratamiento

MOLESTIAS
Para reducir las derivadas de problemas de la vesícula biliar tome dos o tres veces por día infusiones de diente de león o de alcachofera.

CONTROLE EL PESO
Reduzca la grasa que habitualmente consume en su dieta para no provocar un trabajo excesivo de la vesícula.

NO A LAS COMIDAS ABUNDANTES
Obligan a un mayor trabajo de la vesícula biliar.

NO AL ALCOHOL
Es un elemento que, además de ser difícil de asimilar por el hígado, exige una mayor actividad de la vesícula biliar.

DISTRIBUYA LAS COMIDAS
Comer en cuatro o cinco ingestas por día para que también la vesícula trabaje de forma menos intensa a lo largo del día.

Sabía que...
muchas veces hay que quitar la vesícula biliar por la existencia repetida de cólicos, inflamaciones, etc. Sin embargo, esta situación no limita mucho nuestras actividades, ya que, salvo un pequeño control en la dieta (pocas grasas), la digestión es normal con la salida directa de los jugos biliares desde el hígado hasta el intestino delgado.

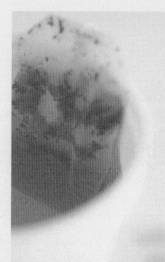

Vista cansada

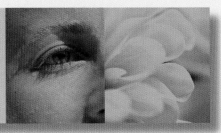

A partir de cierta edad, la fatiga de los ojos se hace cada vez más presente y provoca que, tras unos minutos o unas pocas horas de actividad de los mismos, difícilmente creen imágenes nítidas o, lo que es lo mismo, la vista se canse.

Sabía que...

junto con las alteraciones de los dientes (caries), los problemas visuales afectan a casi todo el mundo a partir de los 50 años. El 70% de los adultos con más de esa edad tiene algún tipo de problema en los ojos, generalmente relacionado con el poco cuidado que destinamos a este órgano.

Origen

Los ojos están dotados de un conjunto de músculos que los rodean y que se encargan de dirigir el globo ocular hacia donde nos interese en cada momento. Ya sea por agotamiento de los músculos, por alteraciones del cristalino e incluso de la propia retina, nuestros ojos se cansan con facilidad y pierden nitidez en la imagen tras un breve tiempo de atención y eficacia.

Tratamiento y prevención

PARA RELAJAR LA MUSCULATURA OCULAR
Puede hervir un poco de agua con unas gotas de miel. Deje enfriar el líquido y luego empape en él una gasa, que depositará sobre los ojos durante unos minutos.

GIMNASIA OCULAR
Ejercite todos los días los músculos de sus ojos con el ejercicio indicado a continuación: sitúe una de sus manos a un palmo de la nariz y dibuje en el aire los números 0, 6 y 8. Luego, distancie la mano otro palmo y haga lo mismo. Repita el ejercicio completo tres veces.

PARA ESTIMULAR LOS OJOS
Conviene lavarlos diariamente con agua salada (por cada litro de agua añada una cucharadita de sal).

UTILICE GAFAS DE SOL
Siempre que el tiempo lo requiera, emplee gafas de sol para no acelerar el envejecimiento del cristalino y de la retina.

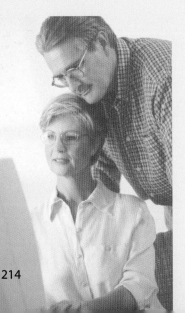

Vómitos

Los vómitos representan un síntoma relacionado con muchas enfermedades en las que, de forma refleja (sin querer), se produce un brusco vaciamiento del contenido gástrico hacia el exterior por vía bucal.

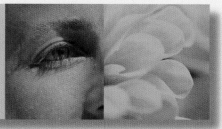

Origen

Son numerosas las enfermedades que pueden provocar el vómito. De mayor a menor frecuencia, encontramos alteraciones del aparato digestivo (estómago, intestino), enfermedades del oído interno (como el mareo), problemas cardíacos (infarto, angina de pecho), menstruación, el curso de una enfermedad con fiebre, enfermedades del sistema nervioso central, etc. Antes del vómito suelen existir otros síntomas, como pérdida de fuerza, apatía, palidez, sudoración, hipotensión arterial, sensación de mareo y aumento de la producción de saliva.

Tratamiento y prevención

BICARBONATO
Ante los primeros síntomas, tome una cucharadita de bicarbonato disuelta en un vaso de agua.

INFUSIONES DE MENTA O TOMILLO
Tómelas ante los primeros síntomas o antes de un viaje, e incluso diariamente si se padece una enfermedad que favorezca el vómito.

RELAJAR LA MUSCULATURA ABDOMINAL
Con ello se evita el vómito; puede recurrirse a colocar sobre el abdomen un paño mojado en agua caliente.

CUBITOS DE HIELO
Chupe un cubito de hielo durante los primeros síntomas que «avisan» del vómito; ayuda a evitar su aparición.

Sabía que...

hay vómitos que casi nunca van acompañados de náuseas u otras sensaciones previas. Son los llamados vómitos «en escopetazo» y son característicos de las alteraciones del sistema nervioso central (cerebro, cerebelo, etc.), tal como puede suceder en los casos de meningitis, encefalitis...

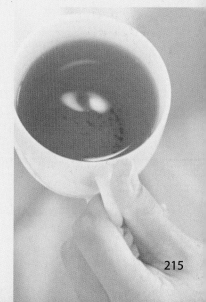

BOTIQUÍN DOMÉSTICO

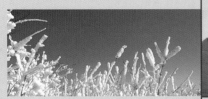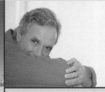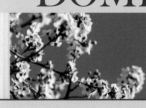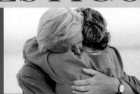

El botiquín

Las enfermedades y sus molestias pueden afectarnos en cualquier momento y en cualquier lugar. Por esta razón, y dado que pasamos la mayor parte del día en nuestros hogares, conviene tener preparado un pequeño botiquín para hacer frente a las lesiones o síntomas más frecuentes. El botiquín que le proponemos le ayudará a combatir la mayoría de las molestias, constando de una serie de **instrumentos**, algunos **alimentos** y **plantas**, y unos pocos **medicamentos**.

¿Dónde guardar el botiquín?

Un botiquín debe ser guardado siempre en un lugar fresco y oscuro, como el armario del cuarto de baño, junto con las medicinas que pueda usar de forma habitual para combatir alguna enfermedad. No debe almacenar sus medicamentos en otro sitio que no sea el cuarto de baño (nunca en la cocina), para evitar confundirlos con alimentos o condimentos que se añaden a las comidas, sobre todo si se levanta por la noche con el fin de utilizar alguno de ellos.

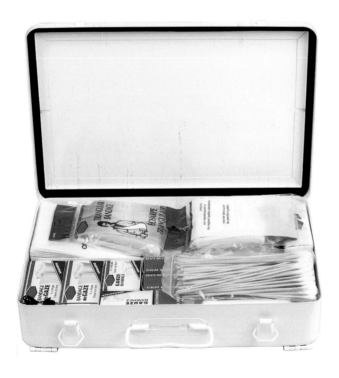

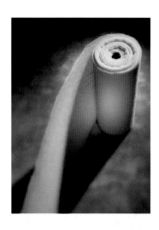

Materiales que debemos incluir en nuestro botiquín

Pinzas

Muy útiles para eliminar astillas u objetos extraños de una herida, coger una gasa o un trozo de venda y limpiar las heridas, etcétera.

Tijeras

Para cortar en su tamaño adecuado gasas, vendas, esparadrapos, etcétera.

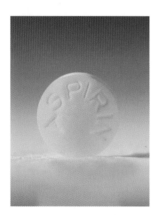

Termómetro

Para determinar la temperatura del cuerpo colocándolo en la axila o en la boca. Puede ser de mercurio o digital (éste indica la temperatura directamente con el número correspondiente).

Esparadrapo

Gasas

Vendas

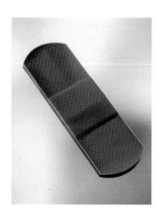

Agua oxigenada

Para limpiar las pinzas o las tijeras antes de utilizarlas, y también heridas, rozaduras, erosiones, etcétera.

Paño pequeño limpio

Muy útil en el caso de emplastos, para aplicar mezclas sobre el cuerpo, paños de agua caliente, paños de agua fría, etcétera.

Pañuelo

Puede sernos muy útil para proteger el cuello en caso de infecciones, inmovilizar una fractura, etcétera.

Imperdible

Para «atar» vendajes, pañuelos...

Bolsita de plástico

Limpia, para introducir en ella cubitos de hielo y otras cosas.

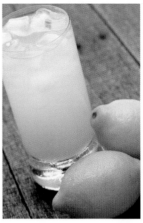

Algunos medicamentos

Ácido acetilsalicílico o paracetamol

Cualquiera de estas sustancias puede ayudarnos en caso de fiebre, dolor o inflamación rebeldes.

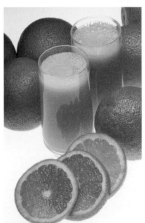

Antihistamínicos

Para reducir los picores muy fuertes que en ocasiones acompañan a las reacciones alérgicas.

Alimentos y plantas a tener siempre a mano

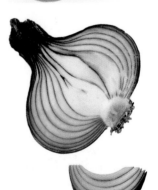

ajo	aceite de oliva
naranja o limón	manzanilla
cebolla	vinagre
miel	lavanda
sal	romero

PRECAUCIONES EN EL HOGAR

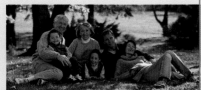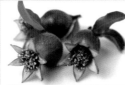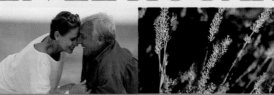

Precauciones para conservar la salud en el hogar

Cada vez pasamos más tiempo en el hogar, y, en particular, a medida que vamos cumpliendo años. Esto hace que los accidentes domésticos sean muy frecuentes entre nuestros mayores (caídas, intoxicaciones, quemaduras, golpes, heridas), accidentes que, por desgracia, algunas veces son mortales. La mayoría de estos accidentes pueden ser evitados, y para ello le proporcionamos una serie de consejos que reducirán al mínimo los riesgos para su salud en el hogar.

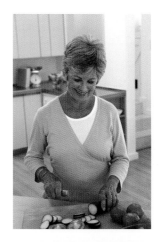

1. No coloque muebles en zonas de paso (pasillos, al lado de las puertas, etc.).

2. Las alfombras deben tener suelos o materiales antideslizantes para evitar los resbalones.

3. Precaución a la hora de utilizar herramientas e instrumentos de cocina.

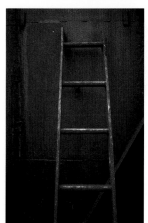

4. Cuando se disponga a abrir latas o cortar alimentos (pan, verduras, embutidos, etc.), realice el corte en dirección contraria al cuerpo. De este modo, si el cuchillo se «escurre» no le afectará.

5. Procure no utilizar cuchillos o machetes muy afilados.

6. Cuando intente cambiar una bombilla, asegúrese antes de haber desconectado la luz para evitar posibles descargas.

7. Cuando tenga que elevarse para alcanzar objetos situados en alto, cambiar bombillas, colocar un cuadro, etc., utilice siempre escaleras bien preparadas (¡nada de apilar unos objetos sobre otros!). Da más seguridad realizar estas operaciones en compañía de otra persona en casa por si ocurriese algún percance.

8. No deje en zonas de paso cables de luz, de lámparas, etcétera.

9. Utilice siempre las barandillas cuando tenga que subir o bajar escaleras.

10. Instale en su casa agarraderos en la bañera, en la ducha y cerca del inodoro. Utilícelos para subir y bajar, ya que con ello, en caso de resbalar, las consecuencias serán menores.

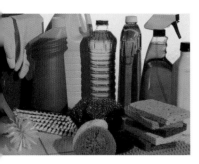

11. Siempre que pueda, utilice calzado con suela de goma; y de ser posible, con pequeños surcos para agarrarse mejor al suelo.

12. Asegúrese de cerrar el gas antes de ir a dormir (o de apagar las brasas del brasero) y nunca duerma con la estufa o la manta eléctrica encendida. Cuando estén encendidas, nunca deje objetos que se quemen con rapidez (papeles, telas) cerca de las estufas, sobre todo si son de gas o de llama.

13. Las estufas deben ser utilizadas a un metro, como mínimo, de la persona más cercana. Por debajo de esa distancia no sólo hay riesgo de quemarnos, sino también de alterar la circulación de la sangre.

14. Por la noche deje una pequeña luz encendida en el recorrido que hay de su habitación al baño.

15. Nunca fume en las habitaciones donde va a dormir, y mucho menos cuando esté en la cama.

16. Debe guardar los medicamentos en el baño, en un lugar al que le sea fácil acceder (sin doblarse ni levantarse). Deben estar bien identificados, y revíselos cada seis meses con el fin de eliminar aquellos que estén caducados.

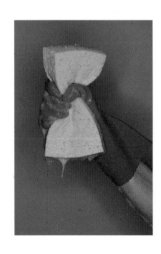

17. Los productos tóxicos (detergentes, productos de limpieza, etc.) deben estar en un lugar distinto del de los medicamentos y perfectamente identificados.

18. No utilice la ducha con agua demasiado fría o demasiado caliente (puede alterar la llegada de sangre al cerebro y facilitar la aparición de un desmayo).

19. Cuando se duche o se bañe procure no tener cerca ningún aparato eléctrico que esté enchufado, y menos aún funcionando (radio, acondicionador de aire, estufas de pequeño tamaño, máquina de afeitar, etc.).

20. Para cocinar utilice guantes o manoplas de cocina que le protegerán de las salpicaduras, etcétera.

21. Los instrumentos de cocina, y en particular cazuelas, ollas, sartenes, deben mantener sus asas dentro de la superficie de la cocina, nunca hacia fuera (al pasar podemos golpearlos y provocar su caída al suelo).

22. Evite utilizar un mismo enchufe para varios aparatos eléctricos a la vez.

23. Los objetos que utiliza con mayor frecuencia en la cocina o en otras dependencias de la casa deben tener fácil acceso, y estar situados a la altura de los ojos para evitar que nos tengamos que doblar o «estirar».

24. A la hora de planchar, hágalo de pie y con un pequeño taburete sobre el cual apoyar un rato cada uno de los pies (así evitará sobrecargas de la columna vertebral y caídas por alteraciones del riego sanguíneo).

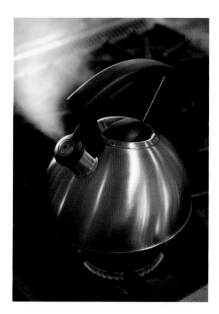

ANÉCDOTAS

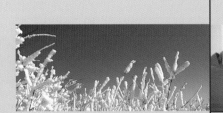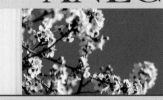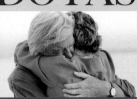

Anécdotas del cuerpo humano y de la medicina

El **cuerpo humano** dispone de un particular reloj que «marca» sus propios ciclos y establece los períodos de sueño, vigilia o despertar, actividad cerebral, etc. Por ejemplo, la memoria de cosas recientes y de operaciones matemáticas «funciona» mejor por la mañana; la memoria a largo plazo es más activa por la tarde; etc. Este reloj está gobernado por algunas hormonas, como la del crecimiento, la melatonina o el cortisol. Tenga en cuenta estos aspectos cuando realice viajes o actividades que «trastocan» su reloj.

Las **personas** que tienen sobrepeso u obesidad presentan un riesgo mayor de padecer una serie de enfermedades que el resto de la población. Por ejemplo, tienen el doble de riesgo de sufrir un infarto de miocardio, diez veces más de padecer diabetes, cinco veces más de enfermar del páncreas, siete veces más de sufrir alteraciones del riego sanguíneo del cerebro, etcétera.

Las **infecciones** son enfermedades muy frecuentes entre nosotros, tan frecuentes que incluso tenemos a nuestro alcance dos métodos sencillos para estimular nuestras defensas ante ellas, fortaleciendo el sistema inmunitario: la risa y el sueño. Se ha demostrado que aquellas personas que ríen o sonríen con frecuencia, y también aquellas que duermen las horas suficientes y tienen un verdadero sueño reparador, muestran un menor número de infecciones que aquellas que no lo hacen. En definitiva, tenga buen humor para ser feliz y enfermar menos.

Las **costumbres religiosas** influyen de forma decisiva también en la salud. Los individuos practicantes, quizá por los hábitos inducidos por sus creencias, muestran menos alteraciones ligadas al consumo de alcohol, tabaco, obesidad, ludopatías, estrés, uso de drogas, cáncer e hipertensión arterial, entre otras enfermedades.

Hace muchos años, Inglaterra contaba con un curioso cirujano llamado **John Hunter**, quien, entre sus preferencias, tenía la de impartir clases de anatomía en su propia casa, en la que también custodiaba un pequeño museo. Un día se presentó a su clase un solo alumno. Cuando el doctor Hunter vio tan vacía la habitación, fue al museo y cogió un esqueleto que colocó al lado del alumno. Seguidamente comenzó la clase diciendo:

—Señores...

Recientes estudios sugieren que casi el 14% de los españoles sufre algún tipo de **fobia** a lo largo de su vida. Este trastorno se caracteriza por un temor exagerado, obsesivo y angustioso ante determinados objetos o situaciones. Las más frecuentes son la zoofobia (fobia a un animal), claustrofobia (a los espacios cerrados), fobias sociales (a la presencia de otras personas) y la agorafobia (temor exagerado a los espacios abiertos, calles, etcétera).

Galeno y el griego Hipócrates son considerados los padres de la medicina por las numerosas aportaciones que realizaron al saber médico. Galeno comentó en una ocasión que «la naturaleza es el mejor médico que existe, ya que cura la mayor parte de las enfermedades y nunca habla mal de sus colegas».

Hasta ahora, un buen número de **intervenciones quirúrgicas** que afectaban a los huesos recurrían al llamado autoinjerto para rehabilitar deformaciones, fracturas graves, tumores vertebrales, etc. Esto supone extraer una parte de hueso sano al propio enfermo para colocarlo en la zona del hueso lesionado. Ahora contamos también con los bancos de huesos, con lo cual no hay que alargar las intervenciones quirúrgicas de este tipo y la rehabilitación es más rápida.

Se cuenta que a finales del siglo XIX vivía en Londres un notable médico, el doctor **Whilton**, que ejercía como director de un gran hospital. Sus relaciones con otros muchos médicos ingleses no eran muy buenas; por ello, cuando la reina Victoria le distinguió con el honor de ser su médico personal, algunos médicos londinenses exclamaron:

—¡Dios salve a la Reina!

Muchos **problemas cutáneos**, así como infecciones de las vías urinarias o provocadas por la salmonela (sobre todo durante el verano), tienen su origen en los trapos o paños de tela que se emplean para limpiar la cocina. Si estudiamos los gérmenes que contienen, comprobaremos que almacenan más de una veintena de bacterias distintas capaces de producir numerosas enfermedades. Por esta razón es aconsejable sustituir dichos trapos por otros de usar y tirar, como los rollos de papel, o bien limpiar los trapos casi a diario.

Aunque no lo parezca, uno de los instrumentos más contaminados en la oficina, en casa o en el bar y la tienda es el **teléfono**. Por la forma de usarlos, en los auriculares se almacenan miles de gérmenes procedentes de boca, nariz, oídos, manos y vías respiratorias de aquellos que lo utilizan, sobre todo si tienen alguna enfermedad tipo resfriado, sinusitis, rinitis, faringitis, etc. Esta situación nos debe obligar a limpiar los auriculares de los teléfonos todos los días.

Recientemente, varios científicos ingleses han confirmado la sospecha de que las **orejas crecen** con la edad, hasta el punto de que puede calcularse el tamaño del pabellón auricular de acuerdo con la siguiente fórmula: 56 + (0,72 x EDAD). El resultado es en milímetros. Parece ser que las orejas crecen más allá de la juventud a un ritmo de 0,6 mm por año.

Algunos investigadores sugieren que el cerebro de un recién nacido tiene 100.000 millones de neuronas, prácticamente la totalidad con las que va a contar para toda la vida. Durante los primeros años de su existencia, las **neuronas de un niño** comienzan a unirse con las que se encuentran cerca para formar circuitos o redes neuronales, base de la memoria, el pensamiento lógico, etc. Parece ser que cada neurona puede tener más de 15.000 uniones con otras neuronas, uniones que se ven favorecidas por una buena alimentación, la lectura, comunicación con los demás, etcétera.

Cuentan que en una ocasión un **pediatra** realizó un completísimo reconocimiento médico a un niño en el que le había explorado todo: boca, oídos, cuello, pulmones, corazón, estómago... y finalmente se preparó para sacarle un poco de sangre. En ese momento le preguntó al niño:
—Y tú, ¿qué quieres hacer cuando seas mayor?
—Matarle.

Cuando la **siesta** no supera la media hora de duración, no sólo relaja y descansa todo nuestro cuerpo, sino que además facilita el sueño nocturno. Siempre que la siesta sea breve, disminuye el estrés, la ansiedad y la fatiga, factores que con frecuencia contribuyen a la aparición del insomnio durante la noche.

Un reciente estudio llevado a cabo por la Organización de Consumidores y Usuarios ha demostrado que un buen número de productos que se distribuyen por medio de la venta por correo, televenta, etc., y con supuestos efectos beneficiosos para la salud, no sólo son ineficaces sino que muchas veces pueden ser perjudiciales. Tal es el caso de algunos estimuladores eléctricos, cremas para adelgazar, productos con efecto masaje, instrumentos para imantar el agua, etcétera.

Años antes de fallecer, el conocido actor **John Wayne**, famoso por sus películas del Oeste, tuvo que someterse a una operación en la que se le implantó en el corazón una nueva válvula elaborada con tejidos de cerdo. Cuando se recuperaba de la intervención le preguntaron qué tal se encontraba, y él respondió:
—Muy bien. Soy un hombre nuevo. Cuando me levanto por la mañana y veo que llueve me entran ganas de salir al campo y revolcarme en un charco enfangado.

Cada año, y de cada 100 enfermos que hay en un hospital español, 7 tendrán alguna infección que se les contagia en el propio hospital. Son las llamadas **infecciones nosocomiales**, siendo las bacterias que con mayor frecuencia desarrollan estas infecciones los enterococos (bacterias del intestino), los estafilococos (presentes en la piel), la *Escheriquia coli* (abundante en las vías urinarias), la legionela y el *aspergillus* (que a veces contamina los sistemas del aire acondicionado y el agua).

Aquellas personas que de forma habitual dan la espalda a las discusiones y **se reprimen** presentan valores de tensión arterial más elevados que aquellas que, en el intercambio de opiniones, analizan las causas y discuten los pro y los contra. Entre las parejas, los hombres tienen cifras superiores de tensión arterial debido a que, por lo general y al contrario de las mujeres, suelen abandonar la discusión sin liberar la tensión creada.

Nuestro organismo necesita, estando en reposo y sin hacer nada, casi **medio litro de oxígeno** por minuto. Cuando caminamos, las necesidades sobrepasan un litro; y si realizamos una actividad que exige una respiración más frecuente, debemos aportar al cuerpo casi tres litros de oxígeno.

En la base del **cerebro** tenemos un pequeño órgano que se denomina hipófisis; gracias a él controlamos todas las funciones del tiroides (en el cuello), del páncreas, de la glándula suprarrenal, de los ovarios, de los testículos y de otras estructuras del cuerpo. Lo curioso es que la hipófisis es más pequeña que una canica, tiene un centímetro de diámetro y pesa apenas medio gramo.

Aunque no lo sepamos, todos los días tienen lugar en nuestro cuerpo numerosas **batallas**. Las más frecuentes son las que se entablan contra las bacterias y los virus que penetran en él, desde nuestras células defensivas, que tratan de impedir su desarrollo. Pero hay otras más peligrosas, ya que constantemente se forman en algunos de nuestros órganos células aberrantes o cancerosas que también deben ser eliminadas.

La **idea** que tenemos de los órganos del cuerpo humano ha ido cambiando con el tiempo. Así, por ejemplo, el filósofo griego Aristóteles (que vivió durante el siglo IV antes de Cristo) pensaba que el cerebro tenía como único fin enfriar la sangre, mientras que el corazón se dedicaba a calentarla.

Aunque las **células del cuerpo** humano son muy pequeñas y sólo podemos observarlas con la ayuda del microscopio, todas en fila, una detrás de otra, formarían un hilo de lana que serviría para unir Bilbao con Cádiz (más de 1.000 kilómetros). Algo parecido sucede con los nervios del cuerpo humano: si los uniéramos unos con otros podríamos recorrer casi 100 kilómetros.

La duración de las células de nuestro cuerpo es muy variable. Por ejemplo, una célula de piel dura **48 horas**, muchas células del intestino no sobrepasan los 3 días, un glóbulo rojo de nuestra sangre suele sobrevivir 120 días, y algunas neuronas de nuestro cerebro nos acompañan durante toda la vida.

La **tos**, además de ser un mecanismo de defensa de las vías respiratorias, también supone un gran esfuerzo para el organismo. Algunos golpes de tos expulsan el aire de los pulmones al exterior a una velocidad de 450 kilómetros por hora, es decir, una velocidad muy superior a la de un coche de carreras de fórmula 1.

El **cerebro humano**, durante la juventud, tiene aproximadamente 15.000 millones de células, las cuales se unen entre sí formando circuitos y redes. Estas redes constituyen láminas que, desplegadas sobre una mesa de comedor, la cubrirían por completo.

Cada día expulsamos por el aire que respiramos **11.000 litros de aire**, que está compuesto, entre otros elementos, por oxígeno, nitrógeno, vapor de agua, gases del aparato digestivo, monóxido de carbono y dióxido de carbono. Estos dos últimos son gases muy tóxicos.

Aunque el **ojo** del ser humano no es el más efectivo de todos cuantos hay en la naturaleza, tiene propiedades importantes. De hecho, nuestros ojos son capaces de ver una vela encendida en la oscuridad a una distancia cercana, en línea recta, a los dos kilómetros.

Aunque ahora tenemos un mayor conocimiento de las enfermedades, y especialmente de la gripe, hace ya dos mil cuatrocientos años **Hipócrates** nos describió en sus escritos una serie de epidemias que bien pudieran suponerse causadas por la gripe.

El **oído** del hombre se caracteriza por muchas circunstancias, pero especialmente por dos curiosidades. La primera, que en su interior se encuentra el hueso más pequeño del organismo, el estribo. Este huesecillo tiene apenas 3 milímetros de longitud, o lo que es lo mismo, la quinta parte de un pelo de los dedos. Otro dato curioso es que los oídos de los niños son mucho más sensibles que los del hombre adulto, y por ello se pueden despertar ante estímulos muy pequeños.

Hablando de **pelos**. En la cabeza disponemos de algo más de 200.000 pelos, de los cuales casi 100 se nos caen cada día. Su velocidad de crecimiento es importante, ya que aumentan de tamaño a un ritmo de 3 milímetros por semana, mucho más de lo que sucede con las uñas, que crecen medio milímetro en igual período. Si no cortásemos las uñas, éstas podrían alcanzar una longitud de 30 centímetros.

Resulta curioso pensar que casi un tercio de nuestra vida nos lo pasamos **dormidos**; otro tercio de nuestros años lo dedicamos a trabajar; y el tercio restante, por lo general, a rehabilitar nuestro cuerpo con el ocio y la alimentación.

La **piel** de nuestro cuerpo, al igual que otros órganos, está en constante actividad y cambio. De hecho, si fuésemos capaces de recoger toda la piel que se nos cae a lo largo de la vida, llegaríamos a totalizar casi 20 kilos de piel. Como comprobación de que perdemos piel continuamente, baste decir que la mayor parte del polvo que hay en nuestras casas tiene como elemento más importante las células muertas y descarnadas de la piel.

Hay que tener mucho cuidado con el **frío**, y en particular cuando también hay viento, ya que el viento disminuye mucho la temperatura. Por ejemplo, si tenemos una temperatura de 0 grados y un viento de 18 kilómetros por hora (suave), la temperatura sobre nuestra piel baja a –8 grados. Si el viento fuese de 36 kilómetros por hora, la temperatura en la piel descendería a –15 grados.

Los **205 huesos** que hay en nuestro organismo muestran tamaños de todos los tipos y para todos los gustos. El más largo es el fémur, que suele medir 46 centímetros en una persona de altura media o normal. Aunque un hueso sea pequeño, su resistencia es elevada, ya que, como se ha demostrado en laboratorio, podría soportar un peso de hasta 9 toneladas.

La **incontinencia** urinaria o pequeñas pérdidas de orina, ya sea durante la noche o en otros momentos del día, es un problema muy frecuente, ya que afecta a casi 600.000 españoles, de los cuales más de la mitad son adultos. En sí mismo no representa un problema importante, si no es por la incomodidad y el malestar que produce en el que la experimenta.

El **sentido de la vista** es, con mucho, el que mayor cantidad de información proporciona a las personas que tienen la capacidad de ver; no en vano el 80% de lo que sucede a nuestro alrededor lo recogemos por mediación de los ojos. Cuando perdemos la vista se agudizan otros sentidos, como el oído, el olfato y, sobre todo, el tacto.

De entre los más de **500 músculos** que forman parte de nuestro cuerpo, el más pequeño es el llamado músculo del estribo (se encuentra en el oído) y mide poco menos de 3 milímetros. Por otro lado, el más rápido es el músculo orbicular de los párpados, gracias al cual podemos cerrar los párpados. Este músculo puede llegar a contraerse cinco veces en un segundo.

Siguiendo con los músculos, hay **movimientos** que parecen simples pero necesitan de la participación de muchos de estos elementos. Por ejemplo, cuando caminamos se encuentran activados más de 200 músculos; cuando comemos, más de 100; a la hora de escribir, alrededor de 50.

El **deterioro** de nuestro cuerpo se inicia hacia los 20-30 años. A partir de esa edad nuestro cerebro pierde en torno a 1.000 neuronas cada día, y el oído también pierde sensibilidad. Tan es así que poco a poco perdemos audición para las altas frecuencias. Lentamente se va reduciendo la capacidad auditiva, afectando a partir de los 70 años a una amplia gama de sonidos.

Los **gusanos** que pueden invadir nuestro intestino tienen una notable capacidad para contaminar el agua, la carne y otros alimentos. De hecho, 100 gramos de carne contaminada pueden llegar a tener 300.000 larvas de parásitos. Una de estas larvas, cuando se vuelve adulta en el intestino, tiene capacidad para poner 20.000 huevos en poco tiempo. Así no es difícil entender que, por ejemplo, un perro contaminado pueda tener más de 1.000 pequeños parásitos en el intestino.

El **corazón** es el músculo más potente y resistente con el que cuenta nuestro cuerpo. Durante toda una vida se contrae cerca de 2.000 millones de veces, lo que significa que a lo largo de una vida de 80 años, 35 se habrá encontrado contraído, en tensión. Por eso su capacidad de trabajo es tan elevada. En un solo día pasan por el corazón 8.000 litros de sangre, la suficiente para llenar una gran cisterna.

Durante los últimos años, los **trasplantes** de corazón han mejorado notablemente, hasta el punto de que la supervivencia de muchos de ellos es de bastantes años. La supervivencia más larga que se conoce es la de un paciente que sobrevivió más de veintidós años con el corazón trasplantado.

La **osteoporosis** o pérdida de dureza de los huesos afecta a casi 3,5 millones de españoles, lo que facilita que cada año 50.000 personas tengan algún tipo de fractura por esta causa. Hay costumbres que favorecen su desarrollo. Por ejemplo, fumar un paquete al día debilita la masa ósea en casi un 10%, y tomar dos tazas de café por día puede desembocar en efectos similares.

Entre ambos **pulmones** podemos contabilizar más de 700 millones de alvéolos o pequeñas bolsas de aire, conectadas por pequeños bronquios por los que pasa el aire. Si fuésemos capaces de poner en fila india todos los bronquios de nuestros pulmones, recorreríamos cerca de 2.400 kilómetros, lo suficiente para ir de Almería hasta A Coruña y volver.

El proceso de la **digestión** es complicado, difícil y lento. Los alimentos que ingerimos en cada comida están en el estómago una media de 3-5 horas, a lo que debemos añadir otras 6-20 horas en el intestino.

La **hiperplasia** de próstata es el tumor benigno más frecuente entre los hombres. De hecho, a los 80 años de edad el 80% de los hombres tiene este tipo de lesión aunque en la mayor parte de los casos no produce síntomas que la delaten.

Si observásemos los **riñones** por dentro comprobaríamos que están formados por pequeños tubos que, como una depuradora de agua, filtran la sangre para eliminar los productos tóxicos. En conjunto, ambos riñones tienen más de un millón de túbulos por los que diariamente se filtran 1.500 litros de sangre.

La **orina** ha tenido y tiene sus usos. Por ejemplo, ya los romanos la usaban para masajear el pelo (cuanto más vieja fuese la orina, mejor). Con ello trataban de prevenir la aparición de caspa y matar los piojos.

Se calcula que en España hay cerca de 7 millones de **roncadores** y roncadoras. Es más, casi uno de cada dos hombres adultos tiene problemas con los ronquidos, sobre todo a partir de los 50 años y si posee unos kilos de más.

La **altura** de una persona depende en gran medida de los genes que le transmiten sus padres, si bien hay ciertas enfermedades que pueden hacer que la altura final sea más alta o más baja. La persona más alta que se ha conocido vivió durante el siglo pasado y medía 2,70 metros de altura; y la más baja (que vivió en el siglo XIX), 61 centímetros.

En cada **eyaculación** del hombre se depositan más de 300 millones de espermatozoides, de los cuales sólo 60 millones llegarán a las proximidades del óvulo y únicamente uno entrará en él. Su largo recorrido lo realizan los espermatozoides a una velocidad de 18 centímetros por hora, por lo que tardan cerca de 2 horas en llegar al óvulo.

La **depresión** es una de las grandes «epidemias» de nuestro tiempo. No en vano 3 millones de españoles la padecen alguna vez en su vida, por lo general como consecuencia de situaciones «estresantes» entre las que destacan: fallecimiento del marido o de la mujer, separación, enfermedad personal, jubilación, problemas sexuales e independencia de los hijos, entre muchas otras.

Don **Santiago Ramón y Cajal**, médico español premiado con el Nobel de Medicina a principios del siglo XX, siempre fue reconocido por su modestia. Sirvan dos ejemplos. Cuando se le comunicó que había sido galardonado con este premio por haber descubierto ciertas células del cerebro, comentó: «No sé si yo he descubierto a estas células o ellas me han descubierto a mí.» Más tarde, cuando fue designado director del Laboratorio de Investigaciones Biológicas por el Gobierno de España, con un sueldo de 10.000 pesetas anuales, él mismo sugirió que se las redujeran a 6.000 porque con ello tenía más que suficiente.

En nuestra **sangre** siempre hay cierta cantidad de glucosa, de azúcar, elemento imprescindible para que la mayor parte de los órganos del cuerpo puedan funcionar. En condiciones normales, esta cantidad es de 100 miligramos por cada 100 milímetros de sangre, o lo que es lo mismo, en toda la sangre tenemos alrededor de 5 gramos de azúcar (glucosa), lo que equivale a algo menos del contenido de un sobre de azúcar.

Siempre se ha dicho que el hombre desciende del **mono**, y, en el fondo, muchos de nuestros órganos se parecen a los suyos. Por ejemplo, la hemoglobina, proteína que transporta en la sangre el oxígeno que necesitan nuestras células, es casi igual en los gorilas y en los hombres, diferenciándose sólo en dos minúsculas estructuras.

La **piel**, elemento de protección imprescindible para mantener la integridad de nuestro cuerpo, no sólo cuenta con una superficie muy amplia, sino que también pesa lo suyo. En conjunto, toda la piel de una persona adulta pesa cerca de 2,6 kilos, o lo que es lo mismo, casi dos veces el peso del cerebro.

También la **grasa** representa una parte importante de nuestra sangre. De hecho, en el interior de la sangre de una persona adulta podemos encontrar, en condiciones normales, entre una y tres cucharadas soperas, o sea 25-50 gramos de grasa.

En el mundo hay diferentes **razas**, distintas entre sí sobre todo por el color de la piel. Sin embargo, esta notable diferencia se debe sólo a una sustancia: la melanina. Blancos, negros, amarillos, indios, etc., tienen todos la misma piel y con los mismos elementos, en cuanto a aspecto y cantidad. La diferencia es que en el caso de negros o indios la piel produce más melanina (un pigmento oscuro que genera la piel para protegerse del sol). Blancos o amarillos producen menos melanina.

Aunque parezca que los **huesos** son elementos rígidos y duros, en realidad son estructuras muy porosas, con muchos canales y agujeros. De hecho, todos los huesos se encuentran atravesados por miles de pequeños conductos llamados canales de Havers, que miden medio centímetro de anchura por varios centímetros de longitud. Por su interior podríamos recorrer todo el hueso sin ninguna dificultad.

Las **proteínas** son elementos imprescindibles de la sangre, ya que actúan como medio de transporte para miles de sustancias diferentes. Por ello, si contabilizamos el total de proteínas en la sangre de una persona adulta encontraremos cerca de 350 gramos, ¡un buen filete! Una parte importante de estas proteínas forma los conocidos anticuerpos, sustancias encargadas de neutralizar a los invasores que tratan de agredir a nuestro cuerpo. En total hay en la sangre 67 gramos de anticuerpos, cantidad reducida pero con gran capacidad para destruir gérmenes.

El cuerpo humano de un adulto cuenta con **205 huesos**; sin embargo, esta cantidad es muy inferior a la de un niño, que tiene nada menos que 350 huesos. La diferencia entre uno y otro estriba en que los niños tienen huesos que se sueldan durante la adolescencia y forman uno solo, razón por la cual, al final, una vez que es adulto, el número total de huesos se ve reducido.

Los **ojos** nos aportan el 80% de la información que recibimos del exterior. Para ello, la retina cuenta con numerosas células. Las encargadas de recibir los rayos de luz se distribuyen en dos tipos: bastones y conos. En la retina hay 125 millones de bastones, responsables de la imagen «en blanco y negro», mientras que «sólo» hay 5 millones de conos, encargados de producir las imágenes «en color». Por esta razón, como hay pocos conos, cuando la luz escasea (como en el atardecer o la noche), éstos apenas reciben rayos de luz y sólo vemos en blanco y negro, porque únicamente trabajan los bastones.

En el interior del oído se encuentra el llamado **órgano de Corti**, una especie de caracol encargado de recoger los sonidos y permitir que escuchemos. Este «caracol», si lo estiramos, sólo tiene 2,5 centímetros de longitud, y depende de él que escuchemos o no.

Aunque a partir de la **lengua** podemos percibir muchas sensaciones diferentes, en realidad en ella sólo se recogen cuatro tipos de gusto y en zonas muy concretas: lo dulce en la punta de la lengua, lo ácido en los bordes laterales, lo amargo en la parte de atrás y lo salado en el centro.

Los **órganos** y aparatos del cuerpo humano son numerosos y muy distintos. Sin embargo, podemos reducirlos a unos pocos elementos, ya que en una persona de 75 kilos de peso, 45 son de agua, 15 de proteínas, 10 de grasa y el resto de azúcares, minerales, etcétera.

Gracias a la **saliva** los alimentos que llegan al estómago se encuentran ya parcialmente digeridos y el trabajo de éste deberá ser menor. Para elaborar la saliva contamos con las glándulas salivares, situadas alrededor de la boca. Aunque no lo parezca, cada día estas glándulas producen cerca de 1,5 litros de saliva.

El **hígado** es una especie de laboratorio para el cuerpo humano. En él se producen células, se limpian las sustancias que obtenemos de los alimentos, se fabrican elementos defensivos, se transforman los medicamentos, etc. Para cumplir con sus funciones necesita recibir una cantidad abundante de sangre. Por esta razón en cualquier momento tenemos en nuestro hígado casi un litro de sangre.

La **obesidad** es uno de los mayores problemas de salud en nuestros días, aunque también lo ha sido durante épocas pasadas. De hecho, el caso más grave de obesidad conocida fue el que presentaba el inglés Daniel Lambert durante el siglo XIX, quien llegó a pesar 336 kilos.

La **rehabilitación** de nuestro cuerpo a través de la comida es una de nuestras mayores preocupaciones, a la vez que un gran esfuerzo para el aparato digestivo. En este sentido podemos apuntar que a lo largo de un año una persona de peso medio (75 kilos) consume algo más de media tonelada de alimentos, entre los que se encuentran 20 kilos de azúcar, 125 kilos de patatas, 8 kilos de aves, 140 litros de leche, 420 huevos, 5 kilos de pasteles y dulces, 10 kilos de manzanas, 10 kilos de galletas...

El **sistema circulatorio** cuenta con una complicada red de arterias que, como las cañerías del agua, transportan la sangre desde el corazón hasta todas y cada una de las células del organismo. Este sistema de arterias se inicia en la arteria aorta, cerca del corazón, que tiene una anchura de 2,5 centímetros. Poco a poco esta anchura se reduce a medida que progresamos en el sistema circulatorio, de tal forma que las arterias más pequeñas situadas cerca de las células sólo tienen una anchura de 0,001 centímetro. Hasta llegar a este último punto hemos recorrido muchos kilómetros en compañía de la sangre.

Como ya hemos indicado en un apartado de esta obra, el habla es el resultado de la vibración de las **cuerdas vocales** situadas en la laringe (en el centro del cuello), cuando sale el aire que se encuentra en los pulmones. En condiciones normales, esta vibración es de 125 veces por segundo y se reduce si las palabras son graves o «roncas», y aumenta cuando el sonido es agudo.

DICCIONARIO MÉDICO

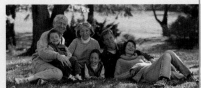
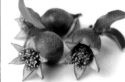
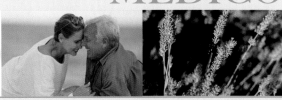

Pequeño diccionario médico para nuestros mayores

Le ofrecemos un pequeño diccionario en el que se recogen 300 términos médicos habitualmente utilizados entre los profesionales de la sanidad. Con ellos le resultará más fácil entender las enfermedades, sus causas, los métodos diagnósticos (como los análisis de sangre o de orina), los informes médicos e incluso los tratamientos más frecuentemente empleados.

A...: prefijo que indica «sin» o «con falta de». Por ejemplo: afonía, falta o disminución de la voz; atonía, falta o disminución del tono de los músculos; adinamia, falta o disminución del movimiento; anorexia, falta o disminución del apetito.

ABSCESOS: almacenes de pus que aparecen en la piel o en órganos y cavidades internas del organismo.

ACCIDENTE CEREBROVASCULAR: alteración de la circulación de la sangre en el cerebro como consecuencia de embolia, hemorragia, etcétera.

ÁCIDO FÓLICO: sustancia vitamínica fundamental para la reproducción de las células y que abunda en las espinacas y otras verduras.

ÁCIDO GRASO: forma elemental de las grasas que se obtiene de los alimentos durante la digestión y gracias a la cual atraviesan el intestino para llegar a la sangre. Los ácidos grasos forman parte de las células y otras muchas estructuras del cuerpo humano.

ÁCIDO ÚRICO: producto residual que se forma en las células del organismo tras utilizar las proteínas que ingerimos con los alimentos.

AFONÍA: disminución o pérdida de voz.

AFTAS: lesiones de tipo ulceroso que aparecen en la boca, la lengua o la parte interna de los labios.

ALBÚMINA: proteína que se encuentra en la sangre y colabora en el transporte de sustancias (medicamentos, etc.). También ayuda a «retener» el agua dentro de los vasos sanguíneos; por eso, cuando disminuye su presencia, aparecen los edemas. La clara de huevo está constituida por albúmina. En condiciones normales disponemos de 44 gramos de albúmina por litro de sangre (4,4 gramos por 100 mililitros).

ALERGIA: reacción exagerada y anómala del organismo ante determinados elementos, ya sean externos (ácaros, polvo, polen, etc.) o internos (articulaciones, proteínas, etc.).

...ALGIA: terminación o sufijo que acompaña a otra palabra e indica dolor de esa zona. Por ejemplo: mialgia, dolor muscular; neuralgia, dolor nervioso; talalgia, dolor del talón.

AMIGDALITIS: inflamación de las amígdalas, situadas en la región posterior de la cavidad bucal.

ANAMNESIS: exploración e interrogatorio médico de un paciente.

ANDRÓGENOS: hormonas sexuales masculinas que determinan las características sexuales del varón. Se producen en los testículos y en la glándula suprarrenal situada encima de los riñones. Su producción se reduce considerablemente a partir de los 60 años.

ANEMIA: disminución del número de glóbulos rojos en la sangre y/o de la cantidad de hemoglobina.

ANGOR: sensación dolorosa o de opresión que se presenta en el tórax, justo por delante del corazón. Suele traducir falta de riego sanguíneo en el corazón y puede preceder a un infarto de miocardio.

ANOREXIA: falta o disminución de las ganas de comer o de apetito.

ANSIEDAD: sensación de angustia o temor que no responde a una situación real o presente. Miedo a lo desconocido.

ANTI...: prefijo que se traduce por «frente a», «contra». Por ejemplo: antiparkinsoniano, contra el Parkinson; antiinflamatorios, contra la inflamación; antihistamínicos, contra la histamina; antibióticos, contra seres vivos patológicos, como bacterias.

ANTIINFLAMATORIOS: fármacos que combaten la inflamación.

ANTISÉPTICO: fármacos que combaten la infección o la presencia de gérmenes patógenos.

AROMATERAPIA: tratamiento o curación por medio del empleo de diferentes aromas que, por lo general, proceden de aceites y esencias de plantas diversas.

ARRITMIAS: alteraciones del ritmo o frecuencia de contracción del corazón (bradicardia: ritmo bajo; taquicardia: ritmo elevado; extrasístole: contracción del ventrículo a destiempo).

ARTERIOSCLEROSIS: término similar a la aterosclerosis. Alteraciones de la pared de las arterias que se endurecen y aumentan su grosor, estrechando la arteria y dificultando el paso de la sangre.

ARTRODESIS: unión quirúrgica de los huesos que forman una articulación, dejándola sin movimiento. Se emplea en casos de graves lesiones articulares.

ARTRITIS: inflamación que afecta a una o varias articulaciones.

ARTROSIS: degeneración de uno o varios elementos de una articulación, provocando su deformación.

ASCITIS: acumulación de líquido en la cavidad abdominal, que poco a poco favorece la formación de una tripa «notable».

ASMA: proceso alérgico y/o infeccioso que cierra los bronquios dificultando la respiración y que aparece en forma de crisis.

ATROFIA: degeneración o disminución del estado normal de un órgano. Por ejemplo: atrofia muscular, disminución del músculo; atrofia testicular, degeneración y disminución del testículo.

AUSCULTACIÓN: escuchar los sonidos que se producen en diferentes órganos del cuerpo humano y en particular en corazón, pulmones, etcétera.

BACILOS: un tipo de bacterias que se caracterizan por presentar forma alargada o de bastón, como los bacilos de la tuberculosis, del tifus o del tétanos.

BACILO DE KOCH: bacteria causante de la tuberculosis y que puede afectar a pulmones, tubo digestivo, huesos...

BACTERIAS: gérmenes productores de numerosas infecciones que afectan a la mayoría de los órganos del cuerpo (faringitis, sinusitis, gastroenteritis, cistitis, etc.). También existen bacterias que nos ayudan a realizar algunas funciones (bacterias saprófitas).

BACTERIEMIA: es la presencia de bacterias en la sangre.

BACTERIURIA: presencia de bacterias en la orina.

BASÓFILOS: son un tipo de leucocitos o glóbulos blancos que actúan como células defensivas de la sangre.

BIOPSIA: extirpación de una pequeña parte de un órgano o tejido para su estudio al microscopio.

BRONCOSCOPIA: visualización del estado de los bronquios por medio de pequeños tubos que llevan una cámara incorporada.

BRONQUIECTASIA: alteración de los bronquios que va acompañada de dilatación de los mismos y abundante secreción que dificulta la llegada del aire a los alvéolos.

BRONQUITIS: inflamación de los bronquios por un agente infeccioso o por elementos físicos y/o químicos.

BULIMIA: apetito exagerado. Deseo continuado de comer, seguido de vómitos por tener cierto «arrepentimiento».

BY-PASS: «puente» artificial que se establece en un conducto (arteria, vena, intestino) para salvar una obstrucción. Puede realizarse con otros conductos del propio cuerpo (venas) o con material artificial.

CALAMBRES: sensación de hormigueo, pinchazos o dolor que suele aparecer en piernas, brazos y manos.

CALCIO: mineral imprescindible para la coagulación de la sangre, la formación de los huesos, la liberación de hormonas a la sangre y la contracción de los músculos.

CALCEMIA: cantidad de calcio presente en la sangre. La cantidad normal oscila entre 9 y 11 miligramos por cada 100 mililitros de sangre.

CÁLCULOS: concentrados de diversos elementos (minerales, grasa, etc.) que forman estructuras como piedras generalmente alojadas en los conductos del organismo (vías biliares, vías urinarias).

CALLOS: crecimiento exagerado de la capa superficial de la piel o epidermis.

CÁNCER: crecimiento rápido, anárquico y aberrante de un grupo de células que, lentamente, invaden zonas cercanas y/o alejadas (metástasis).

CANDIDIASIS: infección desarrollada por un tipo de hongo, el *Candida albicans*. Suele aparecer en vías respiratorias, aparato digestivo, aparato urogenital...

CAPACIDAD VITAL: cantidad máxima de aire que pueden movilizar nuestros pulmones realizando una inspiración (coger aire) al máximo, seguida de una espiración (echar aire) al máximo. Esta capacidad varía mucho con las enfermedades respiratorias. En las personas mayores, los valores medios suelen ser de 3,5-4 litros para los hombres y 3 para las mujeres.

CARDIOPATÍA: enfermedad del corazón.

CATARATAS: opacidades o zonas blanquecinas que aparecen en el cristalino del ojo.

CATARRO: inflamación de las vías respiratorias tras irritarse por agentes físicos, químicos o biológicos (virus, bacterias).

CATÉTER: tubo de pequeño calibre que se introduce en alguna vía o conducto del cuerpo humano (venas, uretra, heridas abiertas, etc.).

CÉLULAS: expresión mínima a la que se puede reducir el cuerpo humano. La reunión de miles de millones de células forma cada uno de nuestros órganos y, en definitiva, el cuerpo humano. La mayoría de las células tiene aspecto circular, y su tamaño es miles de veces inferior a un milímetro.

CIÁTICA: lesión o irritación del nervio ciático, con presencia de dolor, calambres u hormigueos en la parte posterior de los glúteos y de la pierna.

CIRROSIS: alteración del hígado que se caracteriza por la presencia de múltiples y pequeños nódulos a modo de cicatrices.

CISTITIS: infección de la vejiga urinaria.

COAGULACIÓN: formación de un tapón en la pared de un vaso sanguíneo cuando se ha roto.

COCOS: tipo de bacterias caracterizadas por presentar forma redonda (estafilococo, estreptococo, neumococo).

COLESTEROL: tipo de grasa fundamental, entre otras cosas, para la formación de la membrana o «piel» de las células del cuerpo humano y para sintetizar algunas hormonas. Su presencia en exceso en la sangre puede favorecer un buen número de enfermedades.

CÓLICO: enfermedad caracterizada por la obstrucción de un conducto en el organismo (vías biliares, vías urinarias) y la presencia de intenso dolor que «sube y baja», reflejo de una contracción brutal de los músculos de los conductos obstruidos.

COLITIS: inflamación, por lo general como consecuencia de una infección, que se localiza en el intestino grueso (colon).

COLON IRRITABLE: irritación del intestino delgado y el colon que se manifiesta con pesadez y dolor acompañados de episodios de estreñimiento o diarrea. Su origen suele estar relacionado con situaciones anímicas compatibles con estrés, irritabilidad, ansiedad...

COLOSTOMÍA: intervención quirúrgica en la que se corta una parte del colon y se une a éste con la pared abdominal para crear un «ano artificial».

CONJUNTIVITIS: proceso inflamatorio agudo o crónico que afecta a la conjuntiva de los ojos.

CONTUSIÓN: lesiones que se producen sobre la superficie del organismo sin cortes en la piel.

CONVULSIONES: contracciones musculares involuntarias que pueden afectar a parte o toda la musculatura del organismo. Su origen es muy diverso: epilepsia, fiebre, tétanos, exceso de calcio en sangre, etcétera.

CORTICOIDES: sustancias con numerosas acciones, entre las que destacamos su acción antiinflamatoria y reguladora de la presencia de azúcares en el organismo. Los corticoides se producen de forma natural en la glándula suprarrenal y también son administrados como fármacos.

CRANEOTOMÍA: intervención quirúrgica destinada a realizar una apertura en el cráneo.

CREATININA: residuo que se forma continuamente en el organismo y es eliminado por la orina. Hasta el riñón llega por la sangre: la cantidad de creatinina en sangre suele oscilar entre 0,8 y 1,5 miligramos por cada 100 mililitros de sangre. Cuando aumenta, significa que el riñón no funciona bien.

DEMENCIA SENIL: envejecimiento prematuro del cerebro con deterioro de las funciones mentales.

DEPRESIÓN: estado anímico en el que «todo se ve negro» y no se tiene ilusión o deseo por nada.

DERMATITIS: inflamaciones superficiales de la piel que pueden adquirir diferentes aspectos (vesículas, rojeces, escamas).

DESHIDRATACIÓN: pérdida excesiva de agua por parte del organismo, poniendo en peligro sus funciones y actividad normal.

DIABETES INSÍPIDA: falta en sangre de una hormona llamada ADH o adiuretina que facilita una pérdida constante de agua con la orina, por lo que el enfermo orina mucha cantidad por día (poliuria), orina muchas veces en el día (polaquiuria) y bebe mucha agua (litros) a lo largo del día.

DIABETES MELLITUS: presencia elevada de glucosa en la sangre (por encima de 120 miligramos por cada 100 mililitros de sangre) que, al ser eliminada en grandes cantidades por el riñón, determina que el paciente orine mucho muchas veces, mostrando una sed exagerada.

DIARREA: situación en la que el número de deposiciones es superior a tres por día, soliendo ser de aspecto líquido o semilíquido.

DIÁSTOLE: movimiento de relajación del músculo del corazón que es aprovechado para que la sangre pase a su interior.

DIGITÁLICOS: grupo de fármacos que se utilizan para mejorar la actividad del corazón.

DIS...: prefijo que delata la alteración de un órgano y/o función. Por ejemplo: disfagia, alteración de la deglución; disartria, alteración de la voz; disuria, alteración de la orina.

DISIHIDROSIS: alteración de la piel, especialmente entre los dedos, que, por exceso de sudoración, presentan pequeñas ampollas de contenido claro.

DIURÉTICOS: grupo de fármacos que facilitan la eliminación de orina.

DIVERTICULITIS: inflamación de pequeñas verrugas o pólipos que aparecen en el intestino.

DIVERTICULOSIS: presencia de numerosas verrugas o pequeños pólipos en el interior del intestino.

ECCEMA: inflamaciones superficiales de la piel que van acompañadas de pequeñas ampollas y picor.

ECOGRAFÍA: técnica no invasiva o indolora usada para conocer el estado de un órgano, en la que se emplean ultrasonidos que, al producir un eco o «rebote» con los órganos del cuerpo, generan una imagen en un monitor.

ECOCARDIOGRAFÍA: ecografía dirigida al corazón.

EDEMAS: acumulación de líquido en una zona del organismo que provoca la hinchazón de esa región.

ELECTROCARDIOGRAMA: técnica indolora en la que se recogen en un gráfico las pequeñas descargas eléctricas generadas por el corazón.

ELECTROENCEFALOGRAMA: técnica indolora por medio de la cual se recogen en un gráfico las pequeñas descargas eléctricas generadas por el cerebro.

ELECTROMIOGRAMA: técnica indolora en la que se recogen en un gráfico las pequeñas descargas eléctricas generadas por el músculo durante su actividad.

ENDEMIA: presencia constante de una enfermedad infecciosa dentro de una región geográfica determinada.

ENDOCARDITIS: inflamación de la capa interna del corazón o endocardio.

ENFERMEDAD DE ADDISON: insuficiencia de la glándula suprarrenal.

ENFERMEDAD DE ALZHEIMER: degeneración prematura (en edades a partir de 45 años o más) del sistema nervioso, con pérdida continuada de las funciones mentales y progresiva «vuelta a la infancia».

ENFERMEDAD DE BASEDOW: aumento de la función de la glándula tiroides con presencia masiva en la sangre de una hormona, la tiroxina, lo cual acarrea numerosos problemas.

ENFERMEDAD DE CHARCOT: enfermedad que afecta al sistema nervioso central produciéndose cicatrices múltiples en la médula espinal, el tronco cerebral y otras áreas, con pérdida de funciones mentales y motoras (movimiento muscular). También es conocida como esclerosis lateral amiatrófica (ELA).

ENFERMEDAD DE DUPUYTREN: enfermedad que provoca la flexión progresiva e irreversible de los dedos sobre la mano, formando la llamada «mano en garra».

ENFERMEDAD DE HODGKING: enfermedad que afecta al sistema linfático (ganglios) y que provoca su degeneración.

ENFERMEDAD DE PAGET: enfermedad caracterizada por la destrucción del tejido óseo y la formación de otro nuevo muy alterado, lo que provoca que poco a poco los huesos se deformen y fracturen con facilidad.

ENFERMEDAD DE PARKINSON: degeneración de varias zonas del tronco cerebral y del cerebro que se caracteriza por temblor, rigidez de los músculos, movimientos lentos, cara inexpresiva y sudoración abundante.

ENFERMEDAD DE PICK: degeneración prematura del cerebro que da lugar a la demencia, siendo sus primeros síntomas la depresión y las alteraciones de la conducta en lugar de modificar la capacidad de memoria, inteligencia, etcétera.

ENFERMEDAD DE POTT: tuberculosis que afecta a la columna vertebral como si fuera una «caries del hueso», lo cual facilita su aplastamiento.

ENFERMEDAD DE RECLUS: aparición de varios quistes o nódulos de carácter benigno en la mama, durante o después de la menopausia.

ENFISEMA PULMONAR: destrucción de las paredes de los alvéolos formando grandes cavidades que no sirven para facilitar el paso de oxígeno a la sangre.

ENTERO...: prefijo que se refiere a «del intestino». Por ejemplo, enterología: ciencia que trata del intestino; enterococo: bacterias del intestino; enteritis: inflamación del intestino; enteropatía: enfermedad del intestino.

EPIDEMIA: aparición brusca de numerosos casos de una enfermedad en una zona geográfica determinada.

EPISTASIS: hemorragia que se produce desde las fosas nasales.

EPOC: abreviaturas de Enfermedad Pulmonar Obstructiva Crónica, como la bronquitis crónica, el asma o el enfisema.

ERUPCIONES: aparición en la piel y/o en mucosas (piel interna de órganos como boca, estómago, etc.) de pequeñas lesiones que adquieren formas muy distintas.

ESCLEROSIS: proliferación de tejido conjuntivo que forma una «cicatriz», ya sea en la piel o en órganos internos (tejido nervioso, etc.).

ESGUINCES: estiramientos o pequeñas lesiones que aparecen en los ligamentos u otros elementos que forman parte de una articulación.

ESPUTO: secreciones que se producen en los bronquios y son expulsadas hacia el exterior. El estudio de los esputos (color, olor, estudio al microscopio, etc.) ayuda a conocer la enfermedad que puede afectar a los bronquios.

ESTREÑIMIENTO: falta o disminución del número de deposiciones (menos de una cada tres días), ya sea durante unos días o de forma prolongada.

ESTRADIOL: uno de los principales estrógenos de la mujer (hormonas), que también se encuentra en el hombre (participa, entre otras cosas, en la función testicular).

ESTRÉS: situación que provoca en el organismo una situación constante de alarma, alerta o defensa.

ESTRÓGENOS: hormonas sexuales femeninas que se producen en los ovarios y las glándulas suprarrenales. Colaboran en los ciclos ováricos y en el embarazo. Desarrollan los caracteres sexuales propios de la mujer (distribución del vello, aparición de las mamas, etc.). Su presencia en la sangre desaparece de forma progresiva durante la menopausia.

EXACERBACIÓN: agudización de un proceso determinado. Por ejemplo: exacerbación de la bronquitis crónica, de la esquizofrenia, etcétera.

EXPECTORACIÓN: eliminación con la tos de las secreciones o esputos presentes en los bronquios.

EXPECTORANTE: sustancias que ayudan a la expectoración o eliminación de secreciones bronquiales.

EXUDADO: líquidos o semilíquidos que se producen en una herida y con cuyo estudio podemos conocer los agentes que la contaminan.

FARINGITIS: inflamación de la faringe.

FERRITINA: proteína especial que sirve para transportar el hierro en la sangre y almacenarlo en el hígado, la médula ósea de los huesos, el bazo, etc.

FIBRINÓGENO: proteína presente en la sangre y fundamental para la coagulación.

FIEBRE: aumento de la temperatura corporal por encima de los 38 ºC.

FILTRADO GLOMERULAR: cantidad de líquido que pasa de la sangre a los riñones para ser limpiada. Por día se filtran 180 litros; la mayor parte de ellos retornan a la sangre y sólo 1,5 litros por día se eliminan en forma de orina.

FÍSTULAS: comunicación anormal entre la superficie del cuerpo y el interior del mismo, generalmente un órgano hueco (recto, faringe, etc.).

FITOTERAPIA: tratamientos de las enfermedades con plantas medicinales.

FLATULENCIA: abundante producción de gases en el estómago y/o intestino. En el primero de los casos se eliminan por la boca con los eructos, y en el segundo por medio del ano, como ventosidades.

FLEBITIS: inflamación que afecta a una o varias venas.

FOBIA: pánico o temor a determinados animales o situaciones. Por ejemplo, aracnofobia: fobia a las arañas; claustrofobia: fobia a los espacios cerrados.

FORÚNCULOS: infección de la piel con formación de pus que afecta al vello de la piel.

FRACTURAS: rotura de un hueso.

FSH: hormona folículo-estimulante, responsable de la maduración de los óvulos durante la primera quincena de cada ciclo menstrual.

GAMMAGRAFÍA: método indoloro que se utiliza para obtener la imagen de un órgano empleando sustancias que emiten pequeñas radiaciones que se recogen en una placa.

GASOMETRÍA: determinación de la concentración de gases en la sangre, principalmente oxígeno y dióxido de carbono.

GASTRITIS: inflamación aguda o crónica de la pared interna del estómago.

GASTRECTOMÍA: intervención quirúrgica en la que se realiza la extirpación de una parte o de todo el estómago.

GASTROTOMÍA: intervención quirúrgica para realizar una apertura en el estómago y unirlo a otras vísceras, principalmente al intestino delgado.

GERIATRÍA: rama de la medicina que trata de la salud y la enfermedad en la vejez.

GERONTOLOGÍA: igual que geriatría.

GH: hormona del crecimiento, responsable en los niños del crecimiento del cuerpo, y, en los adultos, de su mantenimiento y conservación. A partir de los 50 años desaparece poco a poco.

GLÁNDULAS: elementos situados en la piel o en órganos internos que se encargan de producir y elaborar determinadas sustancias (por ejemplo: glándulas sudoríparas, páncreas, glándula suprarrenal, glándulas mamarias, glándulas mucosas, etc.).

GLAUCOMA: aumento de la presión que existe en el interior del ojo.

GLÓBULOS ROJOS: también denominados hematíes, son células de la sangre que tienen hemoglobina y se encargan de transportar el oxígeno a todas las células del cuerpo. En condiciones normales, la cantidad de glóbulos rojos en la sangre es de 4 a 5 millones por milímetro cúbico de sangre.

GLOMERULONEFRITIS: alteración del riñón que favorece su mal funcionamiento y, con ello, la aparición de hipertensión arterial, edemas y albuminurias (pérdida de albúmina con la orina).

GLUCOSA: una de las formas más elementales de los hidratos de carbono o azúcares que, al mismo tiempo, es la más utilizada por las células del organismo, encontrándose en abundancia en sangre, músculos e hígado.

GOTA: enfermedad provocada por la presencia en exceso de ácido úrico en la sangre, lesionando las articulaciones y algunos órganos internos.

GRIPE: enfermedad infecciosa y muy contagiosa producida por virus, que afecta principalmente a las vías respiratorias aunque también se extiende a otras zonas del cuerpo.

HALITOSIS: aliento desagradable.

HDL: proteínas que circulan por la sangre y se encargan de transportar grasas, en particular colesterol. Estas lipoproteínas también son conocidas como del «colesterol bueno», ya que el colesterol que va con ellas no se pega a las paredes de las arterias y de este modo no puede lesionarlas.

HELIOTERAPIA: tratamiento de las enfermedades por medio del sol y sus radiaciones.

HEMATEMESIS: hemorragia que procede del estómago o del intestino delgado y sale al exterior por la boca.

HEMATO...: referente a la sangre. Por ejemplo, hematología: disciplina de la medicina que trata de la sangre y sus enfermedades; hemangioma: tumor benigno con proliferación de vasos sanguíneos.

HEMATOCRITO: porcentaje que hay en la sangre entre las células y el líquido. El porcentaje normal de células oscila entre el 40 y 50%. Si se encuentra por debajo hay pocas células, y si se sitúa por encima, tenemos demasiadas células y la sangre circula lentamente, atascada.

HEMATOMA: acumulación de sangre fuera de las arterias y venas por rotura de pequeños vasos sanguíneos.

HEMOCULTIVO: cultivo de una muestra de sangre para conocer la presencia o no de bacterias.

HEMOGLOBINA: proteína que se encuentra dentro de los glóbulos rojos en la sangre y que se encarga de transportar el oxígeno unido al abundante hierro que contiene.

HEMOPTISIS: expulsión de sangre que procede del aparato respiratorio. La sangre suele acompañar a la tos y los esputos.

HEMORRAGIA: salida de la sangre desde vasos sanguíneos rotos. Las hemorragias pueden ser internas (de las vísceras) o externas (la sangre sale al exterior).

HEMORROIDES: dilatación de las venas hemorroidales situadas en la región recto-anal.

HEPARINA: sustancia natural producida por el hígado (también se la utiliza como fármaco) que dificulta la coagulación de la sangre permitiendo que ésta sea más fluida o líquida.

HEPATITIS: inflamación del hígado causada por lo general por virus, aunque también puede ser producida por agentes químicos.

HERNIAS: desplazamiento de una víscera desde su lugar hasta otras zonas cercanas.

HIDROCEFALIA: exceso de líquido cefalorraquídeo que baña el cerebro y otros elementos del sistema nervioso central, lo que genera cierta «presión» en la cabeza.

HIDRONEFROSIS: dilatación del riñón provocada por la acumulación de orina que ha sido retenida por existir obstáculos en su vía de eliminación natural (los uréteres). Esta alteración puede destruir poco a poco los riñones.

HIDROTERAPIA: tratamientos desarrollados con la utilización del agua.

HIERRO: mineral imprescindible para el desarrollo de varias funciones orgánicas. Forma sobre todo parte de la hemoglobina, proteína incluida en los glóbulos rojos y encargada de transportar el oxígeno a todas las células.

HIPER...: prefijo que significa «más», «exceso de». Por ejemplo, hipertermia: temperatura elevada; hipersecreción: secreción aumentada de una sustancia; hipersalivación: abundante producción de saliva; hipermenorrea: sangrado menstrual elevado.

HIPERCALCEMIA: exceso de calcio en la sangre.

HIPERCOLESTEROLEMIA: exceso de colesterol en la sangre, situación que se produce cuando supera los 225-230 miligramos por cada 100 mililitros de sangre.

HIPERMETROPÍA: visión borrosa de los objetos cercanos.

HIPERTENSIÓN ARTERIAL: tensión arterial elevada. Cuando hay hipertensión, la baja se sitúa por encima de 8,5 y la alta supera los 13,5.

HIPERTIROIDISMO: exceso de actividad de la glándula tiroides, con producción elevada de tiroxina.

HIPERTROFIA: crecimiento superior a lo normal. Por ejemplo, hipertrofia muscular: músculos muy desarrollados y grandes.

HIPO: ruido agudo que se produce de forma reiterada e involuntaria por irritación del músculo diafragma.

HIPO...: prefijo que significa «escaso», «poco». Por ejemplo, hiponutrido: poco alimentado; hipomenorrea: escaso sangrado en la menstruación; hiposecreción: secreción escasa de una sustancia determinada.

HIPOCLORHIDRIA: producción escasa de ácido clorhídrico en el estómago.

HIPONATREMIA: presencia escasa de sodio en la sangre.

HIPOTENSIÓN ARTERIAL: tensión arterial baja.

HOMEOPATÍA: tratamiento de las enfermedades administrando productos en dosis muy reducidas.

HORMONAS: sustancias elaboradas por diversas glándulas del organismo que regulan diferentes funciones y elementos. Por ejemplo: tiroxina, hormona del crecimiento o GH, estrógenos, andrógenos, testosterona, insulina, etcétera.

HUESOS: órganos duros de forma alargada o plana que, en conjunto, definen el esqueleto que soporta el cuerpo humano. Su número es de 205. En su interior se forman numerosas células sanguíneas y elementos defensivos.

ICTERICIA: coloración amarillenta de la piel y de las mucosas por abundancia en la sangre de una sustancia llamada bilirrubina, que se produce en el hígado.

IMPOTENCIA: disfunción sexual relacionada por lo general con la incapacidad del varón para conseguir o mantener una erección del pene suficiente para la relación sexual completa.

INCONTINENCIA: pérdida involuntaria de pequeñas cantidades de orina en una o varias ocasiones, durante el día o durante la noche.

ÍNDICE DE MASA CORPORAL: relación entre el peso y la talla que orienta sobre la existencia de sobrepeso u obesidad. El índice se calcula dividiendo el peso por el cuadrado de la altura o talla. Si el resultado se sitúa entre 20 y 25, el peso es normal; por encima de 26 hay sobrepeso; y si supera los 29, obesidad.

INFARTO: muerte de parte de un tejido por ausencia de sangre. Por ejemplo: infarto de miocardio cuando afecta al corazón; infarto cerebral cuando se lesiona el cerebro.

INFECCIÓN NOSOCOMIAL: infecciones adquiridas en los centros sanitarios por contaminación del aire acondicionado, del instrumental quirúrgico, de catéteres, etcétera.

INFLAMACIÓN: respuesta del organismo ante una agresión interna o externa que se caracteriza por hinchazón, dolor, enrojecimiento y calor en la zona afectada.

INMUNIDAD: conjunto de células y proteínas especiales que se encargan de proteger al organismo de agresiones externas e internas.

INMUNOGLOBULINAS: proteínas especiales que defienden al organismo de agresiones internas y externas (bacterias, virus, hongos, etc.).

INSOLACIÓN: alteraciones desarrolladas por una exposición prolongada o durante mucho tiempo a las radiaciones solares.

INSOMNIO: situación patológica caracterizada por falta o escasez de sueño.

INSUFICIENCIA...: significa «escasez de». Por ejemplo, insuficiencia hepática: funcionamiento deficiente del hígado; insuficiencia cardíaca: funcionamiento deficiente del corazón.

INSULINA: hormona producida en el páncreas, que se encarga de sacar glucosa de la sangre (la introduce en músculo, hígado, tejido adiposo) para que siempre se encuentre en ella en sus valores normales.

ISQUEMIA: riego sanguíneo insuficiente a una zona determinada del organismo.

...ITIS: sufijo que significa «inflamación». Por ejemplo, faringitis: inflamación de la faringe; otitis: inflamación del oído; gastritis: inflamación del estómago.

JAQUECA: fuertes dolores de cabeza que aparecen de forma recurrente, que pueden ir acompañados de trastornos visuales y gastrointestinales.

LAPAROSCOPIA: pequeña intervención quirúrgica en la que, con un pequeño corte y con la ayuda de una microcámara, visualizamos el abdomen.

LAPAROTOMÍA: intervención quirúrgica que consiste en realizar una apertura de la pared abdominal para acceder a las vísceras que allí se alojan.

LARINGITIS: inflamación aguda o crónica de la laringe.

LDL: proteínas especiales que circulan por la sangre y se encargan de transportar colesterol, en este caso el denominado «colesterol malo» porque se pega con facilidad a la pared de las arterias y poco a poco las estrangula.

LEUCEMIA: enfermedad caracterizada por la proliferación «en masa» de leucocitos o glóbulos blancos en la sangre.

LEUCOCITOS: también llamados glóbulos blancos, son elementos defensivos que circulan por la sangre y desde ella penetran en los tejidos que se encuentran lesionados. En condiciones normales, tenemos entre 4.000 y 10.000 leucocitos por milímetro cúbico.

LEUCOCITURIA: presencia de leucocitos en la orina que suele delatar una infección en las vías urinarias.

LH: hormona luteo-estimulante, colabora en la ovulación.

LINFOCITOS: células defensivas que se encuentran en la sangre y en los ganglios linfáticos.

LINFOMAS: lesiones tumorales de los ganglios linfáticos.

LÍPIDOS: son las grasas que se incorporan al organismo con los alimentos y son utilizadas para formar diferentes estructuras. Cuando sobran, se almacenan en el interior de los adipocitos o células de grasa formando el tejido graso subcutáneo (debajo de la piel).

LIPOTIMIA: pérdida de conocimiento brusca que suele ir acompañada de una disminución de la tensión arterial.

LUMBAGO: dolor pesado e irritante que ocupa la región baja de la espalda.

MACRÓFAGOS: células defensivas grandes (macro), dotadas de gran capacidad para comer (fago) elementos agresores (bacterias, virus, células muertas, etc.).

MARCAPASOS: pequeña batería situada bajo la piel, encima del corazón, que trata de regularizar el ritmo de contracción del corazón.

MASTECTOMÍA: intervención quirúrgica mediante la cual se extirpa parte o el todo de la mama.

MELENAS: presencia de sangre en las heces. Cuando muestra su aspecto rojo vivo característico, la sangre procede de la última parte del tubo digestivo. Si procede de zonas más altas (intestino delgado, estómago), aparece con coloración oscura, negruzca.

MENINGITIS: inflamación de las meninges o bolsas que recubren el sistema nervioso central (cerebro, cerebelo, tronco cerebral y médula espinal).

MENINGOENCEFALITIS: inflamación que afecta a las meninges y al encéfalo (cerebro, cerebelo y tronco cerebral).

MENOPAUSIA: período de la vida hacia los 45-50 años, en el que poco a poco se reducen los estrógenos u hormonas sexuales femeninas en la sangre, y que va acompañado de una sintomatología característica (sofocos, irritabilidad, falta de la menstruación, etc.).

METÁSTASIS: diseminación de células cancerosas fuera de su lugar de origen, afectando a órganos más alejados.

MICOSIS: infecciones desarrolladas por hongos (pie de atleta, candidiasis, etc.).

MIGRAÑA: dolor de cabeza intenso que afecta a un solo lado de la cabeza.

MIOCARDIO: músculo que constituye la mayor parte del corazón y del que depende casi toda su actividad.

MIOPÍA: visión borrosa o deficiente de los objetos lejanos.

MONOCITOS: células de la sangre de carácter defensivo que actúan como grandes macrófagos, atravesando con facilidad la pared de los pequeños vasos sanguíneos para alcanzar a los agentes agresores.

NECROSIS: muerte de parte de un tejido.

NEOPLASIA: formación de tejido nuevo, ya sea de tipo normal o patológico. Por ejemplo: una cicatriz, un tumor benigno, un tumor maligno o cáncer.

NEUMONÍA: infección del tejido de los pulmones por unas bacterias, entre las que destacan el neumococo, la *Chlamydia pneumoniae*, el *Haemophilus influenzae*, etcétera.

NEURALGIA: dolor que se presenta en el trayecto de un nervio.

NEURASTENIA: estado psicofísico caracterizado por debilidad, fatiga, irritabilidad y dificultad de concentración, que se van acrecentando a medida que pasa el día.

NEUROLÉPTICOS: fármacos que afectan al estado del humor del individuo y de la formación de ideas.

NEUROSIS: estado emocional desequilibrado, con reacciones anormales ante situaciones ambientales o del entorno, cotidianas o habituales.

NEUTRÓFILOS: una clase, la más numerosa, de leucocitos o glóbulos blancos.

OLIGOELEMENTOS: minerales que en pequeñas dosis (oligo) desarrollan actividades imprescindibles para el organismo (calcio, sodio, potasio, hierro, magnesio, yodo, etc.).

...OMA: sufijo que hace referencia, por lo general, al carácter benigno de un tumor (mioma, osteoma, fibroma, etc.).

OOFORECTOMÍA: intervención quirúrgica por medio de la cual se extirpan uno o ambos ovarios.

ORQUITIS: inflamación de uno o ambos testículos.

ORZUELO: inflamación aguda de las glándulas situadas en la porción inicial de las pestañas.

...OSCOPIA: método empleado para visualizar un órgano por dentro utilizando pequeños tubos con una diminuta cámara incorporada. Por ejemplo, broncoscopia: cuando se ven los bronquios; colonoscopia: el colon; rectoscopia: el recto; gastroscopia: el estómago.

OSTEOPOROSIS: enfermedad por la que los huesos se debilitan lentamente por la pérdida de minerales (calcio) y se lesionan con facilidad (fracturas, artrosis).

OTITIS: inflamación del oído.

PALPITACIONES: aceleración de la frecuencia de contracción del corazón que es fácilmente perceptible.

PAPILOMAS: tumor benigno que aparece en la piel y en las mucosas o en la capa interna de los conductos del organismo (intestino, bronquios, etc.).

PARASITOSIS: enfermedades desarrolladas cuando nos contaminamos con parásitos como ácaros, gusanos, piojos, hongos, moscas, etc., como tiña, sarna y otras.

...PATÍA: sufijo que significa «alteración». Por ejemplo, gastropatía: cuando es una alteración del estómago; neuropatía: cuando afecta a los nervios; enteropatía: si la alteración está en el intestino.

PATOLOGÍA: enfermedad.

PERICARDIO: capa externa que recubre el corazón y que a veces sufre inflamaciones (pericarditis).

PH: proporción de ácidos y bases que hay en cualquier medio y que se mide de 1 a 14. La sangre tiene un ph 7,3; el interior del estómago, 1,5 (muy ácido). Si se altera el ph (hacia arriba o hacia abajo), la función del órgano se pierde.

PIORREA: inflamación con formación de pus que afecta a las encías y alvéolos dentarios (nicho del hueso al que se unen los dientes).

PIURIA: presencia de pus en la orina por una inflamación en los órganos superiores (vejiga urinaria, uréteres, riñón, uretra, etc.).

PLAQUETAS: células presentes en la sangre y responsables de la coagulación o cierre de los vasos sanguíneos cuando se lesionan o rompen. En condiciones normales hay entre 200.000 y 350.000 plaquetas por cada milímetro cúbico de sangre.

PLASMA: es el líquido que compone la sangre (sin ninguna célula), y que en un 90% es agua.

PLEURA: membranas transparentes que recubren por completo los pulmones y facilitan la respiración.

POLI...: prefijo que significa «varios». Por ejemplo, politraumatismo: varios golpes o traumatismos; polimialgias: varios dolores musculares; polineuritis: inflamación de varios nervios.

PREVENIR: actividades encaminadas a evitar la aparición de enfermedades.

PROSTAGLANDINAS: hormonas elaboradas por diversos tejidos del organismo y que tienen, entre otras funciones, el aumentar el ritmo cardíaco, disminuir la utilización de las grasas, proteger la mucosa gástrica, facilitar las reacciones inflamatorias, etcétera.

PRÓSTATA: órgano masculino situado debajo de la vejiga urinaria, encargado de producir un líquido que acompaña a los espermatozoides en el momento de la eyaculación, así como de facilitar su movimiento.

PSICOSIS: trastorno mental que presenta alteraciones de la conducta (extravagancia, excentricidad) y del pensamiento (delirios, etc.).

PSORIASIS: enfermedad crónica y recurrente que afecta a la piel, caracterizada por la presencia de placas blancas y escamosas, acompañadas de picores.

QUIMIOTERAPIA: tratamiento del cáncer y otras lesiones tumorales empleando compuestos químicos que matan las células.

RADIOGRAFÍA: técnica indolora que «dibuja» una zona o región del cuerpo mediante la acción de rayos X, obteniéndose una imagen en blanco y negro.

RADIOTERAPIA: tratamiento del cáncer y otras enfermedades con el empleo de radiaciones.

RESFRIADO: inflamación de las vías aéreas superiores (nariz, faringe, laringe) que suele ir acompañada de estornudos y abundantes secreciones nasales.

REUMA: dolor y otras molestias de larga evolución que afectan a varios músculos, huesos y/o articulaciones del cuerpo.

RINITIS: inflamación aguda o crónica de las fosas nasales.

RONCUS: ruido anormal que se escucha en las vías respiratorias durante la toma o expulsión del aire y que se debe al estrechamiento de los bronquios o a la presencia de abundantes secreciones en su interior.

SABAÑONES: lesiones de aspecto rojizo, calientes y con picor, que aparecen en dedos, nariz y orejas, especialmente en las épocas frías.

...SARCOMA: sufijo que significa tumor maligno que afecta a los tejidos blandos. Por ejemplo, osteosarcoma: de los huesos; condrosarcoma: del cartílago; liposarcoma: del tejido graso; miosarcoma: del músculo.

SEPTICEMIA: invasión de la sangre por parte de uno o varios gérmenes, lo que hace que se distribuyan por todo el organismo.

SHOCK: insuficiencia o falta de llegada de sangre a todas las células del organismo, lo que facilita que las funciones (cardíaca, cerebral, hepática, etc.) comiencen a fallar.

SIBILANCIAS: ruidos finos o agudos que se escuchan durante la auscultación de los bronquios y que son consecuencia de la «estrangulación» de los bronquios. Típicos de la bronquitis aguda, la bronquitis crónica, el asma...

SIGNO DE BABINSKY: respuesta refleja que se produce en el pie cuando rascamos lentamente la planta, desde el talón hasta la base del quinto dedo o dedo pequeño. Si hay lesiones de los nervios motores del organismo, los dedos se mueven «hacia arriba», en extensión, indicando algún tipo de enfermedad en la vía piramidal, la que controla los movimientos finos, precisos y voluntarios.

SIGNO DE BLUMBERG: respuesta dolorosa que aparece en el abdomen cuando hay peritonitis (inflamación del peritoneo o bolsa transparente que cubre y protege las vísceras abdominales). El signo es positivo o existe cuando, si apretamos con la palma de la mano la pared abdominal, al soltar de golpe la mano se produce un fuerte dolor del tipo «en puñalada».

SINUSITIS: inflamación e infección de los senos paranasales (cavidades de aire que hay en los huesos de la cara) producida por lo general por diversos tipos de bacterias y que suele asociarse, cuando se repite con frecuencia, a lesiones de las paredes de las fosas nasales, de las raíces de los dientes, etcétera.

SÍSTOLE: movimiento del músculo del corazón durante el cual éste se contrae con fuerza y expulsa toda la sangre que hay en su interior.

SUERO: es el plasma sin fibrinógeno. Si a la sangre le quitamos las células, nos quedamos con el líquido, el plasma. Si a éste le quitamos la proteína que coagula la sangre, el fibrinógeno, nos quedamos con un líquido claro y rico en glucosa, que denominamos suero.

TAC: iniciales de Tomografía Axial Computerizada. Es una técnica indolora con la que estudiamos cada rincón de nuestro cuerpo y que se basa en el empleo de radiaciones que, tras pasar por un ordenador, dibujan la parte que nos interesa en diferentes posiciones y con gran nitidez.

TENIAS: gusanos parásitos que penetran en nuestro organismo por el aparato digestivo (alimentos contaminados, manos sucias, etc.) y que se desarrollan en el intestino, pudiendo generar lesiones en esta misma zona o en órganos internos como hígado, pulmón, músculos, etc. Algunos ejemplos de tenias son la saginata, el solium, etcétera.

TERMIA: significa «temperatura». La temperatura normal de nuestro cuerpo, en los órganos internos, es de 38 ºC. En la piel se sitúa alrededor de 36. Cuando se eleva hablamos de hipertermia, y si disminuye, de hipotermia.

THS: iniciales de Terapia Hormonal Sustitutiva. Con este tratamiento se combaten los problemas que durante la menopausia y después de ella pueden surgir en el sistema circulatorio, en los huesos, etcétera.

TIMO: órgano situado en el tórax, detrás del esternón, que participa en las funciones del sistema inmunitario o defensivo, sobre todo en las primeras décadas de la vida.

...TOMÍA: intervención quirúrgica mediante la cual se realiza una apertura o extirpación de un órgano o cavidad. Por ejemplo, colostomía: cuando afecta al colon; toracotomía: cuando afecta al tórax; laparotomía: cuando se abre la pared abdominal; mastectomía: cuando se extirpa la mama.

TORACOTOMÍA: apertura de la cavidad torácica para observar las características de los órganos allí alojados o para intervenir sobre uno de ellos.

TOS: mecanismo defensivo que emplean las vías aéreas (laringe, tráquea, bronquios) para eliminar sustancias extrañas y secreciones que allí se acumulan. Se produce mediante la contracción brusca de los músculos respiratorios, «estrujando» los pulmones.

TROMBOSIS: situación patológica en la que se facilita la formación de coágulos en las paredes de los vasos sanguíneos, con el riesgo de que se rompan y circulen libres por la sangre, denominándose embolias en este caso.

TUMOR: crecimiento de una zona determinada del organismo a partir de la proliferación exagerada de células. Cuando las células tienen características y funciones iguales a sus progenitoras y no alteran el órgano, hablamos de tumor benigno. Si, por el contrario, son células aberrantes, que invaden las zonas próximas y alteran la función del órgano afectado, hablamos de tumor maligno o cáncer.

ÚLCERA: pérdida de tejido en una zona en concreto. Cuando es en la piel, es úlcera dérmica; si es en el estómago, úlcera gástrica, etcétera.

ULTRASONIDOS: técnica indolora empleada para conocer el estado de un órgano y para tratar diversas enfermedades (piedras, lesiones articulares), que se basa en el uso de ondas sonoras que no pueden ser oídas por nosotros.

UREA: residuo que se obtiene en las células del organismo tras utilizar las proteínas que incorporamos al cuerpo con los alimentos, y que, para no alterar nuestras células, se elimina con la orina.

UREMIA: presencia elevada de urea en la sangre debido a que el riñón no la elimina de forma adecuada, con riesgo de alterar la función de muchos órganos (hígado, cerebro, etc.).

...URIA: presencia en la orina de alguna sustancia o de células. Por ejemplo, glucosuria: glucosa en la orina; bacteriuria: bacterias en la orina; leucocituria: leucocitos en la orina.

URTICARIA: reacción brusca que aparece en una zona de la piel con la formación de pequeñas placas ligeramente elevadas, de color rosado o rojizo y que van acompañadas de picor. Por ejemplo: cuando nos picamos con ortigas.

VAGINITIS: proceso inflamatorio que afecta a la vagina y que suele estar producido por hongos.

VÁLVULAS: dos orificios situados en el corazón que permiten y regulan el paso de las aurículas a los ventrículos. En la parte derecha se sitúa la válvula tricúspide, y en la parte izquierda, la mitral. Cuando se alteran producen ruidos anormales que se denominan soplos.

VARICELA: enfermedad infecciosa producida por el herpes virus y que se caracteriza por la presencia en la piel de vesículas con líquido claro.

VARICES: venas dilatadas o «hinchadas» que pueden estar en el interior o exterior del cuerpo (debajo de la piel).

VARICOCELE: acumulación de sangre en uno o ambos testículos, que produce una notable hinchazón.

VASCULITIS: inflamación que afecta a los vasos sanguíneos, principalmente las arterias.

VELOCIDAD DE SEDIMENTACIÓN: prueba de laboratorio que sirve para conocer el contenido de la sangre. Se mide en milímetros y en condiciones normales durante la primera hora; la velocidad es de hasta 15 milímetros para el varón y de hasta 20 milímetros para la mujer.

VÉRTIGO: sensación de inestabilidad y de pérdida del equilibrio que suele acompañar a las lesiones o irritaciones del oído interno, donde se encuentra el órgano del equilibrio.

VIRUS: microorganismos capaces de producir numerosas enfermedades en el hombre. Son mucho más pequeños que una célula, y cuando penetran en ella la utilizan para multiplicarse y romperla invadiendo otra célula nueva. Ejemplos: virus de la gripe, del sarampión, de la varicela, etcétera.

VULVITIS: inflamaciones, por lo general de carácter infeccioso, que afectan a la vagina y a los genitales externos o vulva (de donde procede vulvitis).

YATROGENIA: complicaciones y enfermedades que pueden aparecer como consecuencia del empleo de medicamentos. Por ejemplo: procesos alérgicos, lesiones en la piel, alteraciones del hígado, náuseas, vómitos, etcétera.

ZOONOSIS: enfermedades que son transmitidas al hombre por los animales. Por ejemplo: rabia, carbunco, tiña, sarna, etcétera.

ÍNDICE

Índice

M

N

O